의료관광 해외 현장실습·인턴십 매뉴얼

본 과제(결과물)는 교육과학기술부의 재원으로 한국연구재단의 지원을 받아 수행된 광역경제권 선도산업 인재양성사업의 연구결과입니다.

의료관광 해외 현장실습·인턴십 매뉴얼

| 고윤순 지음 |

小花

머리말

최근 들어 우리 정부는 의료관광(Medical Tourism)을 신성장 동력산업으로 규정하고 해외환자유치를 위하여 해외환자 유치 의료기관 등록, 해외환자 비자제도 개선, 홍보 사이트 개설, 국제 컨퍼런스 개최 등 관련 제도를 정비하고 지원을 체계화하는 등 적극적인 육성 활동에 나서고 있다. 2011년 외국인 의료관광객은 11만 명에 이르렀고 2015년까지는 40만 명을 목표로, 성형, 건강검진, 한방, 척추치료, 전문시술뿐 아니라 지역특성을 살린 삼림치유, 스파, 해양심층수를 활용한 의료관광 상품 개발과 홍보에 집중하기 시작하였다. 이미 국제경쟁력이 있는 의료관광 상품을 앞세워 해외에 진료소를 개설하거나 해외기관과 협력하는 의료기관도 점차 늘어나고 있다.

그러나 많은 해외환자 유치 의료기관이 등록되고 경쟁력 있는 의료관광 상품이 개발된다고 해도 외국 환자에게 서비스를 제공할 의료관광 전문인력을 체계적으로 양성하지 않으면 우리나라 의료관광의 발전을 기대하기는 어렵다. 특히 의료관광 서비스 전달에서 중요한 역할을 담당하는 통번역전문가와 의료관광 코디네이터, 마케터 양성을 위한 체계적인 전문교육시스템 정착이 매우 시급하다. 의료관광산업의 특성상 전문가교육은 의료관광산업현장과의 긴밀한 협력 하에 이루어져야 효율적이나 의료관광산업이 초기 발전단계에 있는 우리나라 상황에서는 질 좋은 현장실습의 기회를 충분히 제공하지 못하고 있다. 그러므로 의료관광 선진국에서의 현장실습이 불가피한 실정이고, 동시에 해외환자 타깃 국가에서의 의료 서비스 욕구 조사와 언어문화실습도 병행되어야 한다. 2009년 광역경제권 선도산업 지원의 일환으로 설립된 한림대학교 의료관광인재양성센터(HiMTEC)는 의료관광 전문가 육성을 위한 교육프로그램을 제공하기 시작하였고, 그중 하나로 해외 현장실습 · 인턴십 프로그램을 개발하여 왔다.

한편, 지금과 같은 글로벌 시대에 산업체와 교육기관들은 다양한 해외 현장교육을 활발히 진행하고 있다. 해외연수, 벤치마킹, 해외 현장실습, 인턴십, Study Abroad 프로그램 등 그 이름과 내용도 다양하다. 해외 현장교육에 대한 수요는 급증하고 있으나 교육프로그램을 개발 · 운영하는 데 도움이 되는 안내서는 찾기 어렵다. 저자는 해외 현장(미국)에서 사회복지 현장실습과 다양한 해외 연수교육프로그램의 교육자로 다년간 일한 경험이 있다. 그 후 대학에서 연구 · 교육하며 현장과 연계하여 사회복지와 의료관광을 위한 해외 연수,

해외 현장실습 프로그램 개발에 관여해 왔다. 이러한 경험을 바탕으로 집필된 이 책『의료관광 해외 현장실습·인턴십 매뉴얼』은 HiMTEC의 해외 현장실습·인턴십 프로그램과 교과목의 개발·운영을 돕기 위해 다양한 해외 현장실습과 교과목운영모델에 대해서 설명하고 있다. 이는 교육프로그램 개발자, 실습생, 인솔(교육)자, 그리고 프로그램을 행정적으로 지원하는 실무자들에게 도움이 될 것으로 기대된다.

이 책은 6부로 구성되어 있다. 제1부에서는 국내외 의료관광 현황소개와 함께 의료관광 전문직의 종류와 교육에 관해서 다루었다. 제2부는 해외 현장실습의 절차를 실습준비, 현지실습, 실습 후 심화교육과정으로 나누어 설명하였다. 특히 현지실습에서는 실습활동, 인솔교수의 역할, 해외 현지생활, 문제발생시 대처방안에 대해서 자세히 다루었다. 제3부에서는 그간 미국, 싱가포르, 일본, 중국, 러시아, 그리고 몽골의 교육기관과 협력하여 HiMTEC이 개발한 의료관광 해외 현장실습과 인턴십 프로그램을 소개하였다. 또한 해외 현장실습의 평가를 통해 드러나는 문제와 그것을 어떻게 프로그램의 개선에 적용할 것인지 그간의 프로그램의 운영결과를 예를 들어서 제시하였다. 제4부는 해외 현장실습을 어떻게 교과목으로 개발하여 운영할 것인지에 대해서 논의하였다. 융·복합에 의한 교육효과를 염두에 두고, 다양한 실습 교과목 모델을 제시하였으므로 이는 대학에서 실습교과목을 개발하는 데 도움이 될 것이다. 제5부에서는 HiMTEC이 그간 집단 해외 현장실습을 실시해 온 6개 국가들의 특성과 관련기관들에 대해서 간략히 살펴보았다. 마지막으로 제6부에서는 의료관광 해외 현장실습 프로그램을 운영하는 데 필요한 양식을 참고자료로 제시하였다.

의료관광 전문가 교육에 조금이나마 도움이 되었으면 하는 바람으로 이 책을 집필하였으나, 부족한 점이 많다. 우선은 의료관광 전문가 양성교육이 우리나라에서는 이제 초기단계에 있는 관계로, 각 전문가별 현장실습과 인턴십 교육의 내용을 심도 있게 다루지 못한 한계가 있다. 또한 현지 실습교육기관에서 집단으로 방문실습하는 교육형태를 중심으로 논의하였으므로, 개별실습생을 교육하는 현장실습과 인턴십 형태에 대해서는 다루지 못하였다. 이러한 교육형태의 적합한 모델에 대해서는 지속적인 연구를 통해 보완할 계획이다.

이 책이 나오기까지 필요한 자료를 꾸준히 제공해 준 HiMTEC의 이경재 선생님을 비롯한 여러 직원 분들, 그리고 책을 출간하는 데 성심을 다해 도와주신 소화출판사에 깊은 감사를 드린다.

2012년 1월

고윤순

차례

머리말 ······ 4

제1부 의료관광과 전문가실습교육

Ⅰ. 의료관광의 이해 ······ 13
1. 의료관광의 개념 ······ 13
2. 의료관광의 유형 ······ 15

Ⅱ. 외국의 의료관광산업 현황 ······ 17
1. 싱가포르 ······ 18
2. 태국 ······ 21
3. 인도 ······ 23
4. 미국 ······ 26

Ⅲ. 우리나라의 의료관광산업 현황 ······ 30
1. 배경과 정책 ······ 30
2. 주요 병원의 의료관광 프로그램 ······ 36
3. 국가별 의료관광 협력 사항 ······ 38
4. 정부와 지자체의 의료관광 육성 현황 ······ 40
5. 의료관광 관련 기관, 단체, 컨퍼런스 ······ 44

Ⅳ. 의료관광 전문직의 종류와 교육 ······ 48
1. 의료관광 전문직의 종류 ······ 48
2. 의료관광 전문가의 교육 ······ 54
3. 전문가 교육을 위한 현장실습 · 인턴십 ······ 56

Ⅴ. 의료관광 해외 현장실습 · 인턴십 ······ 58
1. 의료관광 해외 현장실습 · 인턴십의 목적 ······ 58
2. 직종별 해외 현장실습 · 인턴십 프로그램의 개발 ······ 60
3. 해외 현장실습의 형태 ······ 63

제2부 해외 현장실습의 절차와 내용

Ⅰ. 해외 현장실습의 준비 ······ 70
1. 선수 교과목 및 관련 학습활동 이수 ······ 70
2. 실습 참여 학생 선발 ······ 73
3. 인솔교수의 준비 및 오리엔테이션 ······ 77
4. 실습 참여 학생 오리엔테이션 ······ 83
5. 해외 현장실습 준비 ······ 87
6. 출국 준비 및 절차 ······ 93
7. 현지 국가 입국 준비 및 절차 ······ 95

Ⅱ. 현지 해외 현장실습 ······ 96
1. 해외 현장실습 학습활동의 구성 ······ 96
2. 해외 현장실습 현지 교육기관의 역할 ······ 103
3. 해외 현장실습에서 대학의 역할 ······ 104
4. 해외 현장실습 인솔교수의 역할 ······ 105
5. 해외 현장실습 학습과 생활 ······ 109
6. 국가별 해외 현장실습 시 유의 사항 ······ 119
7. 현지생활 중 문제발생 시 대처방안 ······ 128
8. 해외 현장실습의 종료 ······ 132

Ⅲ. 해외 현장실습보고회 ······ 136
1. 해외 현장실습보고회의 목적 및 구성 ······ 136
2. 준비 및 운영 시 참여자 역할 ······ 140

Ⅳ. 해외 현장실습 교과목 이수 ······ 141
1. 등록과 준비 ······ 141
2. 해외 현장실습 교과목 구성 ······ 142
3. 융·복합 교과목으로서의 학과목 ······ 142

제3부 직종별 해외 현장실습·인턴십 프로그램

Ⅰ. 해외 현장실습·인턴십 프로그램 개발과 운영 현황 ······ 147

Ⅱ. 직종별 해외 현장실습 프로그램 ······ 151
1. 의료관광 코디네이터 프로그램 ······ 151
2. 의료관광 마케터 프로그램 ······ 156
3. 의료관광 홍보 전문가 프로그램 ······ 166
4. 국제임상간호사 프로그램 ······ 168

5. 국제전문의사 프로그램 ··· 177
6. 의료관광 진료 코디네이터 프로그램 ··· 180
7. 라이프스타일 리모델러 프로그램 ··· 182
8. 의료관광 통번역사 프로그램 ··· 186

Ⅲ. 해외 현장실습 평가와 욕구반영 ··· 202
1. 현장실습평가회 ··· 202
2. 해외 현장실습 평가 및 처리 ··· 203
3. 직종별 해외 현장실습 평가 및 욕구반영 ··· 204
4. 해외 현지 교육기관의 욕구 ··· 221

제4부 해외 현장실습 · 인턴십 교과목 운영

Ⅰ. 해외 현장실습 · 인턴십 교과목 개발과 운영 ··· 225
1. 교과목 개발의 필요성 ··· 225
2. 해외 현장실습의 절차 ··· 226

Ⅱ. 해외 현장실습 · 인턴십 교과목 운영 현황 ··· 228

Ⅲ. 의료관광 해외 현장실습 교과목 구성 ··· 230
1. 교과목 학습활동 구성 ··· 230
2. 해외 현장실습 학과목 계획과 운영 ··· 234

Ⅳ. 해외 현장실습 · 인턴십 교과목 운영모델 제언 ··· 240
1. 해외 현장실습 교과목 운영모델 ··· 240
2. 해외 인턴십 교과목 운영모델 ··· 248

Ⅴ. 해외 현장실습 · 인턴십 교과목 운영의 예 ··· 255
1. 국제간호실습 II: 국제임상간호사 해외 현장실습 ··· 255
2. 영어권 현지 언어문화실습 ··· 257
3. 중국어권 현지 언어문화실습 ··· 258
4. 광고홍보 전문가 해외 인턴십 ··· 259

제5부 국가별 해외 현장실습지역의 이해

Ⅰ. 미국 ··· 264
Ⅱ. 싱가포르 ··· 275
Ⅲ. 일본 ··· 280

Ⅳ. 중국 ······ 287
Ⅴ. 러시아 ······ 294
Ⅵ. 몽골 ······ 299

제6부 해외 현장실습 · 인턴십 관련 양식

〈첨부양식 1-1〉 해외 현장실습 · 인턴십 지원서(학생) ······ 308
〈첨부양식 1-2〉 해외 현장실습 · 인턴십 해외연수 준비점검표(학생) ······ 309
〈첨부양식 1-3〉 해외 현장실습 · 인턴십 오리엔테이션 보고서(인솔교수) ······ 310
〈첨부양식 2-1〉 해외 현장실습 · 인턴십 일일보고서(학생) ······ 311
〈첨부양식 2-2〉 해외 현장실습 · 인턴십 결과보고서(학생) ······ 313
〈첨부양식 2-3〉 해외 현장실습 · 인턴십 종합보고서(학생그룹) ······ 315
〈첨부양식 2-4〉 해외 현장실습 · 인턴십 평가서(인솔교수) ······ 317
〈첨부양식 2-5〉 해외 현장실습 · 인턴십 응급문제 상황보고서(인솔교수) ······ 318
〈첨부양식 3-1〉 인턴십 교육생 파견요청서(실습기관) ······ 319
〈첨부양식 3-2〉 산업체 인턴십 약정서(실습기관) ······ 320
〈첨부양식 3-3〉 인턴십 출근상황부(실습기관) ······ 321
〈첨부양식 3-4〉 인턴십 학생평가서(실습기관) ······ 322
〈첨부양식 4-1〉 Global Learning Fair 참여보고서(실습학생) ······ 323
〈첨부양식 4-2〉 Global Learning Fair 운영평가서(인솔교수) ······ 324
〈첨부양식 4-3〉 Global Learning Fair 참여보고서(일반학생) ······ 325
〈첨부양식 5-1〉 글로벌네트워크 구축 결과보고서(교수) ······ 326
〈첨부양식 5-2〉 현장실습 종료 후 실습학생 제출서류 목록표(학생) ······ 327
〈첨부양식 5-3〉 현장실습 종료 후 인솔교수 제출서류 목록표(인솔교수) ······ 328

참고문헌 ······ 329
지은이 소개 ······ 334

제1부

의료관광과 전문가실습교육

I. 의료관광의 이해

1. 의료관광의 개념

1) 의료관광산업 발전의 배경

현대인에게 있어서 건강관리는 가장 중요한 관심 분야 중의 하나가 되었다. 교통수단, IT 산업의 급속한 발전으로 인해 세계는 급속도로 글로벌화되고 국가 간의 경제적 협력과 관광으로 해외여행이 보편화되고 있다. 이렇게 상호 협력이 국제적으로 활발한 환경 속에서 현대인에게 가장 중요한 관심 중의 하나인 건강관리에 대한 욕구를 자국을 넘어 타국에서 충족하려는 현상도 두드러지게 나타나고 있다. 여행 전문사, 보험사들은 치료와 건강관리에 적합한 서비스를 찾아 나서고 세계 각국은 관광산업육성의 일환으로 관광과 의료 서비스를 융·복합한 상품을 개발하는 정책을 추진하고 있다. 의료 서비스와 관광 서비스를 통합한 의료관광(medical tourism)산업이 차세대 고부가가치 산업으로 인식되고 있는 것이다. 의료관광은 의료 서비스를 받기 위해 타국으로 여행하므로 의료여행(medical travel)으로 불리기도 한다.

의료관광이 일반에게 알려지고 산업형태로 발전된 것은 비교적 최근의 일이지만 그 역사는 오래전으로 거슬러 올라간다. 기원전 3세기경 로마의 시프러스와 알렉산드리아는 온화한 기후, 질 좋은 의료시설, 정치적인 안정으로 인해 그리스인들이 즐겨 찾는 의료관광

지였다. 또한 19세기 영국 남부에 살던 브리튼인들은 깨끗한 물을 찾아서 독일의 스파리조트로 휴양을 위한 여행을 가기도 하였다.

최근 10여 년 사이에 의료관광산업이 각광을 받게 된 데에는 여러 가지 요인이 있다. 우선은 국제화, 소득증대, 여행경비 감소로 인해 국가 간의 여행이 용이해졌다는 점이다. 국제적 네트워크로 인하여 양질의 의료 서비스에 대한 접근이 용이해진 데다가 소비자의 의식과 권리의식이 증진되어 자국의 규제에 의존하기보다는 타국에서 의료 서비스를 받으려는 경향이 강해지고 있다. 의료기관들의 이윤추구를 위한 상업적 노력에 전문적인 의료관광 알선회사가 합세함으로써 외국에서 진료 서비스를 받는 것이 훨씬 수월해졌고, 의료 서비스에 대한 국제적 인증을 통하여 소비자는 양질의 서비스를 선택하기 쉬워진 점도 한 요인이다.

2) 의료관광의 개념

국외 선행연구에서 나타난 의료관광에 대한 정의를 살펴보면, Goodrich(1987)는 보건의료(healthcare services)시설과 일반 관광시설이 결합된 서비스를 홍보함으로써 관광객을 의료시설과 관광시설로 유치하기 위한 의도적인 사업으로 설명했다. 또한 Medlik(1996)에 의하면 의료관광은 여러 가지 병에 대한 치료에서부터 휴양과 레저를 주된 목적으로 다른 장소를 방문하고 여행하는 것으로 정의했다.

국내에서의 의료관광 정의를 살펴보면, 한국관광공사는 의료 서비스와 휴양 콘텐츠, 레저, 문화활동 등 관광활동이 결합된 새로운 관광형태라고 설명했다. 유명희(2010)는 의료에 관광을 접목한 것으로 환자가 진료, 휴양, 관광활동을 병행하는 것뿐 아니라 의료기술이 뛰어나고 가격 경쟁력이 있는 국가에서 진료받기 위해 여행가는 것까지 포함한다고 좀 더 광의의 개념을 제시했다. 또한 우봉식 외(2010)는 의료관광이란 자국과 비교하여 가격경쟁력과 효과적인 의료 서비스 혜택을 받는 것을 주목적으로, 관광을 통한 문화체험과 휴양을 통하여 심신의 치료와 함께 자기계발을 하기 위한 여행으로 정의했다.

2. 의료관광의 유형

1) Yap의 의료관광 분류

Yap은 의료관광산업이 발전한 싱가포르의 관광공사 소속으로 싱가포르 의료관광산업의 발전을 도모하기 위해 의료관광 환자들의 욕구를 파악하고자 하였다. Yap(2006)은 의료관광객을 환자가 외국으로 여행하는 목적과 추구하는 서비스 유형에 따라서 다음과 같이 다섯 가지로 분류하였다. Yap의 분류는 의료관광객의 욕구를 중심으로 의료 서비스를 고찰한 것이 특징이다(〈표 1-1〉).

〈표 1-1〉 환자의 욕구에 따른 의료관광의 분류

의료관광객의 종류	의료관광객의 여행목적, 서비스 유형(욕구)
기본 의료 추구형 (essential service seeker)	자국에서 즉시 얻을 수 없는 장기이식과 같은 기본적인 의료 서비스를 불가피하게 해외에서 얻고자 함
적정 의료비 추구형 (affordable healthcare seeker)	필요한 의료 서비스 이용이 본국에서 가능하지만, 고액이므로 외국에서 적절한 진료비로 서비스를 받고자 함
진료의 질 추구형 (quality healthcare seeker)	본국의 의료 서비스가 낙후되어 있어, 안전한 치료를 위해 명성이나 국제인증을 가진 해외 병원에서 서비스를 받고자 함
최고급 진료 추구형 (premium healthcare seeker)	부유층으로 의료 서비스 및 부대 서비스가 최고급인 해외 의료시설에서 서비스를 받고자 함
휴식 추구형 (rest seeker)	외국에서 휴양을 겸한 의료 서비스를 받고자 함

2) McKinsey & Company 의료관광 분류

의료관광을 포함하여 의료 관련 문제에 대한 광범위한 연구를 시행하고 있는 McKinsey & Company는 의료관광에 종류에 대해서 다음과 같이 분류하고 있다(www.mckinsey.com; 우봉식 외, 2010). 이 분류의 특징은 의료관광객의 해외 의료 서비스 추구의 이유와 원하는 의료 서비스 두 가지를 함께 고려했다는 점이다.

(1) Western Value-Seeker

이 유형의 의료관광객은 주로 서구 선진국 국민이며 자신의 의료욕구를 자국에서 만족시킬 수 없을 경우, 자율적인 선택권(freedom in choice)을 중시하는 가치관을 추구하여 외국에서 의료 서비스를 받는 경우이다. 미국, 영국, 캐나다 등의 선진국에서 자국에서의 높은 진료비와 의료 서비스를 받기까지의 시간이 긴 것에 불편함을 느낀 사람들이 치료를 위해 외국을 선택한다. 이 경우에는 심혈관계 질환, 관절 질환, 정형외과 질환 치료를 위해서 타국으로 여행하며, 양질의 의료 서비스가 보장되는 국가의 병원을 선택한다.

(2) Asian Quality-Seekers

이 유형의 의료관광객은 주로 아시아 국가(대개 개발도상국)의 환자들로서 본국의 의료 서비스의 질이 취약할 경우, 양질의 의료 서비스를 받기 위해서 외국으로 가서 서비스를 받는 경우이다. 이 경우에는 심혈관계 질환, 종양, 정형외과 질환에서의 중증 질환의 치료를 위해 타국으로 여행하며 대개 안정적인 의료 서비스 수준과 의료비가 충족되는 국가를 선택하는 경향이 있다.

(3) Cosmetic Service Seekers

이 유형의 의료관광객은 성형외과와 피부과의 서비스를 받고 싶어 하는 환자들로 신체의 미를 향상시킬 목적으로 외국으로 가는 유형이다. 본인이 관심 있는 성형, 피부과의 구체적 서비스의 질과 적정한 의료비를 고려하여 최적의 국가를 선택하게 된다.

(4) Leisure Seekers

이 유형의 의료관광객은 휴양을 목적으로 휴양과 관광에 적절한 시설을 갖춘 외국으로 가는 유형이다. 이 유형의 의료관광객은 휴양과 함께 건강검진, 예방 서비스에도 관심이 많다. 주로 휴양의 내용과 질, 여행의 편리성, 서비스 가격을 고려하여 여행 국가를 선택하게 된다.

Ⅱ. 외국의 의료관광산업 현황

Mckinsy & Company 자료에 따르면 현재 전 세계 의료관광 시장규모는 2007년 600억 달러에 이르렀고, 오는 2012년까지는 1,000억 달러에 이르게 되며, 의료관광객의 숫자도 2005년 1,900만 명에서 2010년에는 4,000만 명에 이를 것으로 전망되고 있다(정규득, 2005).

한국관광공사(2007)의 자료에 따르면, 아시아 지역에서는 지난 2003년부터 2005년까지 의료관광객이 95만 명에서 159만 명으로 매년 30%의 증가율을 보이고 있다. 그 주요 국가들은 주로 동남아시아(46%)와 남아시아(17%) 국가들이며, 그 외에 일본(13%), 미국(7%), 영국(6%), 유럽(5%)에서 아시아 지역으로 의료관광을 오고 있다.

아시아 지역의 주요 의료관광산업국은 싱가포르, 태국, 인도, 말레이시아 등인데 싱가포르는 질 좋은 의료 서비스로 상류층의 해외 환자에게 서비스를 제공하고 있으며, 태국, 인도, 말레이시아는 낮은 의료수가와 관광비용을 통한 가격경쟁력을 지니고 있어서 외국인 환자가 급격히 증가하는 모습을 보이고 있다. 이 장에서는 해외 의료관광산업국의 현황과 특징을 간략히 소개하고자 한다.

1. 싱가포르

1) 의료관광의 발전요인과 강점

(1) 지정학적 요인과 다문화사회

싱가포르는 다민족 국가의 역사적 배경으로 인도네시아, 말레이시아, 인도, 태국, 중국 등과 활발히 교류해 왔으며, 이는 자연스럽게 이들 국가를 대상으로 한 의료 서비스와 관광으로 이어졌다. 중국인, 인도인, 인도네시아인 등 다양한 민족으로 이루어진 싱가포르는 종교를 포함하여 다양한 문화들이 조화를 이루며 생활하는 포용력이 있어 인근 외국인들이 편하게 방문할 수 있는 강점이 있다. 지정학적으로도 싱가포르는 아시아의 허브 역할을 담당하여, 다양한 쇼핑과 국제회의, 박람회 개최 등으로 많은 관광객이 방문하고 있는 아시아의 대표적 관광국이다. 또한 금융업, 물류산업 등의 성장으로 많은 외국인 기업이 진출하고 있어 싱가포르에 거주하는 외국인은 100만 명 이상이나 된다. 다문화 포용력 외에 의료관광산업 발전을 위해 싱가포르가 갖춘 또 다른 강점은 국가의 이중언어정책으로 인하여 전 의료진이 영어뿐만 아니라 자기 민족의 언어를 또 하나 구사할 수 있다는 점이다. 의료관광에 있어서 환자의 문화에 맞는 서비스 제공의 중요성을 고려할 때, 고급의 의료 서비스뿐만 아니라 문화와 언어장벽이 없는 서비스를 제공할 수 있다는 것은 싱가포르가 최적의 조건을 갖추었음을 시사한다.

(2) 국제 네트워크 구축

싱가포르는 다민족 다문화사회의 포용력에 의하여 국내에 거주하는 많은 외국인 외에 자연스럽게 인근 국가들로부터 환자들이 찾아오고 있을 뿐 아니라 국외 환자들에게 홍보와 의뢰를 위한 협력 국제 네트워크 구축에도 주력하여 왔다. 예를 들면 외국 의사 초청 프로그램들을 개발하여 운영하였는데, 영국 의사들을 위한 London Medicine 프로그램, 호주 의사들을 위한 AusHealth 프로그램이 그것이다. 이들 의사들을 초청하여 싱가포르 의료 시스템을 이해하도록 돕고 향후 환자 의뢰 시스템으로 발전시키는 것이다. 또한 싱가포르는 2004년 바레인과 브루나이공화국과 의료인력 교류에 대한 협정을 체결하여 적극적인 해외 환자 유치의 발판을 마련하였다(Tang, 2010).

(3) 싱가포르 의료허브 'Singapore Medicine' 정책

싱가포르 의료관광 활성화 요인 중 가장 큰 것은 국가가 의료관광의 중요성을 인식하고 적극적으로 앞장서서 추진하고 있기 때문일 것이다. 일찍부터 해외관광객 유치에 적극적이었던 싱가포르 정부는 2003년부터 의료복지, 의료산업정책인 Singapore Medicine을 운영하고 있다. 이 정책에서는 동아시아 의료관광의 허브를 위해 싱가포르경제개발청(SEDB, Singapore Ecomonic Development Board), 국제기업부(IE, International Enterprise) 그리고 싱가포르관광청(STB, Singapore Tourism Board)이 협력하여 지원하는 시스템을 가동하고 있다(Tang, 2010). 이렇게 국가 주도적인 의료관광 지원에 힘입어 국공립병원은 적절한 의료비로 자국민 의료를 주로 담당하고 사립병원은 주로 최첨단의 의료 서비스를 통하여 고가의 의료비를 지출하는 해외 환자들을 유치하여, 전 국민에 대한 의료 서비스를 제공하면서도 새로운 첨단 의료 서비스를 개발하는 두 가지 목적을 달성하고 있다. 해외 환자들에게 최적의 서비스를 제공하기 위하여 홍보와 상담, 수속, 치료까지를 온라인으로 할 수 있는 one-stop 서비스 시스템을 개발하고, 국내 병원 간 의뢰와 사후관리를 위한 협력 시스템도 개발 중이다. 또한 외국인 환자뿐만 아니라 가족을 위한 다양하고 질 높은 관광 서비스 개발에도 주력하고 있으며, 병원, 진료 코디네이터들의 교육에도 힘을 쏟고 있어 그야말로 적극적으로 체계적인 의료관광산업의 진흥에 노력을 기울이고 있다.

2) 의료관광산업의 현황

싱가포르의 2004년 의료관광 현황을 보면, 외국인 환자 26만 명을 치료하여 치료비에 의한 부가가치가 전체 GDP에 0.4%를 기여하고 있다. 이는 전년 동기 대비 환자 수는 13.1% 증가한 것이고, GDP 기여도 25% 증가(0.3%에서 0.4%로 증가)한 것이다. 싱가포르는 2012년에는 100만 명의 환자를 유치하고 GDP 기여를 1.1%로 끌어올릴 계획이다. 싱가포르의 의료관광산업 현황을 정리하면 다음과 같다(〈표 1-2〉).

〈표 1-2〉 싱가포르의 의료관광산업 현황

구분	2000	2002	2003	2004	2007	2012
환자 수*	165	212(28.2)	230(8.6)	260(13.1)	500	1000
총수입**	430	550(27.9)	650(18.2)	750(15.4)	1500	3000
GDP 기여	0.25%	0.3%	0.3%	0.4%	0.65%	1.10%

자료: Singapore Economic Develpment Board, 한국관광공사자료를 저자가 재구성
* 싱가포르 거주 외국인 환자 제외함(단위: 천 명)
** 단위(백만 달러)
( ) 안은 전년 동기 대비 증가율

3) 주요 병원의 의료관광산업

(1) Parkway Group

싱가포르에서 의료관광산업의 대표주자는 Parkway Hospital Group이다. Parkway Group은 전 세계 14개국에 사무소를 두고, 44개의 국제환자지원센터(IPAC, International Patient Assistance Center)를 운영하며 의료 서비스의 국제화에 노력하고 있다. 싱가포르 내의 주요 병원으로는 Mount Elizabeth Hospital(505병상), Gleneagle Hospital(380병상) 그리고 East Shore Hospital(123병상)이 있다. 그중 Mount Elizabeth Hospital이 가장 대표적인 병원으로 아시아 최초로 ISO 인증서를 취득했으며, 전임의사 300여 명 외에 1,000명 이상의 전문협력의사들과 함께 간이식, 신장이식을 비롯한 최첨단의 의료 서비스를 제공하고 있다. Parkway Group 의료 서비스 수입의 40% 이상이 외국인 환자로 인한 것이다. 외국 환자에 대한 의료 서비스 현황으로는 2005년의 경우 140,000여 명이 외래로, 17,000여 명이 입원치료를 받았다(www.parkwayhealth.com).

2. 태국

1) 의료관광 발전요인과 강점

(1) 차별화된 타깃시장 전략

태국의 의료관광산업은 선진국 고령자들을 타깃시장으로 정하여 서비스를 개발함으로써 다른 나라와는 차별화된 전략으로 성공하였다. 여러 가지 복합적인 의료문제를 가진 고령자들을 위한 서비스를 개발하다 보니 장기적인 치유, 요양과 휴양을 위한 리조트, 개별적 간호/간병 서비스 프로그램들이 함께 발전했다. 고령자를 위한 장기 케어 계획으로 태국의 풍부한 관광자원과 연계하여 종합적인 의료, 휴양, 관광 상품을 개발하였고 이는 태국에 있어서 가장 중요한 고부가가치 산업이 되어왔다. 이로 인해 해외 의료관광객은 일본(16.7%), 미국(8.7%), 영국(7.6%), 독일(3.8%) 순으로 다양한 선진국 나라들이 포함되어 있는 것이 특징이다(조구현, 2010).

(2) 의료, 건강관리, 허브 상품의 균형 발전

태국에서 의료관광 발전의 또 하나의 주요 요인은 치료 위주의 의료 서비스뿐만 아니라, 스파, 태국 전통마사지 등의 건강관리 서비스와 허브 상품을 연계하여 고르게 발전시켰기 때문이다. 태국이 타깃으로 삼은 의료관광객들이 선진국의 고령자들이므로 이러한 상품 패키지는 매우 매력적인 의료관광 품목이 되었다. 건강관리 서비스가 노령층에 의미하는 중요성이 점차 증대되고 아시아 국가의 스파, 마사지, 허브 상품에 대한 서구 선진국에서의 관심이 커가는 상황에서 이 분야의 성장은 주목된다. 실제적으로 태국의 의료관광산업의 성장 현황을 보면, 2004년부터 2008년 사이에 의료 서비스는 2배 증가한 반면(496백만 달러에서 1,007백만 달러), 건강관리 서비스는 3배 이상(126백만 달러에서 429백만 달러), 허브 상품은 4배 이상(39백만 달러에서 176백만 달러) 성장하였다(한국관광공사, 2010).

(3) 국제적 인증을 통한 의료 서비스의 질 향상

성공적인 의료관광객 타깃 층 선정, 매력적인 의료관광 상품 개발에 못지않게 태국이 의료관광산업의 발전을 위해 노력한 부분은 병원들이 국제적 인증을 취득한 점이다. 태국은 범룽랏병원, 사미티에병원, 방콕 파타야병원 등 4개 병원이 JCI 인증을 획득하여 병원시설과 전문의료진의 의료 서비스에 관해서 국제적인 신뢰를 받아 왔다.

(4) 민간영리병원에 대한 지원

태국의 의료전달체계는 국공립병원과 민간영리병원으로 나뉜다. 국공립병원에서는 공공의료보험이 적용되지만, 민간영리병원에서는 의료보험이 적용되지 않아 보험수가보다 훨씬 비싼 의료비를 받을 수 있다. 태국 정부는 1967년부터 의료시장을 개방하였고, 민간영리병원의 의료비 책정, 첨단장비투자 등에 대한 규제를 두지 않아 민간영리병원은 우수한 장비와 진료진을 통해 세계적으로 경쟁력 있는 양질의 의료 서비스를 제공할 수 있었다. 2005년 말 현재 태국에서 민간영리병원은 전체의 25%를 차지하고 있고, 범룽랏병원, 사미티에병원 등 의료관광에 성공적인 여러 병원들이 외국인 투자자들에게도 개방되고 태국 주식시장에 상장되어 있어 세계적인 경쟁력을 갖추고 있다(한국관광공사, 2010).

2) 의료관광산업 현황

태국의 의료관광산업은 1997년 외환위기에 시작되었다. 재정이 악화된 민간병원들이 문을 닫는 상황 속에서 범룽랏과 방콕병원은 해외시장에 관심을 돌렸는데, 의료비가 워낙 저렴하여(항공료, 체재비를 포함해도 미국의 20~30% 수준) 북미와 유럽의 환자들이 몰려오기 시작하였다. 현재 태국 정부는 외래 관광객의 40% 정도를 의료관광객으로 추산하고 있으며, 의료관광을 차세대 국가핵심사업으로 선정하여 육성하고 있다. 태국의 의료관광은 푸켓 등 유명한 관광지와 연계하여 매년 10% 이상 성장하고 있다. 2002년에는 태국의 33개 민간병원에 총 63만여 명의 외국인 환자를 유치하였고, 2003년에는 97만 명을 유치하여 264억 바트(7,532억 원, 7.5억 달러), 2005년에는 125만 명의 유치에 330억 바트(8,900억 원, 8.9억 달러)의 수입을 창출하였고, 2010년에는 150만 명을 유치한 것으로 알려지고 있다(우봉식 외, 2010).

3) 주요 병원의 의료관광산업

(1) 범룽랏병원(Bumrungrad Hospital)

태국의 범룽랏병원은 민간영리병원으로 2006년 미국 시사주간지 *Newsweek*가 세계 10대 글로벌 병원 중 하나로 소개한 동남아 최대 규모의 병원이다. 연간 외래환자는 100만 명가량인데 그중 40만 명가량이 세계 154개국에서 오는 의료관광 환자들이다. 범룽랏병원은 아시아 최초로 국제병원평가인증(JCI)을 받아 의료기술과 서비스 질에서 세계적인 신뢰를 받고 있다. 이 병원에는 2,600명의 직원이 근무하고 있는데, 이 중 의사는 900명, 간호사는 700명 정도이고, 의사 중 1/3은 미국 의사자격증 소지자들이다. 범룽랏병원 서비스의 가장 큰 장점은 효율성으로, 범룻랑병원에서 one-stop 서비스를 받을 수 있고, 모든 서비스를 신속처리 시스템을 통해 기다리지 않고 곧바로 받을 수 있다는 점이다. 실제로 범룽랏병원은 '세계 최고 수준의 의료진이 24시간 대기하여 검사부터 수술까지 하루에 마침'을 목표로 하고 있다. 종합적인 의료 서비스를 제공하기 위해서 부지 10만m^2에 세워진 554개의 입원병동은 최고 수준의 호텔 같은 분위기에 수영장, 피트니스 센터 등이 갖추어져 있으며 74실의 별관숙소와 50실의 고급숙소가 준비되어 있다(www.bumrungrad.com; 동아일보 2007년 1월 13일). 병원 음식의 경우 태국 음식뿐 아니라 서양식, 일본식, 이슬람식, 중국식 등 환자에 맞게 다양하게 제공한다. 외국 환자를 위해서 한국어를 포함한 22개 언어에 대한 통역 서비스가 준비되어 있고, 홈페이지도 한국어를 포함하여 14개 언어로 제공되고 있다(www.bumrungrad.com, 한국어 홈페이지 www.bumrungrad.com/korean).

3. 인도

1) 의료관광의 발전요인과 강점

(1) 저렴한 의료비와 짧은 대기시간

인도의 병원들이 외국 환자들을 유인하는 가장 큰 이유는 선진국 수준의 의료 서비스에 비해 의료비가 매우 저렴하기 때문이다. 예로 인도에서의 주요 수술비용을 미국과 비교해 보면 골수이식에 관한 치료비의 경우 약 1/8(인도 30,000달러 vs 미국 250,000달러), 신장이식의 경우 약 1/12(인도 40,000달러 vs 미국 500,000달러) 정도이다(Mediescapes India, 2009). 인도의 의료비는 인근 의료관광 경쟁국인 싱가포르, 태국의 의료비보다도 최소한 30~50% 저렴하여 외국 환자들이 인도 병원을 선호하는 이유 중의 하나이다. 또한 미국, 영국 등의 선진국들이 주요수술을 받기 위한 대기시간이 약 3~6개월 정도임에 비해, 인도에서는 대기시간이 없거나 아주 짧다.

(2) 정부의 적극적인 지원

의료관광산업이 활성화된 싱가포르나 태국처럼 인도 정부도 의료관광사업의 발전을 위해 적극적인 지원을 하고 있다. 인도 정부는 2005년부터 보건, 관광, 외무, 교통부 및 의료관광 민간업체 등 관련 부서 담당자들이 참여하는 의료관광 특별 팀을 구성하여 의료관광객 치료를 수출 상품으로 간주하고 의료관광객이 입국하여 치료를 받는 데 어려움이 없도록 최선을 다하고 있다. 또한 필요한 비자제도도 대폭 완화하여 의료관광객에게는 환자뿐만 아니라 보호자(가족이나 동반자 2명까지)에게도 1년짜리 장기 의료 비자를 발급하고 필요 시 1회 연장도 가능하도록 하여 외국 환자들이 장기간 치료를 받는 데 편의를 제공하고 있다.

(3) 의료기관의 국제인증과 양질의 의료 서비스

저렴한 의료비가 최근 인도에서 의료관광이 성장할 수 있었던 주요 요인이지만, 결코 의료기술이 낮기 때문은 아니다. 인도에서 의료관광에 적극적인 병원들은 선진의료기술을 확보하고 국제적인 신뢰를 획득하고 있다. 실제로 아시아 국가 중 JCI 인증을 받은 32개 병원 중 인도에 8개의 병원이 있는 것을 보면 이를 알 수 있다. 또한 주요 수술에 있어서도 인도는 선진국의 의료기술 수준을 유지하고 있는데, 그 예로 심장혈관우회수술(cardiac bypass surgery)의 경우 성공률이 인도의 경우 98.7%로 미국의 97.5%보다 우수하다(한국관광공사, 2010).

(4) IT를 활용한 홍보 및 서비스 제공

인도는 전략적인 국가의 정책 지원으로 인해 IT산업의 강국 중의 하나로 떠오르고 있는데 의료관광산업에도 이를 잘 활용하고 있는 것이 특징이다. 인도의 의료관광은 인터넷을 통해 관광 상품을 적극적으로 홍보하고, 또한 인터넷을 통해 의료관광 패키지 신청, 비자 신청과 발급, 통역 서비스, 공항교통 서비스, 의료관광 스케줄 관리, 온라인 결재 등이 가능하도록 편리한 시스템을 개발하여 운영하고 있다. IT를 활용한 의료관광 전문 업체들의 인프라가 잘 구축되어 있고, 이러한 전문 업체들이 협력하여 네트워크를 조직하고 의료관광에 관한 one-stop 서비스를 제공하고 아폴로병원 등 의료관광산업이 활발한 의료기관과 연계하여 운영한다.

2) 의료관광산업 현황

2008년 의료관광을 위해 인도에 입국한 외국 환자의 수는 17만 명으로 시장규모는 3억 달러에 이른다. 인도의 의료관광 규모는 매년 약 25%씩 성장하였고, 2010년에는 100만 명을 유치하겠다는 계획을 발표하였다. 2012년에는 전 세계에서 오는 환자들을 유치하여 20억 달러 시장규모가 될 것으로 전망한다(한국관광공사, 2010).

3) 주요 병원의 의료관광산업

(1) 아폴로병원그룹(Apollo Hospital Group)

아폴로병원그룹은 38개 병원에 7,000병상을 보유하는 아시아에서 가장 큰 병원그룹으로 인도 의료 서비스 전달체계에서 중요한 역할을 담당한다. 초기에는 외국에 나갔다가 인도로 돌아오는 이민자들이 의료관광객이었으나 그 후 유럽, 중동, 캐나다, 미국 등 50개 이상의 나라에서 환자들이 찾아오게 되었다. 아폴로병원은 인공관절전치술과 심장수술에서 우수한 기술을 보유하고 있는데, 98.5% 성공률로 49,000건 이상의 심장수술을 하였다(윤영호, 2007). 아폴로병원의 의사 중 70% 이상이 서양에서 교육 혹은 의료 경험이 있고 우수한 치료 결과와 저렴한 치료비로 국제적인 경쟁력을 갖추고 있다. 의료관광에 관계하는 서비스 제공자들이 모두 영어를 사용하는 것도 영어권 환자들에게 편리함을 제공하고 있다.

여러 나라에 설치되어 있는 국제환자서비스센터를 통해서 외국 환자를 유치하는데, 이 센터들은 홍보와 상담안내, 인도 여행, 공항이동, 의료 서비스 예약과 치료, 관광, 동반자에 대한 서비스, 휴양지 연계 등 통합적인 서비스를 제공한다. 이는 아폴로병원그룹의 주요 네트워크 사업인 ATNF(Apollo Telemedicine Networking Foundation)과 연계하여 시너지 효과를 나타내고 있다. 아폴로병원 서비스의 또 하나의 특징은 치료에 대한 모든 과정을 환자와 보호자에게 전문적으로 투명성 있게 다루되 환자의 사적인 비밀을 최대한 보장함으로써 치료를 받은 환자들로부터 큰 신뢰를 받는다는 점이다. 또한 수술과 치료 위주의 의료 서비스뿐만 아니라, 인도 전통의료법인 요가, 명상, 아유르베다를 함께 병행하여 제공함으로써 총체적인 의료 서비스를 제공한다는 장점이 있다. 2005년 총 환자의 10%는 의료관광 환자였다(www.apollohospital.com).

4. 미국

1) 의료관광의 발전요인

(1) Out-Bound 의료관광 수요

미국은 줄어드는 의료보험의 보장범위 그리고 특히 높은 의료비 때문에 외국의 의료 서비스에 대한 수요가 급격히 증가하고 있다. 2007년 약 75만 명의 미국인이 필요한 의료 서비스를 받기 위하여 외국으로 나갔고, 매년 100%씩 폭발적 증가로 인해 2010년에는 약 600만 명이 해외로 나갈 것으로 예측되었다(The Deloitte 2008 Survey of Health Care Consumers). 이 증가세는 2010년 이후 완만하지만 꾸준하여 2017년에는 약 1,580만 명이 의료 서비스를 위해 해외로 나갈 것으로 예측되었다. 미국은 현재 산업계 전반에서 직원의 의료보험비에 대한 부담이 커서, 보험협력회사들과 함께 해외 의료관광을 해결책으로 모색하고 있는 형편이다.

(2) 공적 의료보장의 취약성

미국은 전통적으로 공적 의료보장체계가 미약하다. 미국의 공적 의료보장에는 메디케어(Medicare)와 메디케이드(Medicaid)가 있다. 메디케어는 65세 이상 노인과 장애인을 위한 의료보장제도로 제1부(강제적용의 병원보험)와 제2부(임의가입의 보충적 의료보험, 의사 및 의료서비스 대상)로 구성되어 있는데, 재원은 1부의 경우 노사가 분담(임금의 2.9%)하며, 2부는 가입자가 내는 보험료와 국가의 보조금으로 충당된다. 메디케어는 급여 범위가 매우 좁기 때문에, 적지 않은 비용을 본인이 직접 부담하여야 한다. 메디케이드는 우리나라의 의료급여제도와 비슷한 것으로 빈곤층을 대상으로 한다. 메디케이드는 주가 운영하지만 재원은 연방정부와 주정부가 부담한다.

(3) 높은 의료비

미국의 의료비는 의료관광 서비스 공급 국가들에 비교해 볼 때, 매우 높다. 미국에서 50만 달러인 신장이식수술의 경우, 인도는 4만 달러, 태국의 경우는 7만 5,000달러로 각각 12배, 6배 이상 비싸다. 심장수술의 경우도 미국의 의료비는 인도의 7배, 태국의 2배 정도 되므로 왕복비행기표 비용까지 포함해도 외국으로 나가는 것이 훨씬 의료비가 적게 든다. 다음은 미국의 의료비를 인도, 태국과 비교한 것이다(〈표 1-3〉).

〈표 1-3〉 미국/인도/태국의 의료비 비교

(단위: USD)

수술 종류	미국	인도	태국
신장이식	500,000	40,000	75,000
골수이식	250,000	30,000	62,500
심장수술	30,000	4,400	14,250
인공관절술	20,000	4,500	6,900

자료: Mediescapes India(인도 의료관광 전문회사), 조구현(2010) 재인용

2) 의료관광산업의 현황

(1) 민간 의료보험회사

미국인들의 급증하는 의료 서비스 수요를 충족시키고자 민간 보험사들은 해외 선진 의료관광산업국들에서 의료관광 상품 패키지를 개발하여 개인 혹은 기업의 보험 가입자들에게 미국 의료 서비스보다 훨씬 저렴한 가격으로 제공하고 있다. 그 몇 예를 보면, 플로리다의 보카 라톤에 소재한 의료보험회사인 UGP(United Group Program)는 태국의 범룽랏병원을 보험 가입자가 치료를 받을 수 있는 첫 번째 해외 병원으로 지정하고 해외 의료 서비스 상품 판매를 진행하고 있다. UGP는 인도에서도 보험 상품을 개발하여 인도 최대의 의료관광 병원인 아폴로병원을 보험 대상 병원으로 지정하였다. 이 보험회사의 의료보험에 가입하면 미국 의료 서비스를 이용했던 기존의 경우보다 기업은 50% 이상 의료보험료를 절약할 수 있고, 직원은 본인부담 비용을 지불하지 않고도 해외에서 의료 서비스를 받을 수 있다. 이제 UGP 보험회사는 비싼 보험료 때문에 기존 보험회사에 가입할 수 없었던 중소기업을 대상으로 의료관광 상품을 제공하고 있다. 또한 캘리포니아의 Blue Cross Blue Shield 보험회사와 Insurer Health Net of California는 저가의 멕시코 의료관광 상품을 개발하여 제공하고 있다(www.bcbs.com).

(2) 기업

의료보험회사들이 해외 의료 상품을 개발하여 기업들에게 적극적으로 판매하기도 하는 가운데, 미국의 기업들도 직원의 의료비 절감을 위한 방안을 찾던 중 의료관광을 해답으로 발견하기도 하였다. 노스캐롤라이나에 소재한 제지회사인 Blue Ridge는 2,000여 명의 직원 및 가족을 위한 건강관리비용 감소를 위한 방안을 마련하던 중, CBS의 의료관광에 관한 내용을 보고, 의료관광 알선회사인 IndUshealth와 협력하여, 해외에서 치료를 희망하는 직원과 가족에게는 인센티브를 제공하기로 계획하였다.

2010년 우리나라에서 치료받은 해외 의료관광객 81,789명 중 한인-미국인이 21,338명으로(16,509) 전체 의료관광객의 약 20%를 차지하였다. 2010년 환자의 경우, 성형외과 환자가 14%, 내과 13.5%, 건강검진이 13.1%, 가정과가 9.8%를 차지하였다(New American Media, 2011).

지금까지 설명한 해외 의료관광산업의 현황을 간략히 정리하면 다음과 같다(〈표 1-4〉).

〈표 1-4〉 해외 의료관광 선진국의 의료관광산업 현황의 예

국가	특징 및 현황	의료기관, 프로그램 예
싱가포르	- 지정학적 요인과 다문화사회의 장점 - 국제 네트워크 구축 - 의료허브 'Singapore Medicine' 정책	- Parkway Hospitals
태국	- 차별화된 타깃시장 전략 - 의료, 건강관리, 허브상품의 균형발전 - 국제적 인증을 통한 의료 서비스 질 향상 - 민간영리병원에 대한 지원	- 범룽랏병원
인도	- 저렴한 의료비와 짧은 대기 시간 - 정부의 적극적인 지원 - 국제적 인증을 통한 양질의 의료 서비스 - IT를 활용한 홍보 및 서비스 활동	- Apollo Hospitals
미국*	- Out-bound 의료관광수요 급증 - 공적 의료보장의 취약성 - 높은 의료비	- 민간 의료보험회사들 (Blue Cross Blue Shield)

* 의료관광 서비스 제공 선진국은 아니나 수요국으로 의료관광 활발

Ⅲ. 우리나라의 의료관광산업 현황

1. 배경과 정책

자원이 부족한 우리나라에서는 그간 축적해 온 의료 전문 인재자원을 활용하여 해외 환자를 유치하는 의료관광이 성장 가능성이 있는 산업 중의 하나로 인식되고 있어 정부나 지자체들이 의료관광에 대한 관심이 증대되고 있다. 최근의 설문조사나 전문가 의견에 의하면, 우리나라가 의료관광 목적지로 관심을 받는 이유는 경쟁국에 비해 저렴한 의료수가와 빠른 속도의 의료기술 향상인 것으로 나타났다(우봉식 외, 2010).

1) 의료관광 지원정책

우리 정부는 2009년 1월 의료관광산업을 신성장동력산업 중의 하나로 선정하고, 2013년까지 해외 환자 20만 명 유치를 목표로 하여 국제 의료 활성화에 대한 계획을 발표하였다. 그리하여 2009년 1월 그간 의료관광산업을 활성화하는 데에 장애가 되었던 의료법(제25조)을 개정하여, 당해 년 5월부터 국내 병・의원이 합법적으로 외국인 환자의 유치를 위한 홍보와 치료를 할 수 있도록 하고, 환자 및 동반가족에게는 G-1비자를 발급하여 국내에 입국하여 치료가 완료될 때까지 180일 동안 체류할 수 있도록 하였다. 보건복지부는 2011년 초, 우리나라를 찾는 해외 의료관광 환자들에게도 사고 시 건강보험을 적용하는 내용을 발표하였다(연합뉴스, 2011년 7월 29일). 또한 신성장동력산업 중의 하나로 지정된 의료관광산업의 발전을 위해 권역별로 경쟁력 있는 의료관광 프로그램을 개발하고 필요한 전문인력을 양성하도록 격려하고 있다. 한국관광공사는 해외지사들을 통해서 우리나라의 의료관광 프로그램들을 홍보하고 있으며, 프로그램 개발과 인력 양성을 위한 방문, 인턴십 프로그램들도 지원하고 있다. 또한 의료관광 선진 국가의 경험을 배우기 위해서 한국관광공사와 보건산업진흥원 등 관련 부처의 주최로 2009년부터 국제의료관광 컨퍼런스와 전시회를 개최하였고 이를 통해 해외 각국 관련 업체/기관과의 네트워킹을 구축해 오고 있다.

의료관광 서비스를 전문적으로 제공할 의료관광 코디네이터의 전문적 양성과 훈련이 시급한바, 한국보건산업진흥원은 의료관광 코디네이터 교육 프로그램을 개발 운영하여 왔고, 2012년 시행 준비를 거쳐, 2013년부터 국제 의료관광 코디네이터 국가기술자격시험을 시행하여 의료관광 현장에 전문가를 제공하는 데 주력할 것을 발표했다(서울신문, 2011년 11월 24일).

2) 의료 서비스 경쟁력

(1) 의료기술 수준

우리나라의 의료기술은 해외 의료관광 선진국에 비교해 볼 때 상당히 높은 수준으로 여겨지고 있다. 한국보건산업진흥원(2006)에 의하면, 이비인후과, 진단방사선과의 경우는 선진국의 90% 수준이고, 피부과, 성형, 심관혈계, 치과는 세계 최고의 수준인 것으로 여겨진다. 우리나라가 의료관광 마케팅 타깃으로 설정하는 중국, 러시아, 몽골 등 주변국들보다는 높은 의료기술을 보유하고 있어 경쟁력이 있는 것으로 판단된다.

〈표 1-5〉 의료 선진국과 우리나라 의료기술 비교

의료 서비스 분야	선진국 대비 우리나라 의료기술 수준
신경외과, 안과, 재활의학과	89%
진단검사의학과	87%
이비인후과	90%
진단방사선과	90%
피부과, 성형	세계 최고 수준
치과, 심혈관계	세계 최고 수준

자료: 이경재 의원실(2009), 한국형의료관광발전방안. 한국보건산업진흥원(2006) 재인용

(2) 의료 서비스가격 경쟁력

우리나라의 의료 서비스 가격은 미국의 1/3, 일본, 중국, 싱가포르보다는 저렴하여 이 국가들의 환자에게는 경쟁력이 있는 것으로 여겨진다. 사실상 현재 우리나라 의료관광 환자의 상당수가 미국, 중국, 일본에서 오는 환자들이다.

〈표 1-6〉 의료 서비스 가격 경쟁력

미국	일본	중국	싱가포르	한국	태국	인도
338	149	167	105	100	66	53

자료: 이경재 의원실(2009), 한국형의료관광발전방안. 한국보건산업진흥원(2006) 재인용
* 예: 의료서비스 가격이 한국 $100일 경우, 미국은 $338로 한국이 미국의 1/3 정도

한편 외국인 환자의 진료비 지출은 국내 환자보다 훨씬 높은 것으로 나타났다. 한국보건산업진흥원이 2008년 외국인 환자 627명(5개 대형 병원의 고객)을 대상으로 조사한 결과, 외국인 환자의 1인당 평균 진료비는 1,180만 원으로 국내 환자 1인당 평균 300만 원의 4배에 이르고 있다. 국가별 평균을 보면, 몽골이 1,850만 원으로 가장 높았고, 다음이 미국 1,380만 원, 러시아가 1,285만 원으로 평균보다 높았다. 성형, 미용 등 경증 치료를 목적으로 하는 환자가 많은 중국은 664만 원, 일본은 604만 원이었다(조선일보, 2009년 4월 24일).

(3) 국제인증 현황

의료관광산업의 활성화를 위해서 우리나라의 의료기술이 국제적인 신뢰를 얻는 것은 매우 중요한 일이고 이를 위한 방법 중의 하나는 병원이 국제인증을 받는 것이다. 많은 외국환자들이 방문하는 싱가포르, 인도, 태국의 주 병원들은 일찍이 국제인증을 통해 국제적인 신뢰를 받아 왔다. 최근 들어 우리나라 병원들도 국제인증 획득을 위한 노력을 많이 기울이고 있고 그로 인해 2011년 9월 현재 고려대 안암병원, 연세대 세브란스병원, 충남대병원, 인하대병원, 이화여대병원 등 22개 병・의원이 JCI 인증을 받았다(Medical Korea News, 2011년 11월).

3) 의료관광 제공업체 등록

정부가 의료법을 개정하여, 2009년 5월 1일부터 외국인 환자에 대한 유인, 알선행위를 허용하면서 의료기관이 해외 환자 유치기관으로 등록하여 의료관광산업이 본격적으로 시작되는 기점이 되었다. 2010년 7월부터 한국보건산업진흥원의 해외 환자 유치등록 현황에 대한 게시를 중단하여 정확한 통계는 알 수 없지만 상당수의 의료기관이 현재 등록한 것으로 알려진다. 2010년 현재, 1,400개 이상의 의료기관이 등록하여 해외 환자를 유치할 수 있게 되었다.

〈표 1-7〉 의료기관 종별 해외 환자 유치 의료기관 등록기관

의료기관종별	기관수(개)	비율(%)
종합전문	33	2.2
종합병원	75	5.1
병원	96	6.5
의원	836	56.7
치과 병 · 의원	282	19.1
한방 병 · 의원	146	9.9
기타(요양병원)	6	0.4
합계	1,474	100

자료: 한국보건산업진흥원, 외국인 환자 유치 등록기관 현황(2010년 1월 현재)

해외 환자 유치기관으로 상당수 의료기관이 등록을 했지만, 사실 해외 환자를 치료한 실적이 있는 의료기관은 적은 것으로 나타났다. 한국보건산업진흥원이 2009년 말 현재 해외 의료 환자 유치기관으로 등록한 의료기관의 실적에 대한 정보를 보면, 1,380기관 중 872기관(63%)이 실적이 없는 것으로 나타났다. 그러나 유치기관으로 등록된 상급종합병원 34곳 중 무실적 기관은 5곳(14.7%)에 불과했고, 종합병원은 72곳 중 28곳(38.8%)이 유치 실적이 없어, 대형 병원의 해외 환자 실적이 좋은 것으로 나타났다. 국적별 환자 자료를 보면, 일본(22.7%), 미국(22.2%)이고 중국(2.9%)으로 그 뒤를 이었다(심재철, 2010; 한국보건산업연구원, 2010 재인용).

〈표 1-8〉 해외 의료 환자 유치 무실적 기관 현황

종별	조사기관	무실적 기관	실환자 수
상급종합병원	34	5	27,657
종합병원	72	28	11,537
병원	91	42	8,470
치과병원	48	24	467
치과의원	216	161	716
한방병원	18	8	1,217
한의원	116	76	926
의원	779	522	9,274
기타	6	6	0
계	1,380	872	60,201

자료: 심재철 의원실, 한국보건산업진흥원 자료제공(2010)

4) 의료관광 현황과 전망

■ 해외 의료관광객 변화추계

한국보건산업진흥원의 추계에 의하면 2007년 16,000명이었던 해외 의료관광객은 점차 증가하여 2009년에는 5만 명, 2010년에는 7만 명, 2011년에는 10만 명으로 증가할 것으로 예상하였다.

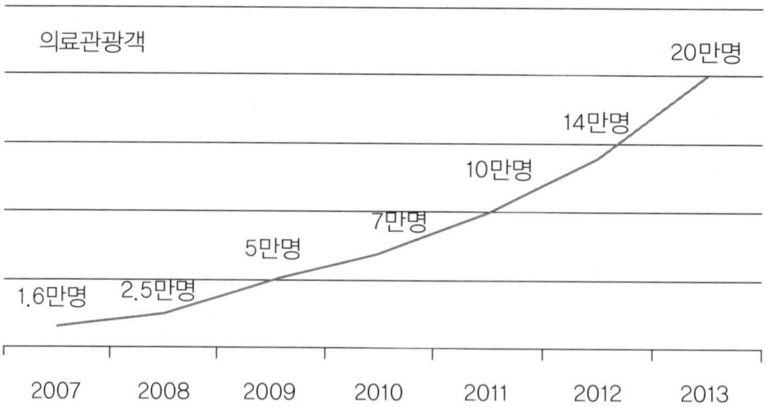

[그림 1-1] 해외 의료관광객 추계

자료: 정진수(2009), 의료관광 성공적 연착륙방안

그런데 실제로 2010년 우리나라를 방문한 외국인 환자는 총 81,789명으로 예상보다 많았으며 전년에 비해 36% 증가하였다. 2011년에는 2010년보다 25~30% 증가한 의료관광객이 방문할 것으로 의료관광사업을 적극 추진하는 지자체들은 전망하고 있고(연합뉴스, 2011년 12월 4일), 2011년 11월 현재 보건산업진흥원의 전망에 의하면 2011년 외국 의료관광객이 130,000명에 이를 것으로 보고 있어 예상보다 많은 환자들이 오고 있다(PRNewswire-Asia, Nov.1, 2011). 또한 최근의 추계는 2012년에는 15만 명을 예상하고 있어 계속적으로 예상보다 좋은 성과를 보이고 있다. 2010년의 우리나라 의료관광객 수는 같은 해 태국의 150만 명, 싱가포르의 72만 명 그리고 인도의 73만 명에 비하면 아직은 적은 수이나(연합뉴스, 2011년 7월 29일), 현재 정부와 지자체의 적극적인 지원정책으로 예상보다 빠른 속도로 성장하고 있어서 주목된다.

5) 국가별 해외 환자 유치방안

의료관광정책 전문가들은 의료관광 활성화를 위해서 국가별로 차별화된 유치전략을 제안한다(진수남, 2011; 우봉식 외, 2010).

첫째는 1차 시장국으로 한방, 미용, 성형 수요를 창출하고 시장을 지속적으로 유치하는 것인데, 일본, 중국의 환자를 타깃으로 한다. 관광과 의료를 접목시키는 상품특성을 활용해서 경증 치료를 목적으로 단기간 체류하는 관광객을 대상으로 하는 것이다. 일본의 경우는 한방, 미용, 산부인과 서비스를, 중국의 경우는 성형, 미용, 건강검진 서비스와 관광을 접목한 상품을 제공한다.

둘째는 자국의 낙후된 의료 서비스 때문에 순수치료목적으로 방한하는 환자 및 보호자들이 2차 시장국이며, 건강검진과 전문시술, 미용, 성형 등이 주 진료과목이 되는 것이다. 극동 러시아, 몽골, 동남아, 중앙아시아 같은 상대적으로 의료 수준이 낮은 국가를 대상으로 한다.

셋째는 중동과 미주 지역과 같은 의료 선진국에 대하여도 경쟁력 있는 가격의 상품을 개발하여 유치하는 것이다. 미주 지역은 건강검진, 전문시술, 한방 등의 의료를, 중동은 한방과 전문시술의 상품을 제공한다.

사실상 2008년 우리나라에서 치료를 받은 해외 환자의 1인당 진료비를 보면, 주로 전문시술을 목적으로 입국한 환자가 많은 몽골(1,850만 원), 미국(1,380만 원), 러시아(1,285만 원)가 성형, 미용 등 경증치료를 목적으로 입국한 중국(664만 원), 일본(604만 원)에서 오는 환자보다 2~3배나 높다(조선일보, 2009년 4월 24일). 한편 의료관광 마케팅 전문업체인 휴케어가 2011년 6월 상하이 세계관광자원교역회(WTF)를 방문한 중국인 235명을 대상으로 한국에서 받고 싶은 의료 서비스를 조사한 결과, 성형외과(28%), 피부과(25%), 치과(15%), 안과(12%) 등의 순으로 집계됐다(서울신문, 2011년 10월 12일).

다음은 국가별 해외 환자 유치 분야를 간략히 정리한 표이다.

〈표 1-9〉 국가별 해외 환자 유치 분야

국가	분야	협력기관, 방안
미국	- 건강검진 - 한방 - 전문시술	- 인도, 태국의 의료관광 상품을 판매하는 미국 민간보험회사와 연계 - 민간보험회사 Blue Cross Blue Shield와 연계 - 재미교포 기업과 연계 - 한인 기관, 협회와 연계
일본	- 성형, 피부과 - 한방 - 산부인과	- 일본 여행사와 연계 - 일본 타깃 병원의 서비스 확대 - 관광 상품 포함 패키지 개발
중국	- 성형, 피부과 - 건강검진	- 중국 여행사와 연계 - 중국에 진료소 오픈 - 관광 상품 포함 패키지 개발
러시아	- 건강검진, 전문시술 - 성형, 피부과	- 러시아 여행사와 연계 - 러시아 지자체와 협력 - 관광 상품 포함 패키지 개발
중동국가	- 고액 전문시술 - 건강검진	- 중동 여행사와 연계 - 진료소 오픈(아랍 에미리트)
몽골	- 건강검진 - 척추, 재활, 전문시술	- 몽골 현지에 진료소 개소 - 몽골 여행사와 연계하여 VIP 환자 유치

자료: 진수남(2011), 대전의료관광활성화 세미나 자료; 국제의료협회(2009), 내부자료 활용하여 저자가 재구성

2. 주요 병원의 의료관광 프로그램

우리나라 병원들의 외국인 환자진료는 전통적으로 대형 전문병원에서 주로 이루어져 왔다. 2005년의 경우 세브란스병원이 12,530명, 삼성병원이 16,564명, 서울대병원이 6,057명, 서울아산병원이 4,452명 그리고 강남성모병원이 2,321명을 진료하여 5개 병원이 41,924명

의 외국인을 진료하였다. 이들 병원들이 최근에 들어 최첨단 진단장비를 활용한 건강검진 패키지, 전문시술 등 고급의 의료 서비스를 상품화하여 미주, 중동, 인근 국가의 부유층을 대상으로 하는 의료관광 마케팅을 강화하고 있기는 하지만, 지금까지의 외국인 진료는 주로 국내 거주 외국인에 한하였고, 외국에서 치료목적으로 입국한 환자의 비중은 크지 않은 것으로 알려져 있다.

반면에 우리들병원과 국제청심병원에서는 지난 몇 년 동안 의료관광을 위해 방문한 외국 환자들의 진료가 활발했다. 척추수술이 특별 분야인 우리들병원의 경우, 우리들국제환자센터(WIPC)를 개설하여 의료관광 환자들에게 통합적인 원-스톱 서비스를 제공하고 있다. 그간의 외국인 유치도 2007년 751명, 2008년 1,017명, 2009년에는 64개국으로부터 총 1,149명으로 계속적인 증가율을 보여 왔다. 우리들병원은 의료관광 환자의 방한이 계속적으로 증가하면서, 동시에 여러 나라에 지사 진료소를 개설하여 운영하여 본격적인 의료관광산업에 집중하고 있다(우리들병원, 2010).

청심국제병원은 2009년 외국인 환자가 3만 3,000명이었고, 그중 진료를 위해 방문한 순수 의료관광 외국인 환자만도 1만 8,000명이나 되었다. 통일교 재단 병원으로 외국인 환자의 80%가 일본인이지만, 미국, 필리핀, 태국, 폴란드, 러시아, 중국, 몽골 등 다양한 나라의 환자들이 찾아오고 있다. 일본인 대상 분만 패키지가 특별 상품인데, 출산예정일 40일 전에 입국하여 수련원에서 생활하면서 필요 서비스를 받는다. 남이섬 관광유람선과 접목한 관광 패키지를 제공하는데 2003~2009년에 일본인 산모 분만건수는 1,400여 건에 이른다. 일본인 환자에 대한 계속적인 마케팅을 위해 도쿄에 판촉사무소를 개설할 예정에 있다(청심국제병원, 2010).

이 외에도 아름다운 나라 피부과, 성형외과가 한류 미용, 성형의 바람으로 중국, 일본 환자들이 많이 찾고 있고, 최근에 중국에 두 개의 지사를 내고 진료를 하고 있다. 또한 한신메디피아는 건강검진을 특별 상품으로 개척하여 많은 외국인 환자들을 진료하고 있으며, 여의도성모병원은 2010년 10월 외국인 전용 국제의료센터를 개설하여 진료하고 있다. 국내 병원의 대표적인 의료관광 프로그램에 관하여 정리하면 다음과 같다(〈표 1-10〉).

〈표 1-10〉 주요 병원의 의료관광 프로그램 현황

병원	의료관광 서비스 내용	현황(외국인 환자, 팸투어 등)
우리들병원	- 척추수술센터 운영 - 우리들국제환자센터(WIPC) 운영(2005)	- 2007년 751명, 2008년 1017명 - 2009년 1149명(64개국) - 팸투어: 324명(9개국) - 중국, 아랍 에미리트에 진료소 오픈
청심국제병원	- 종합검진 상품 - 산부인과 분만 패키지	- 2009년 33,000명(15,000명 국내 거주 외국인 포함) - 대상국: 일본(환자 80%), 러시아 - 분만 패키지: 1,400건(2003~2009)
삼성서울병원	- 해외최고경영자 건강 프로그램 - 국내 외국인 치료 - 국제진료소 운영(1995)	- 해외 VVIP를 위한 최고급 건강검진 - 2박 3일 검사진행, 천만 원 이상 - 2009년: 러시아 환자 300+
아름다운 나라	- 피부과 · 성형외과	- 피부미용+관광(고궁, 명동, 에버랜드) - KNT(일본 여행사), 6개 중국 여행사 공동 의료관광 상품 개발
인하대병원	- 건강검진, 한화 테라피	- 건강검진+관광(제주, 금강산, 판문점 7박 8일): 한국의료관광공동
서울대병원	- 강남 건강검진센터 - 국내 외국인 치료	- VIP 건강검진 패키지 - 2007년 4~8월: 110명(19개국)
연세대 세브란스병원	- 국제진료센터 운영 - 국내 외국인 치료 - 건강검진, 로봇(다빈치)수술	- 중동, 중국권 VIP 대상 - 다양한 분야의 로봇수술 - 국내 최초 JCI인증기관
한신 메디피아	- 종합검진센터 - 도착 외국인근로자 건강검진	- 2005년: 1만 명 건강검진(전체) - 2008년: 2만 5천 명(전체) - 2007년: 국내 외국인 천 명 무료검진
여의도 성모병원	- 외국인 전용 국제의료센터 오픈	- 2010년 10월부터 진료 시작 - 영어, 중국어, 일본어, 러시아어 구사하는 코디네이터 배치

3. 국가별 의료관광 협력 사항

국내에서 최근 몇 년 사이 여러 병원들이 외국인 환자 유치를 위해 다양한 상품을 개발하고 또 그로 인해 외국인 환자의 방문이 증가하고 있는 사이에, 국외에서의 진료에 관심이 있는 병원들은 눈을 밖으로 돌려서 수요가 있는 외국에 진료소 지사를 개설하여 외국인 진료를 하고 있다. 지사가 개설된 나라로는 중국, 몽골, 아랍에미리트, 사우디아라비아 등이 있으며, 한국관광공사와 협력하는 국내 11개 병원은 러시아에서 진료하고 있다. 최근 1~2년 정부와 지자체의 의료관광사업에 대한 관심과 지원으로 우리 정부기관과 국내 병원들이 외국 의료기관과 지자체와 많은 협력관계를 맺었고, 병원들의 해외 진출도 증가하는 것으로 알려지고 있다. 최근의 자료에 의하면, 2011년 11월 현재 11개 국가에 58개의 국내 병원의 지사 의료기관이 개설되어 진료하고 있다(PR Newswire, Nov. 1, 2011; 한국보건산업진흥원, 2011).

외국에 지사를 개설했거나 외국과의 의료협력을 맺은 최근의 예를 정리해 보면 다음과 같다(〈표 1-11〉).

〈표 1-11〉 국가별 MOU 체결, 의료기관 해외지사 개설

국가	해외지사, MOU 체결 내용	참고 내용
중국	- 인하대병원은 중국 청도 인민병원 국제클리닉 개소(2009년 3월) - 제주한라병원은 중국 산동성 소재 천불산병원, 천성병원, 조박사병원과 의료협력 MOU 체결(2011년 7월) - 아름다운 나라 피부과 성형외과 중국 북경에 진료소 운영	- 소아기내과, 비뇨기과, 소아청소년과 등(22명 의료진 중국 의사면허 취득) - 원격화상 진료 시스템 구축운영 - 북경 금원점, 스마오점
러시아	- 한국관광공사와 한국 의료기관 10개는 러시아 브라찌야공화국 관관청 및 크라스노야르스크시 보건국 간에 '나눔의료관광 공동추진 MOU', U-헬스센터 운영 체결(2011년 10월), 부산강동병원 추가 참여(2011년 11월) - 서울삼성병원과 블라디보스톡시 간의 의료기관 교류 위한 MOU	- 미즈메디여성병원, 서울대병원 강남센터, 삼성서울병원, 강남세브란스병원, 자생한방병원, 청심국제병원, 우리들병원, 아름다운나라 피부과 등 의료기관 참여
몽골	- 송도재단에서 몽골에 송도병원 건립하여 의료 서비스 제공(2007년) - 연세친선병원을 선교 차원에서 건립하여 저렴한 의료비로 서비스 제공(1997년)	- 건강검진, 대장항문 특화 - 복강경수술: 1,600건 - 이비인후과, 재활의학, 산부인과, 임플란트 특화
일본	- 청심국제병원은 일본인 대상 분만 패키지를 운영하고 있으며, 도쿄에 판촉사무소 개설 예정	- 2003~2009년 일본인 분만건수 1,400여 건
미국	- 한미의학협회와 한국보건산업진흥원이 의료협력에 관한 MOU 체결(2011년)하여 재미교포한국인 방문 치료를 계획	- 연중 Medical Korea 국제 컨퍼런스 중에 체결
아랍 에미리트	- 우리들외래척추센터 두바이에 오픈(2011년), 아부다비에 2012년 외래/입원 척추센터 오픈계획	- 척추수술 특화
사우디 아라비아	- 강남논현한의원은 사우디아라비아의 SNC그룹과 한방치료센터 KTMC(Korean Traditional Medicine Center)를 개설(2011년 8월)	- 환자 치료, 한방약재 판매, 의료장비 수입 등 함께 추진

자료: 한국보건산업진흥원, Medical Korea 자료(2011), 저자가 재구성

4. 정부와 지자체의 의료관광 육성 현황

1) 지자체의 의료관광 육성활동

2009년 의료법 개정으로 의료기관에서 해외 환자 유치활동이 가능해지면서 병·의원들이 해외 환자 유치기관 등록을 하고 외국인 유치를 위하여 노력하는 것과 발맞추어 정부와 지자체들은 의료관광을 경쟁력 있는 미래성장 동력산업으로 인식하고 다양한 육성활동을 펼쳐 왔다. 그중 대표적인 지원활동의 예를 소개한다.

(1) 인천의료관광재단 출범

인천의료관광재단에는 인하대병원, 가천의과대길병원 등 27개 의료기관과 인천시, 인천관광공사, 인천국제교류처 등을 포함한 총 38개 기관이 참여하여 2011년 8월에 출범하였고 2014년까지 인천 방문 외국인 의료관광객을 2만 명 수준으로 끌어올릴 계획이다(비즈니스 헤럴드, 2011년 8월 29일).

(2) 충청북도 의료관광협의회 구성

2011년 7월, 청주권 21개 의료기관과 2개 여행업체와 함께 충청북도 의료관광협의회를 구성하고, 중국, 러시아, 동남아시아 국가를 대상으로 하는 의료관광객 유치를 위한 활동을 시작하였다.

(3) 경상북도 '해외지역 헬스투어 한국 경주로'

경주를 중심으로 헛제삿밥과 비빔밥 등 전통음식을 맛보고, 경주꽃마을 건강검진, 울진온천을 체험하는 건강 프로그램으로 개발되었다. 2006년 3월부터 일본 오사카지역 민간단체와 주민들을 유치하기 시작하여(조구현, 2010) 이후 계속되고 있다.

(4) 부산 부산진구 서면 의료기관 의료관광 상품

부산 부산진구 서면의 피부과, 안과, 성형외과, 한의원 등이 협력하여 다양한 의료관광 상품을 개발하여 일본인을 대상으로 서비스를 제공하고 있다. 2009년에는 네 개 의료기관이 일본인 관광객을 대상으로 일본 여행사 8개 기관과 협력하여 오사카-부산을 왕복하는 크루즈-의료 서비스-한국 휴양 패키지를 결합한 상품 패키지를 개발하여 운영하기도 하였다(매일경제, 2009년 3월 31일). 최근 부산시의 의료관광 육성정책에 힘입어 부산진구 서면에 성형외과(32개), 안과(16개), 치과(7개)가 밀집해 있는 메디컬 스트리트 일대를 부산 의료관광의 1번지로 만들어 야심차게 다양한 의료관광 상품을 개발, 안내센터, 홍보책자를 준비하고 일본, 중국, 홍콩을 대상으로 적극적으로 홍보하고 있다(부산권의료산업협의회 뉴스레터 51호, 2011년 12월).

(5) 제주 '우리들 웰니스 리조트'

제주 서귀포시 37만 평 부지에 1,800억 원을 투자하여 메디컬센터와 리조트 건설을 하고 있다. 100병상의 메디컬센터 내에 척추전문병원, 척추클리닉, 건강검진센터, 재활트레이닝센터가 건립되고, 부대시설로 골프장 18홀, 70실의 콘도, 공연장이 함께 들어서 종합적인 웰니스 리조트를 계획하고 있다. 2005년 착공하여 건설 중이다(제주 뉴시스, 2006년 5월 16일).

(6) 경기 화성 의료관광 복합단지

화성시 송산그린시티에 조성될 의료관광 복합단지는 양・한방 전문병원, 뷰티센터, 웰니스 리조트가 결합된 의료관광단지이다. 의료 서비스 외에 스파, 마사지 서비스, 기치료, 디톡스, 요가체험이 가능하도록 계획하고 있으며 2013년까지 종합적인 조성방안을 수립하고 2016년 이후 국내외 유명 병원이 입주하여 서비스를 제공한다(조선일보, 2010년 4월 6일).

(7) 오송, 신서 첨단의료복합단지

2009년 8월 정부의 첨단의료복합단지(클러스터)로 대구 신서혁신도시와 충북 오송생명과학단지가 선정되어 본격적인 조성사업이 시작된다. 첨단의료복합단지 사업은 오는 2028년까지 정부가 5조 6,000억 원 이상을 투입해 신약개발센터, 첨단임상시험센터, 첨단 의료기기 개발지원센터 등 100만m^2 규모의 종합의료단지를 조성하는 초대형 프로젝트이다(조구현, 2010). 첨단의료복합단지는 미래 세계의료관광객을 유인할 수 있는 신성장동력산업이 될 것이라고 평가하고 있다.

2) 강원도의 의료관광 현황

강원도는 광역경제권 선도산업으로 의료융합과 의료관광산업을 선정하여 국가 신성장동력산업과 연계하여 의료관광산업 특화 분야를 지정하였다(한국산업기술진흥원, 2009). 또한 한림대학교는 2006년 6월 교육과학기술부와 한국연구재단이 주관하는 광역경제권 선도산업 인재양성사업, 의료관광 분야 거점대학으로 선정되어 의료관광 전문인력을 양성하고 있다.

(1) 강원도 선도산업 전략산업 세부 특화 분야

강원도 의료관광에 헬스케어 의료관광에 적합한 상품으로 전략적으로 메디케어 제품, 거점기관육성 특화 상품(건강검진, 양한방 협진 분야 의료기관 및 리조트), 해양의료관광벨트 구축(보완대체의학, 수치료 분야)을 유망 상품으로 선정하였다(한국산업기술진흥원, 2009. 11). 최근 들어 녹색성장에 대한 사회적 관심이 고조되는 분위기와 더불어 강원도의 최고 관광자원인 녹색 삼림자원을 활용한 치유, 웰니스 의료관광이 구체적인 유망 의료관광 상품으로 개발되고 있다.

(2) 녹색 의료관광 프로그램 예: 산림치유(Forest Therapy)

① 둔내자연휴양림 내 산림치유 프로그램

강원도는 2011년 8월 둔내 숲체원 내에 Forest Healing Center(산림치유센터)를 개소한 데 이어 10월에는 둔내자연휴양림 내에 '산림치유형 통합의학 웰니스센터'를 개소하였다. 아주대병원 통합의학센터 부설 웰니스센터는 이용자가 둔내자연휴양림에서 휴양하면서 아주대병원이 제공하는 전문 의료 서비스를 받을 수 있도록 계획된(삼림휴양+의료 서비스) 통합서비스 프로그램으로 (주)알펜시아와 (주)메디투어파트너스가 연계 서비스를 제공한다(한

강타임스, 2011년 10월 25일). 이는 중증환자 대상의 수술/치료형 의료관광 상품 외에 우리나라 내에서 지역적 특성을 살린 의료관광/휴양 상품을 개발했다는 점에서 의의가 있다.

② 상지대 삼림기반형 웰니스 관광 상품

상지대 웰니스 의료관광사업단은 2010년 지식경제부 산하 광역경제권 선도사업단으로부터 '삼림기반형 현대문명병 치유상품개발사업'이 웰니스 관광 실천사업으로 선정돼 현재 10억 원 규모로, 상지대, 상지대부속한방병원, 숲체원, 오크밸리리조트가 함께 사업을 추진하고 있다. 상지대한방병원은 2011년 11월 고려대 의료진과 공동으로 용평리조트에서 중국인 관광객을 대상으로 한방의료체험 프로그램을 실시하고, 러시아 언론인 의료관광 팸투어, 일본인 관광객 한방의료체험을 시행하였다. 내년 1월에는 러시아 관광객을 대상으로 한방의료체험 프로그램을 계획하고 있으며, 템플힐링(temple-healing) 프로그램도 개발 중이다. 삼림치료에 대한 대학, 강원도, 도내 지자체의 관심으로 양구, 횡성, 홍천에도 아동의 정신건강, 아토피 치유를 위한 삼림치료 프로그램이 개발되어 운영되고 있다.

(3) 전문시술 의료관광의 예

몽골과 키르기스스탄 등 중앙아시아 상류사회층 환자가 입국하여 춘천에서 전문시술치료를 받았다. 몽골 현직 대법관(59세)이 2011년 10월 한림대 춘천성심병원에서 인공관절수술을 받았고, 몽골 경찰청장의 아들도 입국해 허리수술을 받았다(연합뉴스, 2011년 12월 4일). 몽골과 중앙아시아 국가는 의료 수준이 낮아서, 상류층의 경우 전문수술의 경우 의료관광 환자가 될 수 있다는 좋은 사례로, 춘천성심병원은 그동안 몽골의 상류층 환자들을 치료해 왔다. 또한 강릉에도 몽골, 중국, 러시아 연해주의 의료관광객이 증가하고 있으며, 이들은 진료를 받는 것은 물론 오죽헌 등을 돌아보며 관광을 즐긴다(연합뉴스, 2011년 12월 4일).

(4) 의료관광단지 조성 예

원주시 호저면 일대에 양·한방 의료관광단지가 조성 중에 있다. 18만여 평에 민자 4,200억 원을 투자하여 현대건설을 중심으로 원주시, 상지대, 연세대 등이 산학연과 협력체제를 구축하여 2008년부터 건설 중이다. 첨단의료건강특구 조성을 목표로 하여, 클리닉센터, 콘도, 호텔, 펜션, 실버타운, 골프장, 워터파크, 한의학 박물관 등이 들어서면(지구촌

네트워크, 2010년 3월 13일), 강원도의 지원으로 동계올림픽 고장인 평창에 들어설 한방의료관광단지(의료관광신문, 2011년 7월 20일)와 더불어 강원도 의료관광을 한 단계 끌어올리게 될 것으로 기대한다.

5. 의료관광 관련 기관, 단체, 컨퍼런스

1) 정부 관련 기관

(1) 한국보건산업진흥원

한국보건산업진흥원에는 의료관광산업의 활성화를 위하여 현재 두 가지 프로그램이 운영되고 있다. 하나는 'Medical Korea' 프로그램으로 우리나라의 의료 서비스를 해외에 홍보하고 의료관광산업을 증진시킬 목적으로 운영되고 있다. 이 프로그램을 통해 해외 의료 서비스/관광 현황, 우리나라 의료관광의 현황과 뉴스, 새로운 정책동향 등이 제시된다. 이 프로그램은 해외 환자 유치를 위해 영어, 중국어, 일본어, 러시아어 등 다양한 외국어로 홈페이지가 운영되고 있다(www.khidi.or.kr).

(2) 한국관광공사

한국관광공사는 해외지사를 통해 한국보건산업진흥원의 의료관광 관련 부서와 협력하여, 우리나라 의료관광산업에 대한 홍보와 협력사업에 주력하고 있다. 또한 의료관광 전문가와 학생 교육을 위하여 해외지사의 다양한 네트워크를 활용한 해외 의료관광 벤치마킹, 해외 인턴십 프로그램을 지원하고 있다(kto.visitkorea.or.kr).

2) 학회, 관련 단체

(1) 사단법인 의료관광단체

보건복지부가 의료관광단체로서는 한 개 단체에만 사단법인을 허가하겠다는 방침이었으나, 그 결과 글로벌관광협회와 글로벌헬스케어협회가 상호 견제하면서 회원단체를 확대하는 치열한 경쟁을 하게 되어, 2010년 2월 세 개의 단체에 사단법인을 허가하였다.

① 전국글로벌관광협회

국제의료협회가 대형 병원 중심의 회원을 가진 것에 비해 전국글로벌관광협회는 중소병원들의 의료관광 인프라 구축을 위해 설립되었으며, 역량 있는 중소 병의원들이 외국인 환자를 유치해 수익을 창출할 수 있도록 지원하려고 노력한다. 2011년 4월 한국관광공사와 의료관광 활성화 및 공동 해외 마케팅을 위한 업무협약을 체결했다. 2011년 4월 현재 피부과, 성형외과, 치과, 한의원 등 중소규모 병의원 780개를 회원으로 두고 있는 개원의 중심의 협회로 회원 중 65% 이상의 병원들이 의료관광 유치기관으로 등록되어 있다.

② 한국글로벌헬스케어협회

2009년 4월 창립한 코리아의료관광협회가 2009년 9월 한국글로벌헬스케어협회로 개칭하였다. 중국, 베트남, 필리핀 등의 국가와 의료관광협력을 위한 MOU를 체결하고, 재외한국병원포럼 개최 및 대한민국명품병원인증식을 수여하였다. 2009년 11월말 현재 521개소(의료기관 514개소, 의료관광 유치업자 7개소)가 회원으로 등록되어 있다.

③ 국제의료협회

한국국제의료서비스협회가 2009년 11월 한국국제의료협회로 개칭하여 재출범하였다. 국제의료협회는 2007년 민관 공동협의체 형식으로 발족했으며, 현재 서울대병원, 인하대병원 등 41개 주요 전문종합요양기관, 전문병원, 전문의원이 회원으로 가입되어 있다.

(2) 국제의료관광코디네이터협회

의료관광산업이 비약적으로 성장하고 그에 따라 의료관광 코디네이터가 배출되어 의료관광산업에 일조하고 있는 현실 상황에서 의료관광 코디네이터의 전문적 성장과 사회에서의 지위를 지원하고자 2010년 10월 학계, 의료계, 의료관광 전문가들이 협회를 창립하였다. 국가시행 자격시험이 없는 현재, 지자체의 의료관광 코디네이터 양성을 자문하고, 협회 자체의 3회의 국제의료관광 코디네이터 자격시험을 통해 2010년 7월 현재 총 174명의 의료관광 코디네이터를 배출하였다.

(3) 한국의료관광학회

대전의료관광협회에서 활약하는 전문가들을 중심으로 의료관광을 학술적으로, 체계적으로 연구하고 의료관광산업의 활성을 위하여 한국의료관광학회가 2011년 8월에 창립되었다.

3) 국제 컨퍼런스, 컨벤션

(1) 한국국제의료관광 컨벤션(KIMTC)

KIMTC(Korea International Medical Tourism Convention)은 문화체육관광부, 보건복지부 공동주최 및 한국관광공사 주관으로 매년 개최되는 대표적인 의료관광 국제 컨벤션으로 2011년 현재 4회째를 맞이하였다. 매년 새로운 주제를 정해 개최되고 있는데, 2011년에는 최근 많은 관심을 가지고 있는 '한방 의료관광'을 주제로 열린 최초의 국제 의료관광행사였다. 컨벤션은 국제 세미나, 국제 비즈니스 미팅, 홍보부스 운영, 국내 일반인과 학생을 대상으로 하는 취업설명회, 다문화 의료 전문인력 양성정책 포럼 등으로 이루어졌다. 컨벤션에 대한 자세한 내용은 홈페이지(www.kimtc.or.kr)를 통해 알 수 있다.

(2) Medical Korea, Global Healthcare & Medical Tourism Conference

한국보건산업진흥원과 한국관광공사가 공동주최하는 이 국제 컨퍼런스는 2010년에 시작하여 2011년 현재 2회 개최되어, 전 세계 의료관광 현황과 정책, 주요 의료관광 서비스 내용에 대해서 발표와 토론이 이루어지고, 또한 관련 업체들이 참여하는 전시부스 운영을 통해 의료관광 협력업체들의 networking을 촉진하였다. 이 기간 동안 한국보건산업진흥원은 한미의학협회(KAMA), 한국국제의학협회(KIMA) 그리고 카자흐스탄과 국제 의료 서비스에 관한 상호협력양해각서(MOU)를 체결하였다(www.medicaltourismcongress.com).

(3) 부산국제의료관광 컨벤션

부산국제의료관광 컨벤션은 2009년 처음 개최된 이래 2011년 9월 3회째 개최되었다. KIMTC, Global Healthcare & Medical Tourism Conference와 함께 의료관광과 관련하여 대표적인 국제 컨퍼런스이다. 부산, 경남, 대전, 제주 등 타 지역의 의료기관까지 참가하여 우리나라 중남부 지역의 의료관광 활성화에 기여하고 있다(bimtc.org).

Ⅳ. 의료관광 전문직의 종류와 교육

1. 의료관광 전문직의 종류

의료관광 전문직은 의료관광 서비스를 위해 종사하는 의료 전문직, 간호 전문직, 의료관광 코디네이터, 의료 전문 통역사 등이 포함된다. 여기서는 의료관광 서비스를 토털 코디네이팅 프로세스의 관점에서 본 의료관광 코디네이터의 종류와 역할에 관한 분류(보건산업진흥원, 2009; 우봉식 외, 2010)와 의료 전문직을 포함하여 의료관광 서비스 전반에 관여하는 의료관광 전문직의 종류와 역할에 관한 분류(HiMTEC, 2009)에 대해서 알아보고자 한다.

1) 의료관광 코디네이터의 분류 및 역할

의료관광 코디네이터란 국내 입국에서 출국까지 외국인 환자를 위한 원무, 의료상담, 진료 지원, 관광 등 의료 및 관광 서비스를 제공하는 전문가를 의미한다(우봉식 외, 2010). 현재 의료관광 코디네이터의 역할은 명확하게 설정되어 있지 않으며, 이 역할은 병원 및 에이전시 간에 차이가 있다. 대형 병원의 경우 국제진료 관련 행정적 업무를 국제협력팀에 부여하고, 환자 관련 업무는 국제진료팀에서 주로 담당한다. 의료관광 코디네이터는 담당하는 업무의 내용에 따라 의료 전문 코디네이터, 통역 전문 코디네이터, 행정 전문 코디네이터, 관광 전문 코디네이터로 분류할 수 있다.

(1) 의료 전문 코디네이터

의료 전문 코디네이터의 역할은 외국인 환자의 의료진 소개, 진료 과정 및 진료 내용 소개, 진료 후 처방전 제공, 입・퇴원 업무 지원, 검사일정 점검 및 검사안내, 검사결과지 작성 및 관리, 진료 기록 준비 및 제공 등이 있다. 의료 전문 코디네이터는 의료 서비스에 직접 관련된 업무를 수행하므로 해당 분야 의료지식이 있는 사람(예: 간호사, 치료사 등)이 적절할 것이다.

(2) 통역 전문 코디네이터

통역 전문 코디네이터는 외국인 환자가 국내 입국 후 출국까지 통역 서비스를 제공하며, 공항영접, 병원 내 진료 및 검사의 통역, 검사지 및 진단서 번역, 환자 만족 도 관리 등과 같은 업무를 수행하며, 진료 및 수술을 위해 외국을 찾는 환자와 보호자의 심리적 안정을 지원해 주는 가장 중요한 역할을 담당한다. 우리나라의 경우, 의료관광으로 입국하는 환자의 언어가 한국어가 아닌 경우가 많을 것이므로, 환자의 모국어와 문화에 능통한 통역 전문 코디네이터의 역할이 무엇보다도 중요하다고 여겨진다.

(3) 행정 전문 코디네이터

행정 전문 코디네이터는 의료기관 예약 및 예약확인・변경관리, 비자발급 관련 지원, 보험회사 관리 및 예약자에 대한 보험 확인, 보험 관련 내규작성 및 보험서류 관리, 진료비 관리, 진단서 관리, 의료사고 및 의료분쟁 관리 등의 업무를 지원한다.

(4) 관광 전문 코디네이터

관광 전문 코디네이터는 환자 입국 시 호텔예약, 의료관광 상품 소개, 공항 에스코트 서비스, 관광 가이드 역할까지 관광에 관련된 다양한 업무를 지원한다.

의료관광 코디네이터를 업무에 따라 위와 같이 분류하였으나, 업무의 성격이 중첩되는 부분이 상당히 있고, 병원이나 의료관광 에이전시에 위와 같이 특화된 별도의 코디네이터가 충분히 있지 않으므로 실제에 있어서는 한 코디네이터가 두 분야를 함께 수행하는 경우도 있다. 예를 들어 통역 전문 코디네이터는 업무의 성격상 관광 전문 코디네이터 역할까지, 때에 따라서는 의료 전문 통역 코디네이터 역할(혹은 반대로 경우도 가능)까지 수행하는 경우도 있을 것이다.

2) 의료관광 전문직의 분류 및 역할

의료관광에 종사하는 전문직을 교육하기 위한 한림대학교 의료관광인재양성센터(HiMTEC, Hallym International Medical Tourism Education Center)의 의료관광 전문직 분류는 의료진과 의료관광 마케터, 홍보 전문가를 포함하여 좀 더 광범위하고 세밀하게 의료관광 전문직을 분류하고 그에 맞는 교육을 제공하고 있다(HiMTEC, 2009).

(1) 의료관광 코디네이터

의료관광 코디네이터는 비의료인으로서 의료관광의 전반적 과정을 체계적으로 계획・운영하며 관련 서비스를 제공한다. 구체적인 직무로는 의료관광 상담, 의료 서비스 관리, 관광 서비스 관리, 고객 서비스 관리활동 등을 수행한다.

(2) 의료관광 마케터

의료관광 마케터는 의료관광 상품 기획 개발 및 의료관광객을 모집하는 전문인력이다. 구체적인 직무로는 국내외 의료 동향 조사, 경쟁사 의료관광 상품분석, 의료관광 상품개발, 상품홍보 및 의료관광객 모집, 의료관광 서비스 제공 후 평가 등을 수행한다.

(3) 의료관광 홍보 전문가

의료관광 마케터 중에서 특히 의료관광 상품 광고 및 홍보를 하는 전문인력이다. 의료관광 마케터의 직무 중 의료관광 상품의 광고 홍보는 전문적인 지식과 기술을 지닌 홍보 전문가가 담당한다. 의료관광 홍보는 인쇄물, 인터넷, 방송 등 다양한 방법을 사용한다. 또한 국제 의료관광 컨퍼런스 전시회 부스, 네트워크 운영, 고객관리 서비스, 다양한 국제회의 이벤트를 통한 홍보 등을 사용한다.

(4) 의료관광 통번역사

우리나라 의료관광산업은 현재 영어권 환자(Korean-American), 중국어권 환자(중국), 일본어권 환자(일본) 그리고 러시아어권 환자(러시아)가 주를 이루고 있고, 향후에도 이들 언어를 사용하는 환자들이 대세를 이룰 것으로 전망되어 이들 언어에 대한 의료관광 통번역사 양성 프로그램을 운영하고 있다. 그러나 현재 싱가포르, 태국, 인도 등으로 가는 많은 아랍권 환자들을 유치하기 위해서는 아랍어 통번역사 양성이 시급하고 또한 중남미 지역 국가의 환자들을 위해서는 스페인어 통번역사의 양성도 향후 필요할 것이라고 여겨진다.

① 의료관광 영어 통번역사

현재 우리나라 거주 영어권 외국인들 그리고 영어권에서 방문하는 환자를 위하여 영어 통번역사의 역할이 기대되고 있다. 현재 의료 서비스를 받기 위해 방문하는 많은 Korean-American 환자들도 영어권이다.

② 의료관광 중국어 통번역사

중국인들은 현재 우리나라에 주로 성형외과, 피부과(미용) 서비스를 위해 방문하고 있다. 이 분야에 대한 우리나라의 발전된 의료기술과 기존에 서비스를 받은 환자들의 높은 만족도로 인해 더 많은 의료관광객을 기대하고 있어 의료관광 중국어 통번역사의 역할이 증가되고 있다. 대개의 중국어권 의료관광객은 성형외과, 피부과 서비스를 받은 후, 쇼핑과 문화관광도 함께하고 있어 중국어 통번역사는 관광 가이드로 함께할 필요성도 발생하고 있어서 관광 상품 패키지에 대한 정보를 숙지해야 한다.

③ 의료관광 일본어 통번역사

일본인들은 성형외과, 피부과, 산부인과 서비스를 위해 우리나라에 의료관광을 하고 있는 것으로 나타났다. 일본은 지역적으로 가깝고 관광에 대한 관심도 많아 계속적으로 일본어 통번역사에 대한 수요가 증가할 것으로 전망한다.

④ 의료관광 러시아어 통번역사

러시아어권 의료관광객은 우리나라에서 건강검진과 문화관광을 많이 하는 것으로 나타나고 있다. 최근 한국관광공사가 10개 의료기관과 함께 러시아에서 의료 서비스 교환 협력을 체결하여 앞으로 더 많은 의료관광객이 방문할 것으로 예상되므로 러시아어 통번역사에 대한 산업체의 요구가 많아질 것으로 전망된다.

(5) 국제임상간호사

우리나라 의료관광 서비스 제공 과정에서는 간호사의 전문적인 임상지식과 기술 외에도, 외국 문화, 외국 매너, 음식, 종교 등을 고려하여 외국 환자를 케어해야 한다. 그러므로 외국어를 포함한 글로벌 문화 역량(global culutural competence)을 갖춘 국제임상간호사가 필요하다.

(6) 진료 코디네이터

의료관광 코디네이터가 의료관광 서비스 전반에 관련된 조정, 관리 서비스를 제공하지만, 진료 상황 과정에서는 의료에 관한 전문직 지식이 필요한 코디네이터가 좀 더 효율적일 것이므로 HiMTEC의 교육 과정에서는 진료 코디네이터로 세분화하였다.

진료 코디네이터는 의료 서비스를 제공하는 전 과정에서 환자와 보호와 의료진 간의 효과적인 커뮤니케이션과 원활한 진료가 이루어지도록 조정, 중재 및 관리한다. HiMTEC의 교육 과정에서는 진료 코디네이터가 의료 상황에 대한 전문적 지식이 필요함을 고려하여 간호학 전문가가 맡도록 계획되어 있다.

(7) 국제전문의사

의료관광 서비스 제공에 있어서, 양질의 의료 서비스를 적절한 의료비로 제공하는 것이 가장 중요한 일이고, 이를 위하여 의사의 해당 분야에 대한 전문적 지식과 첨단의 의료기술이 요구된다. 또한 외국 환자에게 의료 서비스를 제공해야 하므로, 외국 문화, 매너, 음식, 종교 등에 대하여 교육받은 국제전문의사 교육은 필수적이다.

(8) 라이프스타일 리모델러

라이프스타일 리모델러(Remodeler)는 의료관광객의 건강에 영향을 미치는 식생활, 운동,

영양, 등 건강습관을 전문적으로 지도·관리한다. 이를 위해 환자의 생활습관 분석을 통한 건강상담, 개인 맞춤형 식단, 운동, 활동 등을 개발, 제공, 관리한다. 환자의 상태와 관심에 따라 다양한 스포츠, 명상, 스파, 피트니스 활동 프로그램을 활용할 수 있다.

(9) 임상 메디케어 제품 개발 전문가

의료관광에서는 수술을 통한 치료뿐 아니라 다양한 건강증진 상품의 개발도 중요하다. 임상 메디케어 제품 개발 전문가는 건강증진 및 치료를 위한 임상 메디케어 제품의 개발 및 생산을 담당하는 전문인력이다.

HiMTEC이 양성하고자 하는 의료관광 전문가와 직무를 요약하면 다음과 같다.

〈표 1-12〉 HiMTEC 의료관광 전문가 분류

<table>
<tr><th>핵심영역</th><th colspan="2">의료관광 전문가</th><th>전문가의 구체적 직무</th></tr>
<tr><td rowspan="5">의료관광
비즈니스
매니지먼트</td><td rowspan="2">의료관광
코디네이터</td><td>의료관광
코디네이터</td><td>의료관광의 전반적 과정을 체계적으로 계획, 운영하며 원스톱 서비스를 제공하는 전문인력</td></tr>
<tr><td>진료 코디네이터</td><td>의료 상황의 전 과정에서 환자와 보호자, 의료진 간에 원활한 진료가 이루어지도록 조정 및 관리하는 간호 전문가</td></tr>
<tr><td rowspan="2">의료관광
마케터</td><td>의료관광 마케터</td><td>국제공인자격을 취득한 의료관광 상품 광고/홍보 전문인력</td></tr>
<tr><td>의료관광홍보
전문가</td><td>의료관광 상품 기획/개발 및 의료관광객 개발/모집 전문인력</td></tr>
<tr><td colspan="2">의료관광 통번역사</td><td>의료관광에 대한 전반적인 전문지식을 보유하고 원스톱 서비스를 제공하는 전문인력</td></tr>
<tr><td rowspan="2">국제 의료
서비스</td><td colspan="2">국제전문의사</td><td>글로벌 의료 서비스를 제공하는 국제전문의사</td></tr>
<tr><td colspan="2">국제임상간호사</td><td>글로벌 의료 서비스를 제공하는 국제임상간호사</td></tr>
<tr><td>라이프스타일
리모델링</td><td colspan="2">라이프스타일 리모델러</td><td>라이프스타일 리모델링을 통한 건강 향상 프로그램 운영 인력(간호, 심리, 영양, 운동, 재활)</td></tr>
<tr><td>메디케어
제품 개발</td><td colspan="2">임상메디케어 제품 개발 전문가</td><td>특화된 건강기능성 생산 제품의 임상실험, 안내, 판매를 담당하는 메디케어 제품 개발 전문인력</td></tr>
</table>

자료: 한림대학교(2009. 9), 광역경제권 선도사업 인재양성사업 사업계획서

2. 의료관광 전문가의 교육

1) 국내 의료관광 전문가 교육 현황

최근 정부와 지자체의 지원으로 의료관광산업이 활성화되는 상황에서 그에 필요한 의료관광 전문가를 양성하기 위하여 많은 교육 프로그램이 운영되고 있으나, 정확한 현황파악은 어려운 실정이다. 유명순(2010)의 조사에 의하면, 국내 의료관광 전문가 교육은 24개 기관에서 4가지 교육 과정에 총 42개의 과정이 운영되고 있는 것으로 나타났다. 이 중 공공기관 8개, 대학기관 8개, 사설기관 26개 과정에서 의료관광 코디네이터, 의료관광 마케터, 의료관광 통역 그리고 의료관광 통합 과정의 4가지 교육 과정이 운영되고 있다.

정부기관으로는 한국관광공사가 의료관광 코디네이터(6주), 마케터(3주), 통번역사(러시아어, 아랍어, 몽골어 3주)를, 보건산업인력개발원은 병원 국제 마케팅(5개월), 외국 진료 코디네이터(6개월), 의료통역사를(3개월), 제주관광공사는 의료관광 코디네이터(50시간)를 양성하는 교육을 하고 있다. 교육기관으로는 대학교의 평생교육원(가톨릭대, 동명대, 이화여대, 성신여대), 사회교육원(동국대, 경희대사이버대) 그리고 보건의료복지연구소(유한대)에서 주로 의료관광 코디네이터(45~60시간)의 양성교육을 하고 있다. 사설기관으로는 부산권의료산업협의회, 경희간호전문학원, KHC 교육연구소 등 14개 기관에서 의료관광 코디네이터, 병원 코디네이터, 통번역사 양성을 위한 교육과 통합 과정 등 3주~6개월 기간으로 다양하게 운영하고 있다(유명순, 2010).

2) HiMTEC의 의료관광 전문가 교육

현재 한림대학교는 2009년 6월 교육과학기술부와 한국연구재단이 주관하는 '광역경제권 선도산업 인재양성사업' 의료관광 분야 거점대학으로 선정되어 의료관광 전문가 양성사업을 추진 중이다. 한림대학교의 의료관광인재양성 교육은 '강원 광역경제권 의료관광 선도산업 육성계획'을 지원하기 위한 의료관광 전문인력을 양성하기 위함이다. 이를 위해 앞에서 설명한 바와 같이 의료관광 비즈니스 관리(의료관광 코디네이터, 의료관광 마케터, 홍보 전문가, 진료 코디네이터), 국제 의료 서비스(국제전문의사, 국제임상간호사), 라이프스타일 리모델링(라이프스타일 리모델러) 그리고 메디케어 제품 개발(개발 전문가)로 전문인력을 세분화하여 양성하고자 한다. HiMTEC의 교육 과정은 의료관광 전문가를 구체적으로 세분화하고 대학이 가지고 있는 관련 분야의 풍부한 전문교수인력을 활용하여 각 직종별 맞춤형 교육과정을 체계적이고 통합적으로 준비하여 현장과 연결하여 교육한다는 것이 특징이다.

HiMTEC의 의료관광 전문가 양성교육 과정은 전문가직종별 맞춤형 트랙제 커리큘럼과 글로벌 역량강화 프로그램으로 구성되어 있다. 맞춤형 교육 프로그램은 9개 직종 트랙 과정을 운영하는 것이고 글로벌 역량강화 프로그램은 Health Care Language & Culture Program, Global Medical Tourism Learning Fair, 글로벌 학생 교류 프로그램으로 구성된다.

(1) Health Care Language & Culture Program(HCLCP)

의료관광 전문가는 외국 환자를 대함에 있어서 외국 문화에 대한 깊은 이해와 외국어 능력이 필수적이므로 HiMTEC의 교육 과정은 이를 강조한다. HiMTEC에서 양성하는 의료관광 전문가는 헬스케어 언어문화교육 프로그램의 교과목 중 최소한 3과목 9학점을 이수해야 한다.

① 외국어 교육

헬스케어 언어문화 프로그램은 의료 관련 언어교육을 강화하여 모든 직종의 학생들에게 외국어 능력을 향상시키되, 특히 의료 관련 외국어 교육에 중점을 두고 다양한 외국어 강좌 프로그램을 운영한다.

② 외국 문화

또한 전문직종의 학생들에게 해외 의료관광객 국가의 외국 문화에 대해서 집중적인 교육을 실시한다. 외국 문화교육은 해당 국가의 역사, 의료정책, 음식, 대화 매너, 테이블매너 등을 포함한다.

(2) 맞춤형 전문가 트랙 교육 과정

의료관광 전공 학생은 의료관광 공통필수과목, 전공필수과목, 전공선택과목을 맞춤형 전문가 트랙 내에서 이수하여야 한다.

① 센터 공통필수

의료관광 필수 교과목은 의료관광산업 개론, 외국 문화와 매너, 시니어 의료관광 소비자

행동의 3과목이고, 모든 전문직 학생은 이 중 2과목 6학점을 이수하는 것이 필수이다.

② 직종필수와 직종선택과목

직종별로 전공학생은 직종필수 2과목 6학점, 직종선택과목 4과목 12학점(통번역사 전공 학생은 7과목 21학점)을 이수하여야 한다.

③ 현장실습 · 인턴십

모든 의료관광 전문직종은 현장실습을 직종선택과목으로 이수할 수 있도록 계획되어 있다. 통번역사 전공 학생의 경우, 국내 인턴십, 해외 언어문화 인턴십을 이수해야 한다.

(3) Global Medical Tourism Learning Fair

① 해외 현장실습 · 인턴십

메디케어 제품 개발 전문가 직종을 제외하고 의료관광 환자에게 직접 서비스를 제공하는 전문직종에서는 해외 현장실습을 격려하여 다양한 프로그램을 운영한다. 통번역사(영어, 중국어, 일본어, 러시아어)의 경우는 해당 언어 국가에서 언어, 문화 인턴십을 통해 의료관련 문화를 이해하고 통번역 실습을 집중적으로 하게 된다.

② Global Medical Tourism Learning Fair

해외 현장실습과 인턴십을 마친 학생들이 해외 의료관광 현장에서의 경험을 발표하고, 정보부스를 통해 동료 학생들에게 공유하는 Fair를 매학기 개최한다. 이 Fair에는 해외 의료관광 전문가의 특강도 개최되어 의료관광 해외 선진국의 현황이나 흥미 있는 의료관광 상품에 대한 학습을 할 수 있다.

3. 전문가 교육을 위한 현장실습 · 인턴십

현장에서 클라이언트에게 필요한 서비스를 제공하는 전문직에 있어서는, 해당 분야의 이론과 지식을 교육하는 것뿐만 아니라, 학생들이 서비스 현장에서 직접 실습하도록 교육프로그램을 개발 · 운영하는 것이 중요하다(고윤순 · 윤현숙, 2006).

의료관광 전문가는 해외 환자를 대상으로 서비스를 직접 제공하므로 의료정책, 의료관광 현황, 의료관광 상품 개발과 홍보, 서비스 코디네이팅에 대한 이론적인 학습뿐 아니라 이를 전달하는 현장에서 실무를 익히는 것이 필수적이다. 이를 위해 HiMTEC의 프로그램은 의료관광 관련 기관과의 긴밀한 협력 하에 다양한 현장실습 · 인턴십 프로그램을 개발하여 운영하고 있다.

의료관광 서비스는 의료기관, 관광/휴양지, 쇼핑센터, 숙박시설, 항공사, 음식점, 여행사 등 많은 기관이 관련되어 있으므로, 학생들은 이러한 기관들과 함께 실습하는 기회를 갖는 것이 중요하다. 아직 국내의 의료관광산업 인프라가 잘 발달되어 있지는 않지만, 최근 들어 의료관광산업이 활기를 띠고 있고, 정부와 지자체의 지원으로 관련 기관들이 많이 생겨나고 있다. HiMTEC은 국내의 주요 의료관광 관련 기관들과 산학협력을 맺어 학생들에게 현장실습 기회를 제공하고 있다. 현재 HiMTEC이 협력을 하고 있는 관련 기관은 70개가 넘는데, 이 중에 현장실습 · 인턴십의 교육을 실시하는 기관의 예를 정리해 보면 다음 표와 같다.

〈표 1-13〉 HiMTEC 의료관광 현장실습 · 인턴십 기관(국내)

분야	기관	현장실습 · 인턴십 참여 직종
의료기관	우리들병원, 국제청심병원, 한림대 춘천성심병원, 한양대병원, 경희대병원, 강남성심병원, 한강성심병원, 지구촌사랑나눔 외국인노동자병원,	- 국제전문의사 - 의료관광 코디네이터 - 통번역사 - 의료관광 마케터
광고기획사	맥켄헬스케어, 더커뮤니케이션즈 엔자임, 사계커뮤니케이션, 코콤포터노벨리, 파멕스오길비헬스월드, 광고방, 포인트커뮤니케이션즈, 조인스닷컴	- 홍보전문가 - 의료관광 마케터
리조트	GS 엘리시안 강촌	- 라이프스타일 리모델러
여행사	닥스투어	- 의료관광 코디네이터
바이오산업, 제약	바이오웰스, 센텍, 바이오 메트릭스 테크놀로지, 남신제약, 리제론, 나노엔테크, 프론트바이오	- 메디케어 제품 개발자
지자체관광부서	강원개발공사 관광부서	- 의료관광 마케터

자료: HiMTEC 내부자료(2010, 2011), 저자가 재정리

V. 의료관광 해외 현장실습·인턴십

이 장에서는 의료관광 해외 현장실습·인턴십의 목적, 해외 현장실습 프로그램의 개발 방향 그리고 개발된 해외 현장실습의 형태에 대해서 간략히 논의하고자 한다.

1. 의료관광 해외 현장실습·인턴십의 목적

1) 해외 선진 의료관광 학습

의료관광산업이 미래성장동력산업으로 인식되고, 이의 활성화를 위해 의료계와 관광산업계가 관심을 가지고 다양한 의료관광 상품을 의욕적으로 개발하고 있는 우리나라의 현 상황에서는 해외 선진 의료관광에 대해 직접 학습하는 것이 중요하다. 특히 우리나라는 상당 분야의 의료기술과 의료비는 경쟁력이 있으나, 그것을 좋은 상품으로 개발, 홍보하는 분야와, 직접 의료관광 서비스를 제공하는 코디네이팅 분야, 의료관광 관련 직종 간의 협력에 의한 서비스 전달방법에 대한 지식과 기술이 취약하므로 이에 대한 현장학습이 시급한 실정이다. 이론적인 학습 외에 해외 선진 의료관광국을 방문하여 의료관광산업 현장에서 견학, 실습의 경험을 하는 것이 필요한 것이다. 우리나라의 의료관광 상품 개발도 생각하면서 해외 현장실습을 고려할 의료관광 해외 선진 국가로는 싱가포르, 태국, 인도, 독일 등을 우선 꼽을 수 있겠다. 그 다음으로는 말레이시아, 필리핀을 들 수 있다. 미국은 의료 선진국이지만 의료관광산업에서는 외국으로 많은 환자가 나가는(out-bound 의료관광국) 경우이므로, 의료관광 마케터에게는 시장 개척에 대해 학습하는 데 좋은 국가가 될 것이다. 또한 일본, 중국, 러시아, 몽골의 경우에도 현지의 의료관광 서비스 학습보다는 의료관광 고객 국가이므로 미래 고객의 욕구파악, 마케팅 전략, 서비스 코디네이팅 기술을 연습하는 장으로서는 의미가 크다고 여겨진다.

2) 외국의 문화와 언어 학습

의료관광산업은 외국에서 방문하는 환자를 대상으로 서비스를 제공하는 것이므로, 대상 환자가 속한 국가의 의료제도와 문화를 이해하고 그에 적합한 서비스를 제공해야 한다. 외국 문화는 음식, 생활예절, 가치관, 특정 의료 서비스에 대한 관점 등이 포함된다. 또한 의료관광 서비스 상담, 초청, 영접, 의료관광 서비스 제공의 일련의 과정에서 해당 외국어 통번역 서비스는 필수적이다. 특정 국가의 문화와 외국어 학습을 위해서 가장 이상적인 방법은 해당 국가에 방문하여 가능하면 의료관광 관련 기관에서 현장실습을 하는 것이다. 우리나라의 의료관광 타깃 국가가 미국, 중국, 일본, 러시아, 몽골, 중동 국가임을 고려할 때, 이러한 국가의 현지에서 문화와 언어 학습을 위한 통번역 전문가 현장실습을 하는 것이 적합할 것이다. 또한 이러한 국가들은 미래 의료관광 고객 국가이므로 의료관광 마케터, 코디네이팅 전문가에게는 미래 고객의 욕구파악, 마케팅 전략, 서비스 코디네이팅 전략을 연습하는 학습의 장으로서도 의미가 크다고 여겨진다.

3) 해외 선진 의료기술 학습

의료관광산업의 핵심이 의료 서비스의 제공이므로, 의료 관련 전문가(의사, 간호사)는 필요한 분야의 해외 선진의료기술에 대해서 학습하는 것이 필요하다. 특수한 분야의 의료기술이나 의료 서비스 전달에 있어서의 협력기술을 의료관광 선진국에서 반드시 학습할 필요는 없을 것이다. 필요한 의료기술교육을 제공하는 의료 선진 국가에서 교육을 받되, 이러한 의료기술이 외국인 대상 의료관광 서비스에 필요한 점을 고려하여, 다양한 문화가 공존하는 다문화 국가에서면 더욱 유익할 것이다. 미국, 캐나다의 경우가 이에 해당할 것이다. 의료관광 선진산업국에서 의료기술에 관한 현장실습을 하게 된다면 일석이조의 효과가 있을 것이다.

지금까지 의료관광 해외 현장실습의 세 가지 목적을 살펴보았다. 이러한 세 가지 목적을 바탕으로, 그간 HiMTEC에서 해외 현장실습·인턴십을 개발해 온 국가들을 정리해 보면 다음 〈표 1-14〉와 같다.

〈표 1-14〉 국가별 의료관광 현장실습·인턴십 학습 목적

국가	의료관광에 대한 학습		문화·언어 학습		의료기술, 의료 전문가 역할 학습	
	의료관광	의료관광 전문가 역할	문화 학습	언어 학습	의료기술	의료 전문가 역할
싱가포르	○	○	○	○	○	○
미국	△	○/△	○	○	○	○
중국	△	△/○	○	○	△/×	△/×
일본	△	○/△	○	○	○	○
러시아	△	△/○	○	○	△/×	△/×
몽골	△	△/○	○	○	△/×	△/×
독일	○	○	○	○	○	○

* ○ 적합, △ 보통, × 취약

2. 직종별 해외 현장실습·인턴십 프로그램의 개발

1) 해외 현장실습 프로그램 개발 원칙

의료관광 전문가 교육을 위한 해외 현장실습 프로그램을 개발하는 방법은 개발 주체에 따라 다양할 수 있다. HiMTEC에서는 전문직종 책임교수, 글로벌 네트워크 사업 관련 교수, 국제 프로그램 참여교수의 프로그램의 필요성에 대한 제언으로 시작된다. 개발 주체에 관계없이 적합한 해외 현장실습 프로그램으로 개발하기 위해 고려할 요인으로는 실습기관의 교육능력, 실습형태와 기간의 적합성 그리고 교육비의 경제성이 있다. 이에 대해서 간단히 논의하면 다음과 같다.

(1) 현지실습기관의 교육능력

해외현지실습 프로그램 개발에서 우선 염두에 두어야 할 점은 현지 실습교육기관이 필요한 교육을 시행할 능력을 갖추었느냐는 것이다. 현지 교육기관은 해당 전문직종이 교육받고자 하는 분야에 대한 교육경험이 풍부해야 한다. 이를 위해서 자격을 갖춘 교육자(강사진)가 있고 현장실습의 목적을 달성할 수 있도록 적합한 교육 커리큘럼을 디자인할 수 있어야 한다. 교육경험이 풍부한 협력기관이 확보되어 있어야 하며, 적합한 교육환경(예: 강의실, 실습실, 실습기자재 등)을 제공할 수 있어야 한다. 의료관광 코디네이터, 마케터의 현장실습을 위해서는 현지 교육기관은 우선 의료관광산업의 선두에 있는 의료기관 혹은 그런 기관과 의료관광으로 인해 긴밀히 협력하는 기관이어야 한다. 통번역사 전문직을 위한 교육기관은 해당 언어를 모국어로 사용하는 국가에 있는 기관으로, 외국 학생들에게 문화나 언어교육을 전문적으로 제공하는 기관이어야 한다. 전문의료진을 위한 교육기관은, 필요한 특별 의료기술 혹은 서비스를 교육할 수 있는 의료 관련 기관이어야 한다.

(2) 실습교육형태와 기간의 적합성

두 번째 고려해야 할 점은 실습교육형태와 기간이다. 해외 현장실습형태는 강의 중심형, 기관 실습형, 기관 견학형 등으로 나뉜다. 해외 현지에서 기초적인 지식과 이론에 대한 학습을 우선 한 후 협력기관과 실습/견학을 제공하면 강의 중심형, 실제적인 기술습득을 목적으로 하면 기관 실습형, 다양한 기관의 프로그램 참관이 목적이면 기관 견학형으로 나눌 수 있다. 해당 전문직의 실습목적에 적합한 실습형태가 되도록 현지 교육기관과 함께 계획할 수 있어야 한다. 현장실습인 점을 고려하여, 현장 관련 기관에서의 프로그램 참관/참여, 실습경험이 충분히 포함되도록 구성해야 한다. 또 한 가지 면은 교육기간이 적합하도록 구성하는 것이다. 예를 들어 하계, 동계방학 중에 실습 학생을 파견하고자 할 경우, 가능하면 계절학기가 끝난 직후로 계획하면 이상적이다. 계절학기 중(방학의 첫 3주)이거나 방학이 끝날 때 쯤에는 참여 학생들이 해외여행에 대한 부담을 가져서 실습생 모집에 문제가 될 수 있다.

(3) 교육비용의 경제성

세 번째 고려할 면은 교육비용이 적절하도록 구성하는 것이다. 교육비용은 크게 현지 교육기관의 수업료와 해외여행비(항공료와 음식비 등 개인비용)이다. 현지 수업료는 대학의 지원 정도를 참조하여 그 범위 내에서 되도록 조정해야 할 것이다. 지역과 시기에 따라서 해외여행비(특히 항공료)의 차이가 크므로, 해당 전문직종의 실습목적을 고려하여 적절한 비용이 되도록 구성해야 한다.

2) 프로그램 개발 현황

2009년 의료관광 전문인력 교육을 시작한 이래, HiMTEC에서는 위의 사항들을 고려하면서 의료관광 전문직종의 학생들이 해외 현장실습 · 인턴십 교육을 받도록 여러 국가에 다양한 프로그램을 개발하여 왔다. 국가별, 직장별로 개발되어 운영되고 있는 프로그램을 정리하면 다음 표와 같다(자세한 내용은 제3부 참조).

〈표 1-15〉 해외 현장실습 · 인턴십 프로그램 개발 현황

국가	해외 현장실습 · 인턴십 프로그램	전문직종 특징
싱가포르	- Parkway College/Hospital	- 의료관광 코디네이터, 마케터 - 국제임상간호사
미국	- Sierra International College - Montana State University - 뉴욕주립대학교, Stony Brook Medical Center - Purdue University - Drake University	- 국제임상간호사, 진료 코디네이터 - 영어 통번역사 - 국제전문의사 - 마케터 - 의료관광 코디네이터
중국	- 옌벤대학	- 마케터, 국제임상간호사
일본	- 동북복지대학 - Heart Hospital of Japan - 일본 다문화공생센터 교토 - 사회복지법인 교토복지 서비스협회 도난노소노동관 - 사회복지법인 마음의가족고향의 집 교토 - 교토 코리안 생활센터 에루화	- 라이프스타일 리모델러 - 국제의사 - 일본어 통번역사
러시아	- 고리키문학대학	- 러시아어 통번역사
몽골	- 울란바토르대학교	- 마케터, 국제임상간호사
우즈베키스탄	- Great Silroad Tourism, Ltd. - Tashkent Medical Academy 등	- 러시아어 통번역사

3. 해외 현장실습의 형태

의료관광 해외 현장실습은 초청기관, 교육형태, 관련 기관 협력의 내용에 따라서 다양한 형태로 개발될 수 있다. 교육의 주방법이 강의인지 실습인지에 따라 강의 중심형과 실습 중심형으로 나눌 수 있고, 여러 실습협력기관이 관련될 경우 방문 중심형이 될 수 있다.

1) 초청대학 강의 중심형 현장실습교육

이 현장실습교육 프로그램은 해외 초청대학이 교육기관으로서의 역할을 담당하되, 해외 현장실습에 관한 주요 내용을 대학에서 강의 중심으로 운영한다. 강의를 통해 의료관광 현황, 의료관광 전문직종의 역할에 대하여 교육한다. 전문 역할에 대해서는 시청각자료를 통해서 교육하고, role-play 등의 교육을 병행한다. 프로그램의 많은 내용이 강의형태로 주어지지만, 의료관광 현장실습의 특성을 고려하여 병원 등 관련 기관에서 의료관광 서비스가 어떻게 실제로 제공되는지 살펴보는 교육도 병행한다. 이 방식의 장점은 초청대학이 전체적으로 프로그램을 조율하여 운영하므로, 교육 과정이 부드럽게 운영된다는 점이다. 또한 강의 중심으로 운영되므로, 방문 국가의 의료관광 현황, 교육하고자 하는 전문직의 역할에 대하여 이론적이고 기본적인 부분을 충실하게 교육할 수 있다. 단점으로는 강의에 많은 시간을 투여하므로 사실상 의료관광 현장에서 학생들이 직접 실습해 보는 시간은 상대적으로 적다는 점이다. 초청대학 강의 중심형 현장실습교육 프로그램의 예는 싱가포르 Parkway대학 현장실습 프로그램(의료관광 코디네이터, 의료관광 마케터, 국제임상간호사), 미국 Purdue대학교 현장실습 프로그램(의료관광 코디네이터, 의료관광 마케터), 미국 Drake대학 현장실습 프로그램(의료관광 코디네이터, 의료관광 마케터)을 들 수 있다.

2) 단일기관 실습 중심형 현장실습교육

이 현장실습 프로그램은 의료(혹은 의료관광 관련)기관이 초청교육기관으로서 교육 프로그램을 운영하되, 초청기관에서 필요한 현장실습 중심으로 교육이 진행된다. 물론 교육은 강의와 필요 기술을 습득하기 위한 실습(연습)으로 구성되지만, 궁극적인 목적은 실습을 통해 필요한 의료(혹은 의료관광 서비스) 기술을 습득하는 것이다. 이 프로그램의 장점은 해외 현장실습의 목적을 구체적인 기술의 습득으로 정하고, 실습 참여 학생들이 계획한 기술을 습득하도록 집중한다는 데 있다. 단일기관 실습 중심형 현장실습교육 프로그램의 예로는 미국 뉴욕주립대(SUNY) Stony Brook Medical Center의 국제의사 해외 현장실습을 들 수 있다. 이 프로그램은 참여하는 의대 학생들에게 응급구조에 대한 강의와 실습을 중점적으로 제공하여, 학생들이 미국 응급구조사 자격시험인 BLS(Basic Life Support)와 ALS(Advanced Life Support) 자격증을 취득하는 것을 목적으로 한다.

3) 다기관 방문 중심형 현장실습교육

이 교육형태는 해당하는 전문직종의 해외 현장실습목적에 관련되는 다양한 의료, 의료관광기관을 방문하여 프로그램을 견학하면서 프로그램에 참여하여 실습하도록 계획된다. 초청대학이나 초청기관이 중심이 되어 현장실습 프로그램을 운영하기는 하나, 실습기간 중 학생들은 다양한 협력기관을 방문하여 프로그램을 견학하고 참여하는 데에 많은 시간을 보내게 된다. 이 형태의 프로그램은 교육하고자 하는 의료관광 전문직의 특성상 초청교육기관 한 곳에서 필요한 교육을 모두 제공할 수 없을 경우, 구체적인 서비스를 제공하는 기관들과 협력하여 실습교육을 제공하도록 하는 것이다. 이 형태의 교육은 학생들이 직접 실습에 참여하는 정도에 따라 방문실습 중심형과 견학 중심형으로 나눌 수 있다.

(1) 다기관 방문실습 중심형

이 교육형태에서는 참여하는 학생들이 초청대학(혹은 기관)에서 현장실습에 관한 전체적인 교육과 필요한 이론교육을 받은 후, 구체적인 의료 혹은 의료관광 서비스를 제공하는 여러 기관들을 방문하여 실습을 하도록 구성된다. 이 실습형태에서는 학생들이 기관을 방문하여 단순히 프로그램을 견학하는 것뿐만 아니라, 직접 프로그램에 참여하여 체험하거나 운영해 보는 실습시간을 가진다는 점이다. 이 실습형태는 초청교육기관이 현장의 실습기관들과 좋은 협력관계를 유지해야 가능하며, 또한 현장의 실습기관들이 주요 프로그램들에 실습 학생들의 참여를 허락해야 가능하다.

이 형태의 현장실습의 가장 큰 장점은 참여 학생들이 여러 기관에서 다양한 경험을 직접해 본다는 것일 것이다. 그러나 단점은 실습기간 중 여러 기관을 방문해야 하므로(특히 장거리여행을 해야 하는 경우에는) 신체적으로 피로해지기 쉽고 또한 자주 바뀌는 실습 현장에 빨리 적응해야 하는 어려움이 있을 수 있다. 다기관 방문 실습 중심형 프로그램의 예로는 일본 동북복지대학의 라이프스타일 리모델러 해외 현장실습이다. 이 프로그램은 동북복지대학에서 라이프스타일 리모델러에 관한 기본적인 강의를 제공한 후, 나머지 실습기간 중 참여 학생들이 하루에 한 기관씩 여러 협력기관들을 방문하면서 숲치료, 스파치료, 노르딕, 승마(horse riding)치료, 예술치료(art therapy) 등 다양한 치료 프로그램들에 참여하여 경험하도록 구성되어 있다.

또 하나의 예로는 미국 LA의 Sierra국제대학의 진료 코디네이터 해외 현장실습이다. 이 프로그램은 Sierra국제대학에서 임상간호와 진료 코디네이션에 대한 기본적인 강의를 들으면서, Home Health Care Center, Dental Clinic, 발 전문 Clinic 등의 협력기관에서 다양한 서비스를 견학하도록 계획되어 있다.

(2) 다기관 견학 중심형

이 교육형태에서는 참여하는 학생들이 초청대학(혹은 기관)에서 현장실습에 관한 전체적인 교육과 필요한 이론교육을 받은 후, 구체적인 의료 혹은 의료관광 서비스를 제공하는 여러 기관들을 방문 견학하도록 구성된다. 다기관 실습 중심형 프로그램과 다른 점은 실습 중심형은 참여 학생이 직접 프로그램에 참여하고 운영해 보는 시간이 많은 반면, 견학 중심형은 방문기관에서 교육을 받으나 프로그램에서는 기관의 사정에 의해서 주로 관찰의 수준으로 진행된다는 점이다. 이러한 실습형태의 장점은 협력하는 기관과 참여하는 학생들의 부담이 적어서 운영하기가 비교적 수월하여 좀 더 많은 기관의 다양한 프로그램들을 살펴볼 수 있다는 점이다. 그러나 학생들이 참관 수준에서 실습을 마쳐야 하므로 직접 실습경험을 충분히 하지 못하는 것이 단점이다.

해외 현장실습 형태를 간단히 요약하면 〈표 1-16〉과 같다.

〈표 1-16〉 해외 현장실습 형태구분

<table>
<tr><th colspan="2">해외 현장실습형태</th><th>내용과 특징</th><th>프로그램 예</th></tr>
<tr><td colspan="2">초청대학 강의 중심형</td><td>- 초청대학에서 교육 내용을 강의하고 필요 시 관련 기관 방문 견학/실습
- 전체 교육 운영이 균형 있게 진행됨</td><td>- 싱가포르 Parkway대학
- Purdue대학교
- Drake대학교</td></tr>
<tr><td colspan="2">단일기관 실습 중심형</td><td>- 초청기관에서 구체적인 기술습득을 위한 실습 위주로 진행
- 계획한 목적달성의 여부가 분명함</td><td>- 미국 SUNY Stony Brook MC (국제의사)</td></tr>
<tr><td rowspan="2">다기관 방문 중심형</td><td>다기관 방문실습 중심형</td><td>- 초청대학에서 기본 강의, 여러 협력기관에서 구체적인 프로그램에 참여/실습
- 다양한 기관에서 여러 프로그램을 경험</td><td>- 일본 동북복지대학 (라이프스타일 리모델러)</td></tr>
<tr><td>다기관 견학 중심형</td><td>- 초청기관에서 기본 강의, 여러 협력기관을 방문하여 프로그램 견학함
- 기관 견학으로 기관에 부담이 적음</td><td>- 몽골(국제임상간호사)</td></tr>
</table>

제2부

해외 현장실습의 절차와 내용

의료관광 해외 현장실습은 실습 준비, 현지에서의 해외 현장실습, 실습 후 Global Learning Fair, 해외 현장실습 교과목 이수의 네 단계 절차를 거친다. 실습 준비단계에서는 관련 학습을 한 학생 중에서 실습 참여 학생을 선발하여 현장실습 오리엔테이션을 하게 된다. 현지에서의 해외 현장실습은 강의, 기관/현장 방문, 실습, 문화체험활동 등으로 구성되며 특별히 인솔교수의 역할이 중요하다. 실습 후 새 학기가 시작되면 Global Learning Fair를 통해 실습발표회를 가지고, 해외 현장실습을 등록하여 실습에서 배운 내용을 심화학습하게 된다. 제2부에서는 이러한 해외 현장실습의 네 절차와 내용에 관하여 논의하고자 한다. 이러한 절차를 간략히 정리해 보면 다음 그림과 같다.

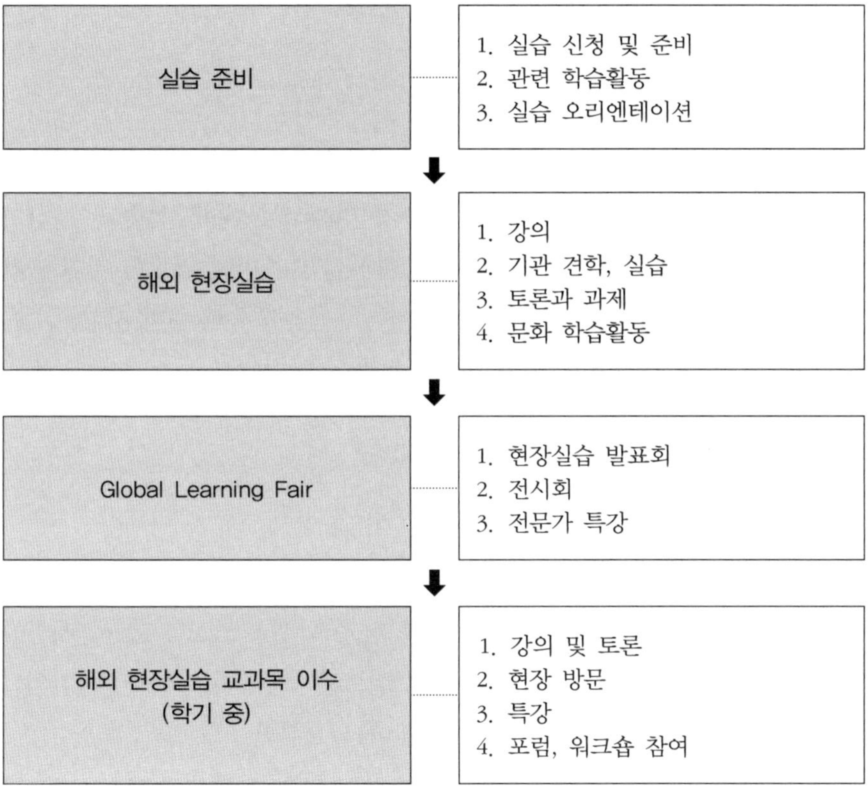

[그림 2-1] 해외 현장실습의 절차와 내용

I. 해외 현장실습의 준비

해외 현장실습 프로그램을 효율적으로 운영하기 위해서는 대학, 인솔교수, 참여 학생이 긴밀히 협력하여 준비하여야 한다. 이 장에서는 현장실습 준비에 필요한 참여 학생의 선수 교과목 및 관련 학습활동 이수, 실습 참여 학생 선발, 인솔교수의 준비 사항, 실습 참여 학생 오리엔테이션 그리고 해외연수 준비 및 출국 과정에 대해서 논의하고자 한다.

1. 선수 교과목 및 관련 학습활동 이수

의료관광해외 현장실습・인턴십에 참여하고자 하는 학생은 HiMTEC에서 제공하는 의료관광에 관한 기본 선수 과목을 이수하고 국내외 의료관광산업의 이해와 해외 의료관광 실습에 도움이 되는 관련 학습활동을 이수하는 것이 필요하다.

1) 선수 교과목 이수

해외 현장실습을 하고자 하는 학생들이 의료관광 공통필수과목인 의료관광산업론과 외국 문화와 국제매너를 이수하면 큰 도움이 될 것이다.

(1) 의료관광산업론

이 학과목에서는 의료관광의 개념, 종류, 해외 의료관광 현황, 국내 의료관광 현황 및 발전방향에 대해 학습하게 된다. 또한 의료관광산업에 종사하는 전문직의 종류와 역할에 대해서 학습하고, 자신이 추구하는 의료관광 전문직의 역할에 대해서 숙고할 기회를 가질 것이며 이는 해외 현장실습을 준비하는 데에 유익하다.

(2) 외국 문화와 국제매너

의료관광산업에서는 다른 나라에서 오는 환자에게 서비스를 제공해야 하므로 해당 국가에 대해서 이해하는 것은 필수적이다. 〈외국 문화와 국제매너〉 학과목에서는 의료관광에서 외국 문화와 국제매너 학습의 중요성 그리고 우리나라 의료관광산업에 관련되는 국가(싱가포르, 미국, 중국, 러시아, 일본, 몽골 등)들의 문화에 대해서 학습하게 된다. 또한 외국인과 외국 환자를 대하고 케어하는 데 필요한 구체적인 국제매너에 대해서 학습함으로써 이는 해외 현장실습 준비에 매우 유익할 것이다.

2) 관련 학습활동 이수

의료관광 공통필수과목의 이수 외에 HiMTEC에서 주관하거나 홍보하는 의료관광 관련 교내·외 외국어 교육, 컨퍼런스와 전시회 그리고 포럼과 발표회에 참여하여 학습하는 것이 도움이 될 것이다. HiMTEC에서 주관하거나 홍보하는 관련 학습활동에 참여하게 되면 센터의 '의료관광활동 마일리지 프로그램'의 마일리지를 적립하게 되고 이는 해외 현장실습생 선발에도 도움이 되므로 일석이조의 효과가 있다.

(1) 의료관광 외국어 교육

해외 현장실습을 효율적으로 하기 위해서 해당 국가의 외국어 능력은 필수적이다. 학생들을 의료관광 전문가로 교육하기 위해서 HiMTEC은 외국어 학습을 기본 커리큘럼으로 구성하여 의료관광 언어문화센터, 관련 학과, 대학과 협력하여 다양한 외국어 학과목과 학습 프로그램(단계별 언어 학습 프로그램, 회화 캠프 등)을 제공하고 있다. 참여 학생은 이러한 학과목과 프로그램에 참여하면 자신의 외국어 능력을 향상시키게 되고 이는 해외 현장실습을 준비하는 데 매우 유익할 것이다.

(2) 의료관광 관련 컨퍼런스, 전시회, 포럼, 특강 참여학습

① HiMTEC 의료관광 정기포럼 및 국제포럼

HiMTEC에서는 센터 공통 혹은 양성하고자 하는 의료관광 전문직종별로 국내 의료관광 산업체 그리고 전문가들과 협력하여 정기 포럼을 개최하여 학생들에게 최신의 국내 의료관광 현황에 대한 학습의 장을 제공한다. 또한 의료관광 선진국의 의료관광 특성과 현황 그리고 새로운 동향에 대한 국제포럼을 주관하여 학생들이 해외 현황에 대해서 학습하고, 국제포럼은 해외 전문가에 의해 외국어로 발표되므로 포럼 현장에서 외국어 학습의 기회도 체험하게 된다. 그간 센터가 기획했던 국제포럼의 대표적인 예로는 일본의 의료관광과 숲치료(forest therapy) 현황, 싱가포르의 의료관광 현황, 독일의 의료관광과 수(水)치료(kneipp therapy) 현황 등이 있고, 과거의 국제포럼 자료는 관심 있는 학생을 위해 센터의 자료실에 비치되어 있다.

② 의료관광 국제컨퍼런스 및 전시회

현재 의료관광 관련 국제 컨퍼런스 및 전시회로는 문화체육관광부, 보건복지부가 공동주최하고 한국관광공사 주관으로 매년 개최되는 한국국제의료관광컨벤션(KIMTC), 산업보건연구원과 한국관광공사가 공동 주최하는 'Medical Korea: Global HealthCare & Medical Tourism Conference'와 부산광역시가 주최하는 '부산 국제의료관광 컨벤션'이 있다. 특히 앞의 두 개의 경우, 정부가 주도하고 주요 의료관광 선진 해외국의 전문가들이 참여하여 발표와 토론뿐 아니라, 국내외 의료관광산업체들의 전시회가 함께 이루어져, 학생들에게는 또 하나의 중요한 학습의 장이 되고 있다. 이 컨퍼런스의 학습 효율성을 고려하여 HiMTEC에서도 학생 참여를 권장·지원하고 있으므로 학생들이 활용하면, 학습과 해외 현장실습에도 큰 도움이 될 것이다.

③ Global Learning Fair(해외 현장실습·인턴십 발표회)

해외 현장실습과 인턴십을 준비하는 학생들이 관심 있는 국가와 해당 프로그램에 대한 구체적인 정보를 얻기 원한다면, 매학기 초에 센터가 주최하는 해외 현장실습·인턴십 발표회인 Global Learning Fair가 도움이 된다. 이 Fair에서는 해외 현장실습과 인턴십에 참여했던 학생들이 부스를 운영하며 참여 프로그램에 대해 개별적으로 설명하고, 또한 공동 발표회를 통해서 토론의 기회도 제공한다. 또한 해외 현장 전문가의 특강을 통해 해외 의료관광의 현황도 학습할 수 있다.

(3) 의료관광 국내 현장실습 및 인턴십

해외 현장실습과 인턴십의 목적이 해외 의료관광 선진국에서 의료관광 현황과 관심 분야의 기술을 습득하거나 해당 국가의 문화와 언어 학습을 통해 우리나라의 의료관광산업 현장에서 외국 환자에게 효율적인 서비스를 제공하려는 것이므로 우리나라의 의료관광 현장의 상황을 공부하는 것은 매우 중요하다. 이를 위해서는 우리나라 의료관광 현황을 교육하는 기본 교과목이나 국내 현장실습이나 인턴십이 도움이 될 것이다.

2. 실습 참여 학생 선발

의료관광해외 현장실습에 참여하는 학생은 의료관광인재양성 프로그램에 참여하는 학과의 학생 중 다음의 조건을 고려하여 선발한다. 직종에 따라, 실습시기에 따라 성적, 마일리지, 외국어 반영 비율이 다를 수 있고, 이는 직종별 해외 현장실습 선발위원회(직종별 대표교수, 참여 학과 대표교수로 구성)의 선발 기준에 따른다.

1) 실습 참여 학생 선발조건

(1) 의료관광 프로그램 참여 신청

해외 현장실습에 참여하기 위해서는 참여 학과 학생으로 해당 전문직종에 프로그램 참여 신청을 한 학생이어야 한다. 한 가지 이상의 전문직종에 참여하는 학과 학생이더라도 각 학생은 한 가지 프로그램을 선택하여 참여해야 한다. 예를 들면 의료관광 코디네이터와 마케터에 참여하는 사회복지학과, 사회학과 학생은 코디네이터나 마케터 중 한 직종을 선택하여 의료관광인재양성 프로그램 참여 신청서를 제출하고 활동한 학생이어야 한다.

(2) 전 학기 성적

현장실습 신청학생은 직전 학기의 성적을 제출하여야 한다. 휴학 후 복학한 학생은 복학 전 학기 성적을 제출한다. 직종별로 실습시기별로 성적반영비율은 다르지만, 성적 커트라인은 전 학기 성적 3.0 이상을 원칙으로 한다.

(3) HiMTEC 활동 참여 마일리지

해외 현장실습 학생 선발에서 또 하나 중요한 조건은 참여 학생의 HiMTEC마일리지이다. HiMTEC마일리지는 센터에서 주관하는 다양한 프로그램과 활동에 참여했을 경우, 누적할 수 있는 것으로, 의료관광에 관련한 학점 이수, 워크숍/국제 컨퍼런스 참여, 기타 프로그램에 참여한 것을 전제로 한다. 마일리지는 성적과 함께, 의료관광인재양성센터의 장학생 선발에 있어 주요한 기준이므로, 참여 학생은 평소에 센터의 활동에 적극적으로 참여하여 의료관광 전문가로서의 준비 과정에 충실함을 증명할 필요가 있다.

(4) 외국어 선수 과목 이수 및 외국어 능력

해외 현장실습은 해외 현지기관에서 행해지므로 외국어 능력은 필수적이다. 해외 현장실습 참여 학생 선발에 있어, 성적과 마일리지 다음으로 고려하는 기준은 신청학생의 해당 외국어 선수 과목 이수 여부와 외국어 능력이다. 선발에 있어서 외국어 과목 이수 및 외국어 능력 반영 정도는 전문직종 선발위원회가 결정한다.

(5) 선수 과목 이수

해외 현장실습에 참여하기 위해서는 의료관광과 전문직종에 관한 기본 과목(의료관광산업론, 외국 문화와 국제매너 등)을 이수했을 경우 더욱 효과적이므로, 직종별 선발위원회에서는 해외 현장실습의 목적 및 특성을 고려하여, 선수 과목 이수를 선발 조건으로 활용할 수 있다. 선수 과목의 범위는 직종별 선발위원회에서 결정한다.

(6) 신입생 의료관광 우수 장학생

신입생 중 의료관광인재양성 프로그램의 장학생으로 선발된 학생은 장학생 선발 시 조건으로 제시된 바와 같이, 성적과 마일리지가 적합할 경우, 해외 현장실습 선발에 우선권을 부여할 수 있다.

해외 현장실습생 선발 기준
- 의료관광 프로그램 참여 신청 - 전 학기 성적 - HiMTEC 프로그램 참여 마일리지 - 외국어 선수 과목 이수 및 외국어 능력 - 선수 과목 이수 - 신입생 의료관광 우수 장학생

2) 학생 선발 과정

현장실습 참여 학생은 센터의 선발공고 → 학생의 참여 신청 → 선발위원회 심의 및 선발 → 선발된 학생의 참여 결정통보 및 조정의 과정을 거쳐 선발된다.

(1) 센터의 해외 현장실습생 선발 공고

직종에 따라 해외 현장실습 및 인턴십 계획 및 학생 선발계획이 정해지면 센터에서는 의료관광센터 홈페이지에 선발공고를 게시한다. 참여하는 학생은 하루에 한 번씩 정기적으로 HiMTEC 홈페이지(http://himtec.hallym.ac.kr) 미디어 광장의 공지 사항란을 확인해서 해외 현장 실습생 선발에 관한 정보를 취득하고 신청서를 준비해야 한다. 실습생 선발은 실습 시작 전 2~3개월 전에 공고된다.

(2) 학생의 참여 신청

공고된 해외 현장실습 혹은 인턴십에 참여하는 학과의 학생 중 의료관광인재양성 프로그램에 참여 신청을 한 학생은 해외 현장실습 혹은 인턴십 신청을 할 수 있다. 참여 신청은 홈페이지의 신청서를 다운로드하여 작성하고, 공고된 대로 신청서 접수 담당자에게 이메일 혹은 직접 제출하면 된다. 신청서에 제시된 대로, 신청 학생의 직전 성적, 마일리지, 외국어 과목 이수 내용을 신청서에 적거나 별도로 증빙서류를 제출해야 한다. 해외 현장실습 참여 신청서는 공고 후 1~2주 내에 접수가 마감되므로, 빠른 시간 내에 준비하여 제출 마감일 내에 제출하는 것이 중요하다.

(3) 선발위원회의 심의 및 선발

현장실습 참여 신청서가 마감되면, 센터에서는 신청 학생들의 신청서와 증빙자료를 정리하여 선발심의자료를 준비하여 선발위원회 위원장에게 통보하게 되고 선발위원회 위원장(직종 책임교수)은 선발위원(직종 참여 학과 책임교수)들에게 통보하여 선발위원회를 소집한다. 선발위원회 회의는 신청서와 증빙자료와 준비되는 대로 가능하면 빨리 소집한다. 선발위원회는 신청자의 직전 학기 성적, HiMTEC마일리지, 외국어 과목 이수 및 외국어 능력, 선수 과목 이수, 기타 참고 사항을 고려하여 해외 현장실습 학생을 선발한다. 이때 필요시를 대비하여 추가의 예비인원도 함께 선발한다. 실습생이 선발되면 센터는 즉시 센터의 홈페이지에 선발 학생명단을 발표하고 필요하다고 판단될 시 선발된 학생에게 통지한다. 해외 현장실습일정을 고려하여 실습생 선발은 최소한 실습 시작 6~7주 전에 완료해야 한다.

(4) 선발된 학생의 참여 결정 통보 및 조정

실습생으로 선발된 학생은 실습일정, 실습 프로그램을 최종점검한 후, 해외 현장실습 참여 여부를 즉시 센터에 통보해야 한다. 실습생으로 선발된 학생이 개인사정상 참여가 불가능하다고 통보할 경우, 센터에서는 예비로 선발된 학생 순위대로 조정된 선발 내용을 해당 학생에게 통보하여 참여 여부를 확인한다. 센터는 최종참여 학생명단을 선발위원회에 보고한다. 선발 학생조정에 대한 논의가 추가적으로 필요할 때에는 선발위원장은 메일, 전화, 혹은 회의를 통해 선발위원회를 소집하여 결정한다. 선발 학생 확정은 최소한 실습 시작 5~6주 전에는 완료되어야 한다.

〈표 2-1〉 해외 현장실습 준비계획 과정

과정	주요 내용	책임부서	일정
실습생 선발 계획 및 공고	- 해외 현장실습 프로그램 결정(장소, 일시, 참여 학생수) - 센터 홈페이지에 공고	직종책임교수, 센터	(실습 시작) 2~3개월 전
신청접수	- 현장실습 신청서 접수	센터	8주 전
실습생 선발	- 선발위원회에서 실습생 선발 - 요건: 전 학기 성적, 센터마일리지, 외국어, 선수 과목 이수	선발위원회, 센터	7주 전
실습생 확정공고	- 선발실습생 공고 - 실습 참여 여부 최종확인 및 필요 시 예비 학생 중 추가선발 확정	센터, 선발위원회	최소 6주 전
인솔교수 오리엔테이션	- 인솔교수 결정 - 실습 프로그램, 참여 학생 이해 - 학생 소그룹 구성, 해외 현장인솔 준비 - 해외연수 준비(여권, 비자, 항공권 등)	센터, 글로벌네크워크 부장, 인솔교수	5~6주 전
실습생 오리엔테이션(1)	- 프로그램 이해 - 소그룹 구성 및 그룹별 실습계획 - 해외연수 준비(여권, 비자, 항공권 등)	센터, 글로벌네크워크 부장, 인솔교수	5~6주 전
실습생 오리엔테이션(2)	- 해외연수 준비 확인 - 소그룹 준비 확인 - 현장실습에 관한 특강(필요 시)	센터, 인솔교수	1~2주 전
출국, 실습 시작	- 출국 전날 확인 - 출국일 공항약속, 출국계획	센터, 학생,인솔교수	1일 전 당일

3. 인솔교수의 준비 및 오리엔테이션

1) 인솔교수의 선정

해외 현장실습에는 인솔교수가 필요하다. 인솔교수의 선정은 해당 직종 해외 현장실습 프로그램의 목적, 지역을 고려하여 참여 학과의 인솔 신청 교수 중 선발위원회에서 결정한다. 선발위원회는 직종 책임교수와 직종 참여 학과 책임교수로 구성된다. 인솔교수의 수는 실습 직종, 실습 국가, 참여 학생인원을 고려하여 센터의 인솔교수 지침에 의해서 결정한다. 인솔교수로 선정된 교수가 추후 개인사정으로 인솔하지 못할 경우에는, 선발위원회에서 추가로 선발한다.

2) 인솔교수의 준비 사항

해외 현장실습의 인솔교수로 선정된 교수는 센터와 논의하여 현장실습 인솔에 필요한 준비를 해야 한다. 인솔교수의 준비 사항은 참여 실습 프로그램 이해 및 실습지도 계획, 실습 참여 학생 파악, 해외여행 준비, 오리엔테이션 계획 및 운영 등이 있다. 해외 현장실습 중 인솔교수는 현지실습에 관련된 모든 교육활동을 조정, 운영해야 하므로 프로그램뿐만 아니라 실습 후 보고 사항, 응급 시 대처방안 등에 대해서 충분히 숙지하고 필요한 정보를 미리 확보해야 한다. 이를 위해 전에 인솔교수로 다녀온 교수의 경험을 듣는 것도 도움이 될 것이다.

3) 인솔교수 오리엔테이션

해외 현장실습 중 인솔교수는 현지 실습교육기관과 함께 교육 프로그램을 운영하고, 실습 학생들의 교육, 지도의 전반적인 책임을 지게 되므로 해외 현장실습의 내용, 운영원칙, 학생지도 및 상담, 응급 시 대처방안, 실습 후 보고서 제출 및 보고회 준비 등에 관해서 충분히 이해해야 한다. 이를 위해서 센터는 충분한 시간을 두고 인솔교수 오리엔테이션을 마련하여 인솔교수가 해외 현장실습을 준비할 수 있도록 지원해야 한다. 인솔교수 역할의 중요성을 고려할 때, 오리엔테이션은 HiMTEC의 글로벌네트워크 부장 혹은 교육사업부장 주재로 실시하는 것이 좋으며, 센터의 해외 현장실습 담당자와 필요 시 직종 책임교수, 직종 인솔교수도 참여하여 지원한다. 여러 가지 해외 현장실습과 인턴십이 동시간 내에 계획되어 있을 경우, 참여할 모든 인솔교수가 함께 오리엔테이션을 하면 정보와 의견을 교환하게 되어 유익할 것이다. 인솔교수 오리엔테이션에서는 해외 현장실습 프로그램 소개, 인솔 준비 사항, 인솔시 유념할 사항, 실습보고서 준비 및 제출, 실습보고회, 실습 후 제출서류, 응급 시 조치 사항 등에 대해서 충분한 정보를 제공한다. 오리엔테이션에서 다룰 내용을 현장실습 준비, 현지 인솔교육, 현지실습 후 정리 사항으로 나누어 설명하면 다음과 같다.

인솔교수가 준비할 사항
- 해외여행을 위한 준비 - 실습 프로그램, 실습생에 대한 이해 - 실습생 오리엔테이션, 소그룹 구성과 지도 - 현지실습 중 응급 상황 대처를 위한 정보 준비

(1) 해외 현장실습 인솔 준비 사항

인솔교수 오리엔테이션에서 첫 번째 논의할 사항은 해외 현장실습 전에 현지에서의 인솔교육을 위해 준비해야 할 사항으로 크게 현지 실습교육 인솔 준비와 해외여행 준비로 나뉜다. 현지 실습교육을 인솔, 지도하기 위해서 준비해야 할 내용은 다음과 같다. 첫째, 실습기관과 프로그램에 대하여 이해하여야 한다. 이를 위해서는 실습 국가, 실습 지역에 대한 이해뿐만 아니라, 초청교육기관, 현장실습 협력기관, 교육 커리큘럼에 대하여 파악하여야 한다. 또한 현지 교육일정을 확인하고 현지 교육자나 교육 서비스 코디네이터와 현지도착일정, 숙소 등에 대해서 논의해야 한다. 둘째, 실습 참여 학생에 대해서 파악하고 실습생 오리엔테이션을 계획하고 운영한다. 오리엔테이션에서는 실습생 그룹을 학생들의 관심과 실습 시의 욕구를 고려하여 소그룹으로 나누고 소그룹 프로젝트를 운영한다. 소그룹은 현지 문화, 커리큘럼 연구, 외국어 회화, 비상연락체계 운영 등에 활용할 수 있을 것이다. 셋째, 센터의 해외 현장실습 행정 지원팀과 협력관계를 파악한다. 이미 교육 프로그램의 계약 내용을 파악하고, 실습생 오리엔테이션을 공동으로 계획하여 운영한다. 또한 실습 중 지원방식에 대해서 계획한다.

해외여행을 위하여 준비해야 할 것은 다음과 같다. 첫째는 해외여행에 필요한 서류를 준비하는 것이다. 여권과 비자를 준비해야 하고, 항공권과 여행자 보험도 구입한다. 둘째는 해외생활을 위한 준비인데, 관련 논문, 참고서 등을 챙기고, 현지생활에 필요한 옷, 생활용품을 준비한다. 인솔교수가 실습 전에 해외 현장실습 인솔을 위해 준비해야 할 사항을 간략히 정리하면 다음과 같다(〈표 2-2〉).

〈표 2-2〉 인솔교수 해외 현장실습 인솔 준비 사항(실습 전)

준비 분야	내용	세부내역
현지 실습교육 인솔 준비	실습기관, 프로그램 내용 이해	- 실습 국가, 실습 지역 이해 - 기관, 협력기관, 커리큘럼 파악 - 현지 교육자와 교육일정 확인
	실습생 파악, 소그룹 구성 및 운영	- 실습생 오리엔테이션 운영 - 실습생 파악 - 소그룹 구성 및 그룹 프로젝트 운영
	행정 지원 협력 이해	- 교육 프로그램 계약 내용 이해 - 실습 중 지원체계 이해 - 실습생 오리엔테이션 공동계획
해외여행 준비	해외여행에 필요한 서류 준비	- 여권, 비자 준비 - 항공권, 여행자 보험 구입
	해외생활을 위한 준비	- 교육도구(참고자료, 노트북 등) - 옷, 생활용품 준비

(2) 해외 현장실습 인솔 시 유의 사항

인솔교수 오리엔테이션에서 논의해야 할 두 번째 사항은 현지 해외 현장 실습 인솔에 관한 내용으로 가장 중요한 부분이므로 충분한 토론이 이루어져야 한다. 현지실습 인솔에 있어서 숙지해야 할 중요한 내용은 크게 현지 실습교육, 실습보고서 작성, 실습평가회/간담회, 응급 시 대처방안, 현지 생활지도로 나눌 수 있으며 이에 대해 간단히 설명하면 다음과 같다. 첫째, 현지 실습교육은 관련 특강, 기관 견학과 실습, 문화체험으로 이루어진다. 강의를 통한 교육에 있어서 인솔교수의 역할은 교육에 참관하고, 필요 시 협력하여 일정, 내용을 조정하는 것이다. 통역 서비스가 제공될 경우에는 통역을 모니터링하고 통역의 정도를 학생, 초청교육기관과 논의하여 조정한다. 해외 현장실습의 중요한 목적 중의 하나가 해당 외국어 학습이므로 통역은 필요한 경우에만 사용하고 외국어 강의를 장려할 필요가 있기 때문이다. 기관 견학과 실습에 있어서는 프로그램에 참여하여 실습생들이 우리나라 현장에서 어떻게 적용할 것인지에 대해서 심화연구하도록 지도해야 한다. 특별한 프로그램, 서비스, 실습이 해외 현장실습에 유용하다고 판단되면 현지 교육자에게 추후 커리큘럼에는 그 부분에 대한 교육을 강화하도록 제언하면 좋을 것이다. 전반적으로 현장에서의 직접 실습이 취약한 점을 고려한다면 이는 매우 중요한 역할이다. 실습교육의 또 하나는 현지 문화체험교육인데, 현지 교육자와 논의하여 외국어 학습, 문화 학습에 유익한 문화체험이 되도록 인솔하고 필요 시 프로그램을 변경 또는 조정할 필요도 있을 것이다. 학생들이 개별로 혹은 소그룹으로 행하는 문화체험을 자문하고 모니터링하는 것도 필요하다.

둘째, 실습보고서 작성지도이다. 실습보고서는 매일의 현장실습교육을 정리하고 심화학습할 수 있는 기회이고 추후 Global Learning Fair와 학과목 수강 시 중요한 교육자료이므로 특별한 지도가 필요하다. 이미 구성된 소그룹을 통해서 개별 일일보고서와 팀별 종합보고서를 준비하도록 지도하고 점검한다. 특히 실습 초기에 실습보고서 작성에 관한 교육과 슈퍼비전을 충분히 하는 것이 중요하다. 그룹별 점검, 제출방식을 분명히 하여, 학생들이 실습 말기에 미루었다가 부실한 보고서를 쓰지 않도록 예방해야 한다.

셋째, 실습평가회/간담회의 계획과 운영이다. 현장실습이 끝나면 현지 교육자, 학생, 인솔교수가 함께 참여하여 실습평가회를 가져야 한다. 이를 위해 현지 교육자와 미리 평가회 일정을 계획해야 한다. 평가회에서는 교육 프로그램, 행정 지원 서비스, 학생의 준비 분야의 장단점과 개선방안을 함께 논의하도록 한다. 특별히 현지 교육자/교육기관(협력기관 포함)이 어떤 욕구(needs)가 있는지 파악하고, 필요 시 추후에 follow-up하여야 한다.

넷째, 현지에서의 실습 중 응급 시에 대처하는 것이다. 실습생이 건강, 의료문제가 생겼을 때에는 적극적으로 학생을 보호하고 필요 시 치료를 받을 수 있도록 조처해야 한다. 지갑, 휴대전화, 가방 등의 분실을 예방하기 위한 지도, 분실에 대처하는 방안에 대해서 숙지하고 있어야 한다. 소지품에 연락처 기입, 별도의 현금지참, 현지에서 전화 거는 방법을 알고 있어야 한다. 여권을 분실하는 등, 법적인 문제에 대처하기 위하여 지역사회자원에 대한 정보를 숙지해야 한다.

다섯째, 현지에서의 생활지도에 관한 것이다. 실습 참여 학생들에게 현지매너, 집단생활 규칙을 주지시키고 운영해야 한다. 집단생활규칙은 실습 준비 오리엔테이션 때에 학생들과 함께 만들고 현지에서 필요 시에 수정하면 도움이 될 것이다. 또한 실습생들은 현지에서 개인적인 관심에 따라 자유시간을 창의적으로 사용하고 싶어 할 것이고 이것은 교육적인 면에서도 중요하므로 최대한 허락하되, 분명한 규칙 하에 운영해야 할 것이다. 특히 비상시 보고, 대처방법에 대한 지도가 충분히 이루어질 필요가 있다.

오리엔테이션에서 인솔교수가 현지에서의 인솔과 지도를 위해 숙지, 논의할 사항을 간략히 정리하면 다음과 같다(〈표 2-3〉).

〈표 2-3〉 해외 현장실습 인솔 시 숙지 사항(실습 시)

준비 분야	내용	세부내역
현지 실습교육	관련 특별 강의	- 교육 참관, 참여, 필요 시 협력 조정 - 통역의 정도 조정
	기관 견학, 실습	- 기관 견학, 프로그램 참관, 실습 참여 - 기관과의 협력 추진
	문화체험	- 집단문화체험 프로그램 참여, 운영 - 개별문화체험 자문 및 모니터링
실습보고서 작성지도	소그룹 스터디 그룹지도	- 소그룹 구성 및 지도 - 사진촬영, 참고자료 정리 지도
	실습보고서 작성지도 및 점검	- 개인 일일보고서 작성지도 및 점검 - 전체 보고서 작성지도 및 점검
실습평가회/간담회	실습평가회/간담회 계획 및 운영	- 초청기관과 협력하여 실습평가회 계획 - 실습 장단점, 기관 욕구 사항 논의 - 사후 follow-up 방안 논의
응급 시 대처방법	건강, 의료문제	- 질병, 사고 시 대처방안, 예방책
	분실문제	- 지갑, 휴대전화, 가방분실 대처방안, 예방
	법적인 문제	- 여권분실, 법적인 문제시 대처방안
현지생활지도	현지매너, 집단생활 규칙	- 방문 국가 문화, 에티켓 숙지 지도 - 현지 집단생활의 규칙계획 및 운영
	자율생활 규칙	- 자율생활에 대한 규칙계획 및 운영 - 비상 시 보고, 대처체계계획 및 운영

(3) 실습 후 인솔교수 처리 사항

인솔교수 오리엔테이션에서 논의해야 할 세 번째 사항은 현지해외 현장실습을 마친 후 인솔교수가 처리해야 할 사항이다. 이에는 필요서류 제출, 실습보고회 준비, 해외 현장실습 학과목 개설 준비가 있으며 이에 대해 간략히 설명하면 다음과 같다. 첫째, 현지실습 후 학생들은 개별적으로 일일보고서와 결과보고서를 제출해야 하므로 이를 지도한다. 인솔교수는 현장실습 평가서를 학교에 제출하고, 필요 시 평가서에 제시된 제안 사항에 대해 논의하기 위해서 센터의 행정팀(혹은 직종책임교수 등 관련 교수 포함)과 회의를 하고 follow-up한다. 또한 해외여행 증빙서류를 센터에 제출한다. 둘째는 해외 현장실습보고회(Global Learning Fair)의 준비이다. 학생들에게 소그룹별로 종합보고서를 정리해서 제출하도록 지도

하고, 보고회 일정에 대해서 센터와 협의하고 준비한다. 셋째는 해외 현장실습 학과목 개설을 준비한다. 학점, 학습활동을 계획하면서, 다른 국가 혹은 다른 실습 프로그램에 참여했던 타 직종 학생들과의 공동학습을 위한 융·복합 과목으로의 개설도 고려한다.

오리엔테이션에서 인솔교수가 실습 후에 처리할 사항으로 논의할 내용을 간략히 정리하면 다음과 같다(〈표 2-4〉).

〈표 2-4〉 인솔교수 처리 사항(실습 후)

준비 분야	내용	세부내역
실습 후 제출서류	실습보고서 제출 지도	- 실습생 개인보고서 제출 지도
	현장실습 평가서 제출	- 현장실습 평가서 제출 - 필요 시 개선 사항을 위한 follow-up
	해외여행 증빙 서류 제출	- 1주일 내에 해외여행 증빙서류 제출
실습보고회 준비	실습보고회 운영 준비	- Global Learning Fair 운영계획 및 지도
해외 현장실습 학과목 개설 준비	학과목 개설, 방법계획	- 해외 현장실습 학과목 개설 준비 - 학과목 운영방법계획(융·복합 과목 고려)

4. 실습 참여 학생 오리엔테이션

실습 참여 학생이 확정되면 센터와 인솔교수는 학생 오리엔테이션을 준비하여 학생들이 해외여행과 현장실습교육 준비를 하도록 지원해야 한다. 해외여행과 현장실습을 위해서는 여러 가지를 준비해야 하므로 오리엔테이션(준비미팅)은 두 번 하는 것이 바람직하다(고윤순, 2006). 해외여행 준비에 시간이 상당히 필요하므로, 방문 국가에 따라 차이는 있으나 1차 오리엔테이션은 최소 실습 전 5~6주 전에, 2차 오리엔테이션은 1~2주 전에는 해야 하며 각 오리엔테이션에서 다루어야 할 내용을 설명하면 다음과 같다.

1) 1차 오리엔테이션

해외 현장실습 담당 행정팀과 인솔교수의 주관 하에 열리는 1차 오리엔테이션에서 다룰 주 내용은 실습 프로그램 소개, 해외여행 준비 논의, 소그룹 구성으로 나눌 수 있다.

(1) 소개 & 실습 프로그램 소개

오리엔테이션의 처음은 해외 현장실습 관련자들의 소개로 시작하고, 실습 프로그램을 소개한다. 의료관광 해외 현장실습의 목적, 프로그램의 일정에 대해서 설명한다. 실습교육은 준비단계에부터 시작되므로 인솔교수가 이 과정에 참여하면 학생들과도 친숙해져서 도움이 될 것이다. 또한 필요한 경우, 같은 프로그램이나 비슷한 프로그램에 참여했던 전 실습생, 전 인솔교수가 경험담에 대한 특강을 한다면 매우 유익할 것이다. 학생들에게 실습 지역, 초청교육기관에 대해서 웹사이트를 찾아서 미리 공부하도록 과제를 내준다.

(2) 해외연수 준비

첫 번째 오리엔테이션에서 다루어야 할 중요한 사항 중의 하나는 해외여행 준비에 대한 안내와 점검이다. 여권, 비자 발급에 대한 충분한 설명과 발급일정계획이 안내되어야 한다. 또한 단체항공권 구입에 대한 계획도 진행되어야 한다. 이를 위해서는 센터의 담당자와 필요 시, 협력 여행사에서도 참여하여 구체적인 안내가 이루어지도록 할 필요가 있다. 또한 현지 실습교육에 필요한 교육자료, 도구에 대한 준비, 현지생활을 위한 준비에 대한 안내가 필요하다.

(3) 소그룹 구성과 활동계획

현장실습이 단체로 이루어질 경우, 2~4명의 소그룹으로 나누어 스터디 그룹을 구성한다. 이 소그룹은 현장실습을 위한 연구 프로젝트, 외국어 공부, 해외여행 준비 지원, 비상연락망체계로 활용하고, 현지에서는 소그룹 심화학습, 보고서 작성 시 협력하여 학습활동을 할 수 있어서 효과적인 교육방법이 될 것이다. 소그룹의 구성은 학생의 관심, 소그룹의 욕구, 상호관계, 교육목표를 고려하고 학생들과 함께 결정하는 것이 중요하다. 다음 미팅 때까지 소그룹이 해야 할 활동/프로젝트에 대해서 결정한다.

(4) 2차 오리엔테이션 계획

첫 번째 오리엔테이션을 마치기 전에, 학생들과 인솔교수의 일정을 점검한 후 2차 오리엔테이션의 일정을 결정하는 것이 좋다. 2차 오리엔테이션 때까지 학생들이 준비해야 할 것을 설명하고, 해외여행을 위해 제출해야 할 서류와 일정을 안내한다.

〈표 2-5〉 실습생 1차 오리엔테이션(실습 준비 미팅) 내용(담당자)

회기	오리엔테이션 내용	숙제
1차 (1~2개월 전)	• 소개 & 실습 프로그램 소개 - 실습생과 인솔교수 소개(센터, 학생, 인솔교수) - 의료관광 해외 현장실습의 목적 소개(인솔교수) - 프로그램과 일정 소개(인솔교수) - 전 실습생의 경험담 소개(선택-전 실습생) • 해외연수 준비 - 해외여행 준비(여권, 비자, 항공권, 보험) 안내(센터) - 실습교육과 생활을 위한 준비(인솔교수, 센터) • 소그룹 구성 - 소그룹 목적 소개 및 구성(인솔교수) - 비상연락망 구성, 역할결정(인솔교수, 학생) • 정리 - 다음 오리엔테이션 일정 및 내용 결정 - 질문과 응답	- 실습 지역, 교육기관 웹사이트 공부 - 전 실습생 만나보기 - 여권, 비자 신청 - 항공권, 보험 구매 - 현지생활 준비물 준비 - 소그룹 스터디 모임 - 그룹 프로젝트 수행 - 한국의 의료관광 현황

2) 2차 오리엔테이션

출국 1~2주 전에 시행할 2차 오리엔테이션에서는 주로 해외 현장실습 준비에 대한 토론과 점검이 이루어진다.

(1) 해외 현장실습 준비 점검

소그룹에게 초청기관, 실습 국가 연구에 관한 연구 프로젝트를 주었을 경우, 간단한 발표의 시간을 갖는다. 또한 1차 오리엔테이션에서 전 실습생이나 전 인솔교수에 의한 나눔의 시간이 없었다면, 2차에서 짧은 특강을 가지면 좋을 것이다. 소그룹별로 학습에 필요한 학습도구(예: 노트북, 카메라, 녹음기 등)가 준비되었는지 점검한다.

(2) 해외여행 준비 점검

해외여행 준비 상황(여권, 비자, 항공권 등)을 점검하고, 어려움이 있으면 대처방안을 논의한다. 현장생활에 필요한 물품의 준비 상황에 대해서 점검하면서 의견을 나눈다. 소그룹별로 비상약 준비에 대해서 점검한다.

(3) 출국 준비

출국일 일정에 대해서 논의하면서, 출국 전날과 출국일 점검계획에 논의한다. 공항 가는 교통방법, 공항에서의 만남약속, 비상연락망 가동 등에 대해서 구체적으로 결정하고, 여행가방 꾸리는 방법에 대해서 안내한다.

해외 현장실습 경험, 외국 문화에 관한 특강
오리엔테이션 프로그램의 일부로 이미 해외 현장실습을 했던 학생이나 인솔교수의 실습경험에 대한 특강을 하면 도움이 될 것이다. 특히 같은 국가나 프로그램에서 실습을 했던 경우이면 미리 궁금한 내용을 알아볼 수 있어서 좋다. 또한 숙지하면 도움이 될 외국 문화에 대한 특강도 유익할 것이다. 특강은 오리엔테이션과 함께하거나 별도의 시간을 내서 할 수도 있다.

지금까지 해외 현장실습 준비를 위해서 설명했던 2차 오리엔테이션의 내용을 간단히 요약하면 다음과 같다(〈표 2-6〉).

〈표 2-6〉 실습생 2차 오리엔테이션(실습 준비 미팅) 내용(담당자)

회기	오리엔테이션 내용	과제
2차 (1~2주 전)	• 해외 현장실습 준비 점검 - 소그룹 발표/토론 (실습지/기관, 실습국 문화, 의료관광/관심 분야 현황) - 현장실습 관련 특강(선택－전 실습생, 전 인솔교수) - 학습도구 준비점검(노트북, 카메라 등) • 해외여행 준비 점검 - 여권, 비자, 항공권, 보험 등 - 준비물 준비: 의복, 비상약, 간식 등 • 출국 준비 - 여행가방 꾸리는 법(전 실습생, 센터) - 출국에 관한 계획(연락망, 교통 준비, 공항약속)	- 학습도구 확보 - 해외여행 준비 완료 - 여행가방 준비 완료 - 출국일 연락망 가동

5. 해외 현장실습 준비

해외 현장실습을 위한 준비는 해외 현장교육을 위한 준비, 해외 현지생활을 위한 준비, 해외여행을 위한 준비로 나눌 수 있으며, 이를 간략히 설명하면 다음과 같다.

1) 해외여행 준비

(1) 여권

① 유효 여권

여권이 없을 경우, 신규여권을 발급받아야 한다. 여권이 있을 경우, 여권 만료기간이 최소한 6개월 이상 남아 있는지를 반드시 확인해야 한다. 6개월 이하일 경우에는 여권 유효기간을 연장하거나, 신규 여권을 발급받아야 한다. 여권신청은 여행 출발 전 최소한 1개월 전에 하는 것이 좋다.

② 신규 여권발급을 위한 필요서류

여권발급을 위해서는 해당 도청, 광역시청, 구청의 민원실 여권과를 직접 방문하여 여권발급신청서를 작성하고 신청서류를 제출해야 한다. 여권발급신청서는 해당 홈페이지에서 다운로드해서 미리 작성할 수 있다. 여권발급에는 보통 4~14일 정도 걸리므로 해외연수 전에 충분히 시간을 두고 신청해야 한다. 특히 비자가 필요한 국가에 방문 시에는 최소한 비자신청 한 달 전에 여권이 준비되는 것이 안전하다.

여권발급 신청서류 및 유의 사항
- 신청서류: 여권발급신청서(자필, 서명 필요), 신분증 원본(주민등록증, 운전면허증), 여권용 사진 2매(6개월 이내 촬영), 주민등록초본 1부(만 30세 미만 남자의 경우 병역확인용), 국외여행허가서 1부(병역 미필자나 군 복무중인 남자) - 유의 사항: 본적 주소 및 긴급연락처는 반드시 기재, 서명 부분에 서명

③ 여권 재발급을 위한 필요서류

여권이 분실, 훼손되었을 경우에는 필요서류를 준비하여, 여권 재발급을 신청한다. 여권 유효기간이 6개월 미만일 경우에도 여권기간 연장을 위해서 필요서류를 갖추어 신청해야 한다. 분실과 훼손에 의한 여권 재발급의 경우, 대행할 수 없고 본인이 직접 해야 하는 점을 유의해야 한다.

여권 재발급 신청서류
- 기간연장: 여권발급신청서, 여권용 사진 2매, 여권 원본(2008년 6월 29일 이후 발급 여권은 기간연장 불가) - 분실재발급(대행불가): 여권발급신청서, 여권용 사진 2매, 여권 재발급(분실) 사유서(주민등록증 지참) - 훼손재발급(대행불가): 여권발급신청서, 여권 사진 2매, 훼손 여권, 재발급 사유서

(2) 비자

해외 현장실습이나 인턴십을 위해 해외여행을 하기 위해서는 실습 국가 또는 실습 기간에 따라서 비자가 필요한 경우가 있다. 비자가 필요한 국가에서 실습을 할 경우에는 여권(6개월 이상의 유효기간 있어야 함)과 필요서류를 갖추어 해당국 대사관에 비자를 신청해야 한다. 현장실습 국가에 비자가 필요한지 등 비자신청에 대한 자세한 정보는 제5부의 각국별 비자신청 분야를 참고하기 바란다.

(3) 항공권

항공권은 실습일정이 결정되는 즉시 가능하면 빨리 신청하는 것이 좋다. 출국일이 촉박해서 항공권을 구입하려고 할 경우에는 항공권 가격이 훨씬 비싸고, 또한 출국희망일의 항공권을 구입하지 못할 수도 있기 때문이다. 특히 단체로 같은 출국일에 항공권을 구입하려면 단체 좌석을 확보해야 하므로 어려움을 겪을 수 있다. 현장실습 학생은 행정 지원팀과 상의하여 가능하면 빨리 항공권 구입절차를 받도록 한다. 항공권 구입을 위해서는 여권사본과 영문이름이 필요하다.

(4) 여행자 보험

해외 현장실습에 참여하는 학생은 해외여행자 보험을 구입해야 한다. 이는 현지에서 혹시라도 건강상의 문제나 사고가 발생할 시를 대비하는 것이므로 소홀히 해서는 안 된다. 해외여행 시 보험증서를 지참하고 보험 에이전시에 대한 연락처를 별도로 적어둔다.

해외여행자 보험

해외 현장실습에 참여하는 학생과 인솔교수는 해외여행자 보험에 들어야 한다. 다양한 여행자 보험 상품들이 있는데, 항공 티켓을 구입하면서 여행사에 함께 구입하면 편리할 것이다. 보험 내용은 현지에서 사고나 의료 서비스가 필요한 경우를 대비해서 충분한 커버리지를 갖도록 하는 것이 좋다. 보험사로부터 보험증권을 이메일로 전해 받으면, 반드시 한 부 프린트해서 해외 현장에 가져가면 필요 시 도움이 될 것이다. 또한 보험사 에이전시의 전화번호를 적어두고, 현지에서 필요할 경우에는 어디에서 의료 서비스를 받을 수 있는지 확인해 둔다.

2) 해외 현장실습교육 준비

(1) 교육자료

① 실습교육자료

현장실습 프로그램(커리큘럼), 기관 브로슈어, 국내 참고자료를 준비한다. 실습교육기관들에 대한 홈페이지를 미리 찾아보고 중요한 정보는 미리 프린트하여 정리한다. 필요하면 외국어교재, 회화책자 등을 준비한다.

② 해외여행 안내책자

방문하는 국가(혹은 도시)에 대한 안내책자를 구입한다. 안내책자에는 방문 국가/도시에 대한 정보가 있어 유용하다. 현지시간의 한국과의 차이, 기후, 사용전압/전류, 화폐, 종교 등에 대해서 미리 공부해 두면 현장실습에 필요한 것을 준비하는 데 도움이 될 것이다. 또한 안내서에는 교통, 대학, 의료기관, 박물관, 관광지 등에 관한 정보를 수록하고 있어 현지생활과 문화체험에 도움이 될 것이다.

(2) 학습 지원도구

① 필기도구

학습에 필요한 노트와 필기도구를 준비한다. 노트는 현지에서 받게 되는 기관 브로슈어, 유인물을 정리할 수 있는 포켓이 있는 것이 유익할 것이다. 필기도구는 충분히 준비하고, 교육 시 하이라이트를 사용하면 도움이 될 것이다.

② 노트북 컴퓨터

현지에서 교육기관, 견학기관, 메일 사용을 위해서 가능하면 실습 참여 학생은 개별 노트북을 준비하여야 한다. 현장실습교육기간 중 교육 내용 정리, 참고사진 정리를 하면 일일보고서 작성과 심화학습에 도움이 된다. 현장교육 중에는 충전된 배터리를 사용하게 되므로, 노트북 배터리의 충전상태가 양호한지 미리 점검하고 대비해야 한다. 노트북을 비롯한 모든 교육용 혹은 생활용 전자제품의 충전기는 방문 국가에서 사용하는 전압에 사용하기에 적합한 연결도구(변압기, 연결 플러그)를 준비해야 한다. 해당 프로그램에 참여했던 학생에게서 빌릴 수도 있고, 공항의 휴대전화 로밍센터에서 무료로 대여 받을 수 있다.

③ 카메라, 녹음기

필요하면 카메라와 녹음기를 준비한다. 교육의 중요 내용, 문화체험 내용을 사진자료로 준비하면 보고서 준비와 심화학습에 도움이 된다. 특히 그룹의 사진 책임 학생은 카메라와 저장 칩, 충전기 등 악세사리의 상태를 미리 점검해서 실수가 없도록 한다. 현지에서 현장 인터뷰 조사, 교육 내용 녹음이 필요한 학생은 녹음기를 준비하고 작동방법을 미리 숙지한다. 또한 직종에 따라서 필요한 교육기재는 미리 준비하고 작동방법을 숙지해야 할 것이다.

3) 해외 현지생활 준비

(1) 의복

현지의 기후를 미리 파악하여 적절한 의복을 준비한다. 교육 시 복장은 단정한 것을 원칙으로 하므로, 노출이 심한 것은 삼간다. 현지의 교육 코디네이터와 상의하여 필요하면 (예: 현장실습, 공식적인 행사에 참여 등) 정장을 준비한다.

(2) 필수품, 생활용품

적절한 세면도구를 준비한다. 헤어스프레이는 수하물로 부치거나 기내에 지참할 수 없으므로 가져갈 수 없다. 야외 현장교육과 문화체험교육을 대비하여 계절에 적절한 우산, 모자, 자외선 차단제, 선글라스, 장갑 등을 준비한다. 현지에서 운전이 필요한 경우에는 현지 교육 코디네이터, 인솔교수와 상의하여 국제운전면허를 준비한다.

(3) 의약품

현지에서 가벼운 의료 상황에 대처하기 위해서 기본 의약품을 준비하는 것은 필수적이다. 실습 참여 학생은 각자 본인의 건강상태를 숙지하고 있으므로 필요한 상비약을 준비해야 한다. 실제, 해외 현장실습기간 중에 기본적인 비상 상비약만 있었어도 어려움에 처하지 않았을 경우가 많이 발생하고 있다. 준비해야 할 비상 의약품은 개인의 건강상태에 따라 다르겠지만, 비타민제, 소화제, 두통약, 감기약, 일회용 밴드 등은 준비하면 좋을 것이다. 또한 본인이 복용하거나 사용하고 있는 처방의약품은 충분히 준비하도록 한다.

(4) 현지 화폐

해외 현장실습교육과 생활에 필요한 교육/생활비 내역이 안내되면 그에 맞는 현지 화폐를 준비한다. 환율이 매일 변동되므로 현장실습이 결정되는 순간부터, 환율의 변화를 주목하면서 적합한 시기에 환전한다. 공항에서의 환전도 가능하나 대개 본인의 구좌가 있는 시중의 은행에서 환전하는 것이 유리하다. 대개의 국가에서는 신용카드 사용이 가능하므로 필요 시 사용할 수 있을 것이다.

(5) 기타

① 휴대전화

휴대전화는 국제로밍을 하여 사용할 경우 요금이 많이 나오므로 아예 가져가지 않으려고 생각할 수 있다. 그러나 로밍했다 하더라도 사용하지 않으면 요금을 내지 않으므로, 비상시를 대비해 반드시 로밍해서 가져가도록 한다. 문자송신과 수신에 대한 요금은 저렴하므로 필요 시 유용한 통화수단이 될 것이다.

② 선물

현지에서 선물을 할 필요가 있을 경우를 대비해서 작은 선물 한두 개 정도 준비하는 것이 좋다. 현지실습 중 누구에게 감사를 표현하고 싶거나 기념하고 싶은 상황에 선물을 주면 좋을 것이다(예: 실습교육자, 클라이언트, 슈퍼바이저, 현지 실습 동료 학생 등). 선물은 크고 비싼 것보다는 기념이 될 만한 작고 한국적인 것이 좋을 것이다(예: 태극무늬 부채, 헝겊지갑, 열쇠고리 등).

> **기호품, 음식은 가져가야 하나**
>
> 기호품과 음식에 대해서는 현지 교육 코디네이터와 인솔교수와 상의하여 결정한다. 대개의 경우 현지생활 중 숙소에서 식사가 제공되지만, 경우에 따라서는 숙소의 형편, 실습의 구성에 따라서 간식 혹은 음식(예: 컵라면)을 가져가야 할 필요도 있을 것이다. 기호품, 간식, 음식을 가져갈 필요가 있을 경우 유의해야 할 사항은 음식이 해당 국가의 운반 금지품목이 아닌지 미리 확인하여야 한다.

4) 여행가방 꾸리기

해외여행을 위한 '여행가방'을 꾸릴 때는 다음을 주의해야 한다.

(1) 지참 금지품목

생활용품이라 할지라도 지참 금지품목이 있으므로 이에 대한 정보를 세심히 살펴보아야 한다. 지참 금지품목에 대한 정보는 항공권을 구입한 여행사나 항공회사에서 받을 수 있다. 예를 들면 헤어스프레이, 라이터 등은 지참하거나 보낼 수 없고 큰 치약이나 젤리 제품은 보낼 수는 있지만, 기내로 지참할 수는 없다.

(2) 수하물 무게

기내에 지참하는 가방과 수하물로 부치는 짐의 크기와 무게에 대한 한계가 있으므로 여행사나 항공회사에 정보를 받아 기준에 맞게 준비해야 한다.

6. 출국 준비 및 절차

1) 공항도착

(1) 공항도착시간

해외여행을 위해서는 공항에 최소한 2시간 전에 도착하여 출국수속을 해야 하므로 늦지 않도록 유의한다. 특히 오전시간 출국일 경우 교통 지연을 고려하여 일찍 출발할 필요가 있다. 단체로 출국을 할 경우 공항의 어디에서 만날 것인지 미리 정하고 계획된 시간에 모이는 것이 중요하다. 사정상 늦을 경우에는 소그룹 리더나 인솔교수에게 연락하여 예정된 출국시간에 대비할 수 있도록 돕는다.

(2) 출국공항

항공권을 보고 어떤 출국공항인지 분명히 확인해야 한다. 국가에 따라서 김포공항에서 출발하는 경우도 있는데, 당연히 인천공항인 줄 알고 그곳으로 가는 실수를 하는 경우가 생기고 이럴 경우 출국공항에 늦게 도착하여 단체출발에 지장을 줄 수 있다.

출국 아침의 전략

오전 이른 시간에 출국하는 경우, 제 시간에 공항에 도착하는 것이 중요하다. 단체출국일 경우, 한 학생이라도 늦게 도착하면 단체로 출국하는 데 문제가 될 수 있다. 특히 해외여행 전에 필요한 일을 처리하느라 늦게 잠자리에 들거나, 해외여행에 들떠서 잠을 못 자다 늦잠을 자는 수가 생긴다. 출국 아침에는 소그룹 비상망을 이용하여, 서로 wake-up call을 해주고 공항도착 상황을 그룹 리더에게 보고하면 도움이 될 것이다. 또한 공항으로 출발하기 전에 잊지 말아야 할 것은 여권을 안전하게 지참하고 있는지 확인하는 것이다.

2) 출국수속

(1) 수하물 부치기

기내에 지참하지 않는 가방은 보딩패스를 발급 받으면서 미리 부친다. 노트북, 카메라, 주요 서류, 여권, 현금은 지참하고 부치는 가방에 들어가지 않도록 조심한다.

(2) 기타 출국 준비

공항 내 해당 통신사에 들러서 휴대전화 로밍을 한다. 우리나라와 다른 전압을 사용하는 국가로 여행할 경우, 필요 시 통신사에서 연결기를 대여한다. 필요 시 공항 내 은행에서 환전하고, 필요한 비상약을 구입한다.

무엇을 부치고 무엇을 기내로

- 부칠 품목: 옷가지, 책, 상비약, 세면용품, 화장품, 선물, 충전기
- 부칠 수하물에 넣지 말아야 할 품목: 인화성 물질, 헤어스프레이, 라이터, 칼
- 부치는 짐에는 본인성명, 초청기관 혹은 현지 숙소의 주소와 전화번호를 반드시 적어야 한다. 그래야 수하물이 분실되었을 경우, 항공사에서 확인하고 배달할 수 있기 때문이다.
- 기내 지참품목: 노트북, 카메라, 휴대전화, 지갑, 여권, 주요 서류, 현금, 기타 부서지기 쉬운 선물
- 기내 지참 금지품목: 라이터, 헤어스프레이, 큰 사이즈 치약

3) Security 통과

Security를 잘 통과하기 위해서는 금지된 품목을 가지고 있지 않도록 준비해야 한다. 특히 라이터, 다목적용 칼, 치약 등 금지품목이 지참 가방이나 주머니에 있는지 확인하고 미리 없애야 한다. Security에 통과하지 못해서 추가 조사를 받을 경우, 시간이 지연되어 일행과 함께 행동하기 어렵게 될 수도 있으므로 조심해야 한다. 특히 비행기 이륙시간이 촉박할 경우인데 Security에서 예상외로 시간을 많이 뺏겨서 어려운 일이 생기지 않도록 유의해야 한다.

7. 현지 국가 입국 준비 및 절차

1) 입국신고서 작성

기내에서 나누어 주는 실습 국가 입국신고서를 미리 작성한다. 현지 초청교육기관과 숙소의 주소와 연락처를 준비했다가 해당란에 적어야 한다.

2) 입국심사

입국심사를 위해서는 초청교육기관의 초청장사본, 교육 커리큘럼 사본을 준비하였다가 필요 시 제시하면 도움이 된다. 심사관이 방문목적을 물어보면, 해당국 언어 혹은 영어로 해외 현장실습임을 간단히 설명하면서 증빙서류를 제시하면 된다. 단체로 입국 시 같은 줄에 서서 대표자가 먼저 통과하고, 같은 실습 프로그램에 참여하는 학생들임을 설명해 주면 도움이 될 것이다.

3) 세관, Security 통과

Security는 출국, 입국 시에 우리나라와 해외 연수 국가에서 해야 하는 통관 과정이고, 각국이 점점 철저하게 하고 있으므로, 잘 준비하여 어려운 경우가 생기지 않도록 준비할 필요가 있다. 검사 시 불편하더라도 지시하는 대로 성실히 임해야 한다. 불필요한 물건이나 반입이 의심스러운 품목은 수하물로 보내지도 말고 본인이 지참하지 않도록 해야 한다. 세관 통과 시 지참금이나 수하물 속에 무엇이 있는지 질문을 받으면 솔직히 대답하는 것이 좋다. 특히 미국의 경우 어떤 품목이 있는지 질문을 받았을 때, 있는데도 몰수를 염려하여 거짓말을 하면 품목이 문제가 되어서가 아니라 거짓말을 한 것이 문제가 될 수가 있다. 예를 들어 미화 1만 달러 이상일 경우 신고하라고 되어 있는데, 신고를 하면 문제가 되지 않으나(세금 물지 않음), 신고를 하지 않고서 지참한 것이 발견되면 전체가 몰수되거나 큰 벌금을 물 수가 있다.

II. 현지 해외 현장실습

해외 현지에서의 학습활동은 의료관광 해외 현장실습에서 가장 핵심적인 절차이다. 효과적인 해외 현장실습을 위해서는 실습활동의 구성, 관련 기관/관련자의 역할, 실습 중 현지생활에 대해서 이해하고 미리 준비하는 것이 중요하다. 이를 위해, 여기서는 현지 해외 현장실습형태, 현장실습 학습활동의 구성, 해외 현장실습교육기관의 역할, 대학의 역할, 해외 현장실습 인솔교수의 역할, 해외 현지에서의 생활에 대해서 간략히 논의하고자 한다.

1. 해외 현장실습 학습활동의 구성

현지 해외 현장실습은 의료관광 전문직종, 현지실습 국가, 현지실습기관의 프로그램과 목적, 현장실습시기에 따라 다양하다(이에 대한 자세한 내용은 제3부를 참조). 그러나 현장실습의 주요 학습활동은 전문가 강의, 현장/기관 방문 및 실습, 문화체험, 그룹 스터디 등으로 나뉘며(고윤순, 2006) 이에 대해서 간략히 논의하면 다음과 같다.

1) 전문가 특강/강의

(1) 특강/강의

현지 실습 주체 기관은 교육하고자 하는 의료관광 전문직에 따라 해당 분야의 전문가에 의뢰하여 다양한 강의를 제공한다. 강의 내용은 해당 국가의 의료정책, 의료관광 현황, 문화와 역사, 해당 전문직의 역할에 대한 개요 및 이론적인 내용을 포함한다. 강의는 실습 학생이 구체적인 해당 전문 분야의 기술을 습득하고 연습하기 전에 갖추어야 할 기본 지식과 정보를 제공하기 위한 것이므로 실습생은 충분히 이해하도록 노력하도록 한다. 강의는 해당 국가의 의료정책, 의료관광 현황 등의 분야에서는 정보를 전달하기 위하여 강의자의 발표 위주로 진행되지만, 해당 전문직의 역할과 구체적 기술 학습 부분에서는 강의자의 발표와 실습 학생의 토론 중심으로 진행되는 경우가 많으므로 실습생은 강의와 토론에 미리 준비하여 적극적으로 참여하면 좀 더 효율적인 학습이 될 것이다. 현지 강의는 필요 시 한글로 통역 서비스가 있으므로 실습 학생들은 인솔교수와 상의하여 강의 내용을 모니터링하면서 통역 서비스 제공 유무를 결정하는 것도 중요하다. 강의의 이해를 위해서 통역 서비스는 필요하지만, 현장실습목적의 하나로 실습자의 해당 국가 언어능력 향상도 포함되므로, 어느 정도의 통역 서비스를 받을 것인지, 필요 시 통역 서비스는 어떻게 받을 것인지 프로그램 개발 시에 현지 교육기관과 협의하여 원칙을 정하고 준비하는 것이 필요하다.

(2) Role-Play

해당 전문직의 역할과 구체적인 기술습득을 위한 강의에서는 때로는 role-play를 하게 된다. role-play는 pair 혹은 소그룹 형태로 진행되는데 이는 주요 학습활동의 하나이므로 적극적으로 임해야 한다. 소그룹 학습활동이나 role-play 학습활동이 대체적으로 약한 우리나라 학생들의 특성을 고려할 때, 인솔교수와 실습 학생들은 미리 효율적인 소그룹 학습활동을 위한 준비를 하는 것이 필요하다. 이를 위해, 편한 학생끼리 pair나 소그룹을 구성하였다가 강의 중 필요 시 활용하는 것도 좋은 방법이다. 강의 중 갑작스럽게 무작위로 pair나 소그룹이 구성될 경우 학생들이 서로 잘 알지 못하고 불편하여 충분한 그룹 학습활동을 하기 어렵기 때문이다. 소그룹을 정할 때는 가능하면 해당 언어능력이 우수한 학생이 모든 그룹에 골고루 있도록 배치하여, 모든 소그룹이 필요 시 강사와의 커뮤니케이션에도 어려움이 없도록 준비하는 것이 필요하다.

2) 현장, 기관 방문 및 실습

(1) 기관 방문

해외 현장실습의 학습활동 중 해당국의 의료정책, 의료관광 현황, 의료관광 전문가 역할에 대한 강의 후에는 관련 기관의 기관 방문을 하게 된다. 관련 기관의 종류는 해당 전문직에 따라 다르겠으나, 의료관광 코디네이터, 마케터, 국제임상간호사, 국제의사, 홍보 전문가 등은 전문치료/치유센터, 전문병원, 대학병원 등 의료/치유기관을 포함한다. 기관 방문을 통해 외국 현지의 의료관광 서비스 현황과 해당 전문가의 역할이 어떠한지 구체적인 모습을 볼 수 있을 것이다. 기관 방문을 통한 학습을 효율적으로 하기 위해서는 방문기관에 대해서 미리 공부하면 좋을 것이다. 방문기관의 웹사이트를 방문해 보거나, 이전에 학교에서 현장 방문을 한 적이 있는 경우면, 실습 학생의 실습리포트를 읽어 보는 것도 도움이 될 것이다. 실습 학생은 기관 방문을 통해서 알고 싶은 내용이 무엇인지 미리 생각해 보고, 기관 방문 중에 점검해 보고, 질문이 있을 경우는 현장에서 물어서 궁금한 것을 해결하도록 한다. 또한 기관 방문 시 초점을 두어야 할 사항 중의 하나는 현지 외국의 의료관광의 구체적 서비스 내용, 해당 전문가의 구체적인 서비스를 어떻게 우리나라에 적용할 수 있을지 고민해 보는 것이다.

해당 직종에 따라서 또 다른 방문기관은 관광 관련 기관, 연구기관, 문화교육기관 등일 것이다. 이러한 기관들을 방문할 때에는 방문기관과 그곳의 프로그램들이 어떻게 해당 의료관광 전문직종의 교육에 도움이 되는지 이해하고, 우리나라에의 적용방안, 필요 시 미래 협력방안 등에 대해서 논의하는 것이 필요할 것이다.

(2) 현장 방문

현장 기관과 함께 전문직종의 현장실습목적에 따라 다양한 현장 방문이 포함될 수 있다. 현지 주민의 의료욕구 파악, 마케팅 전략 파악, 문화 이해 등을 위해 현지의 프로그램 방문, 현지 주민과의 만남과 인터뷰 등이 그 예가 될 것이다. 이를 위해서 실습 학생은 현장 방문의 목적을 달성하기 위해 사전에 준비할 필요가 있다. 프로그램이나 현장에 대해 미리 공부하거나 인터뷰나 서베이가 있을 경우, 질문지를 미리 준비하고 설문방법에 대해 연습해 보는 것도 필요할 것이다. 또한 현장 방문 후 추가적으로 소그룹 토론을 통해서 심화학습을 하거나, 인터뷰와 서베이 결과를 정리 분석해 보는 것도 필요할 것이다.

(3) 현장에서의 실습

또한 구체적인 의료관광 전문가로서 해당 혹은 관련 전문가가 활동하는 현지에서 그 역할을 모니터링하거나, 현지에서 role-play, 혹은 실제 역할을 함께 수행해 보는 기회가 주어질 수도 있다. 이러한 학습활동은 해외 현장실습의 목적을 고려할 때 매우 효과적인 학습활동이지만 그러한 기회는 많지 않은 것이 보통이다. 이러한 기회가 주어질 때는 기관/프로그램의 client/patient에 대한 비밀보장, 실습자의 권리와 책임에 대한 내용을 미리 이해하고 숙지하는 것이 매우 중요하다.

3) 문화체험

의료관광 해외 현장실습 프로그램에서 의료관광 전문가로서의 지식과 기술을 학습하는 외에, 방문 국가의 문화, 역사를 학습하는 활동이 포함될 수 있다. 문화체험 학습활동은 해외 현장 실습 프로그램을 개발하는 과정에서 함께 고려되어 준비되는 것이 바람직하다. 문화체험 내용은 대학과 연구소, 관광지역, 박물관, 문화 프로그램 방문과 참여 등을 들 수 있다. 문화체험 학습활동은 해외 현장실습에 참여하는 실습 학생, 교육자, 인솔교수가 함께 참여하는 단체 체험학습과 실습생 학생 개인 혹은 소그룹 형태로 진행하는 개별 체험학습으로 나눌 수 있다.

(1) 단체 문화체험 학습활동

단체 문화체험 학습활동은 대학/연구소, 박물관, 관광지/유적지, 문화 프로그램 방문으로 여유가 있는 방과 후나 주말에 이루어지는 것이 보통이다. 문화체험활동도 주요한 학습활동의 일부이므로 현지 교육자, 인솔교수, 실습 학생이 함께 참여하는 것이 바람직하다. 단체 문화체험 학습 중 유의해야 할 사항 중의 하나는 단체활동에 대한 규칙과 예의를 준수하는 것이다. 문화체험의 시작과 종결시간을 참여하는 각 개인이 준수하는 것, 단체 이동 중 안전과 예절의 준수도 중요하다. 특히 문화체험활동은 좀 더 자유로운 분위기에서 이루어지므로, 단체에서 이탈하여 길을 잃거나 방문기관/지역의 규칙을 어기는 일이 없도록 주의해야 한다. 단체를 원활히 통제 모니터링하기 위해서 소그룹으로 연락 및 모니터링 시스템을 개발하여 운영하면 도움이 될 것이다. 문화체험 학습활동을 통해서 배운 것을 추후 소그룹 토론을 통해서 심화학습으로 인도하는 것도 필요하다.

(2) 개별 문화체험 학습활동

직종과 프로그램에 따라, 단체 문화체험 학습활동 외에 개별 문화체험 학습활동을 계획하여 운영할 수 있을 것이다. 실습 학생들이 개별적으로 관심이 있는 분야는 개별 문화체험활동 시 좀 더 심화적인 체험이 가능할 것이다. 개별 문화체험 학습활동을 운영할 때 특히 유의해야 할 사항은 개별 학생의 자율성과 안정성의 균형을 도모하는 일이다. 개별 학생의 관심을 존중해 주되 안전을 위해 모니터링, 비상시 보고/지원체계를 수립하여 운영하는 것이 필수적이다. 이를 위해 개별 문화체험 학습활동은 시간계획, 방문 지역 보고를 의무화하고 최소한 두 사람이 함께 활동하도록 계획하는 것이 필요하다. 또한 비상시를 위해서 비상시 보고체계 및 방법(예: 비상연락처 지참 및 연락방법, 경찰에 도움 신고하는 법, 택시 타는 법 등)을 미리 숙지하는 것이 필수적이다.

4) 소그룹 학습활동

해외 현장실습의 또 하나의 주요 학습활동은 소그룹 학습활동이다. 이는 실습에 참여하는 전체 실습 학생그룹을 소그룹으로 나누어 운영하는 학습활동방법으로, 동료 간 지지와 도전 그리고 심화학습의 방법으로 매우 유용하다. 소그룹 학습활동은 강의중 소그룹 토론, role-play, 기관 방문, 현장 방문, 개별 문화체험활동에도 활용할 수 있을 것이다.

또한 소그룹 학습활동은 방과 후 일일 실습일지 기록을 위해서 매우 유용하다. 일일 실습일지 기록은 해외 현장실습의 중요한 학습활동 중의 하나이므로, 적합한 소그룹의 구성과 운영은 필수적이다. 개별 실습생의 성격과 관심을 고려하여 소그룹을 구성하고 필요 시 그룹 리더를 선발한다. 그룹 리더의 역할은 그룹이 원하면 며칠씩 돌아가면서 할 수도 있을 것이다. 소그룹 학습활동을 통해, 심화학습을 유도하고, 숙제를 하거나, 관련 자료와 사진을 포함한 일일 실습일지를 매일 작성하여 인솔교수에게 제출하도록 한다. 소그룹은 추후 실습이 끝난 후, 실습보고회인 Global Learning Fair를 준비하고 운영하는 데도 활용할 수 있을 것이다.

5) 기타 고려 사항

(1) 통역

현지 해외 현장실습에서의 교육활동은 해당 국가의 언어 곧 실습생에게는 외국어로 진행되므로 효과적인 학습을 위해 통역이 필요하다. 통역의 범위는 전문직종, 프로그램의 목적, 현장실습 참여 학생의 외국어 수준에 따라 다르게 계획할 수 있다. 그러므로 현지실습기관과 교육 프로그램을 개발할 때, 통역의 범위를 미리 계획하는 것은 매우 주요한 사항이다. 인솔교수는 센터의 프로그램 개발자로부터 통역의 범위를 확인해야 하며, 현지에서 교육 프로그램에 참여하면서 필요 시 통역의 정도를 조정할 필요가 있다. 즉, 실습 초기에 참여 학생들이 원어로 진행되는 교육 내용을 이해하는 데 어려움을 겪을 경우 통역의 범위를 확대하도록 조율하거나 실습이 진행되면서 참여 학생들이 점차 원어 학습에 적응이 되면, 학습의 목적상 통역의 범위를 축소할 수도 있다. 중요한 것은 이렇게 융통성 있게 운영되는 것에 대해서 현지 교육기관과의 사전논의와 협조가 있어야 한다는 것이다.

통역 서비스 방법은 실습 내용, 전문통역사 확보 정도, 교육목적에 따라 융통성 있게 운영할 수 있을 것이다. 즉 현지에서의 전문통역사 계약, 의료관광인재양성센터의 전문통역사 과정 학생활용, 인솔교수 활용 등 교육목적과 상황에 적합한 방법을 사용하도록 하되, 현장실습교육의 효과적인 운영에 도움이 되는 방법을 택한다.

(2) 사진자료 준비 및 정리

강의, 기관 방문, 현장 방문, 실습, 문화체험 학습의 내용은 사진자료로 준비하는 것이 필수적이다. 이를 위해서 현장실습생들은 사진자료 준비 및 정리에 대한 협력이 중요하며 다음의 사항들을 고려해야 한다.

첫째, 해외 현장실습의 주요 내용을 모두 포함하도록 사진촬영계획을 미리 준비해야 한다. 이를 위해 전체 학생이 참여하는 주요 실습학습 내용을 전담하는 실습자를 선정하고 운영하는 것이 효율적이다. 사진자료 전담 학생은 당연히 사진촬영과 정리에 경험과 기술이 있는 학생으로 해야 할 것이다. 전체 책임자 외에 보조책임자를 정해 두면, 전체 책임자가 사정이 생길 때 활용할 수 있을 것이다. 중요한 것은 사진자료 전담 실습생은 미리 선정하고, 사진촬영과 정리에 대한 계획(예: 사진기, 노트북 등)을 세워 두는 것이 필요하다.

둘째, 소그룹으로 교육활동이 진행될 때에는 그룹 내에 사진촬영 책임자를 선정하여 운영한다. 책임자를 미리 선정하는 것은 효율적인 교육 과정의 운영을 위해 필요하다. 현장실습 중 모든 학생이 사진을 촬영하려고 하면, 교육활동이 방해 받거나 지연될 수 있다. 또한 커뮤니케이션 부족으로 학생 간 학습 상황이 중복되거나 또는 누락되는 경우가 생길 수 있다.

셋째, 기관 방문, 의료 서비스 현장에서는 사진촬영이 제한되는 경우가 많으므로 이를 준수하는 것이 중요하다. 사진담당 전담 학생 시스템을 운영하면 이에 대해 좀 더 효율적으로 대처할 수 있을 것이다.

넷째, 사진 자료는 일일 실습보고서 작성 시 참고자료로 포함시킨다. 그렇게 함으로써, 사진자료를 매일 효율적으로 정리하고 또한 소그룹의 심화학습에 도움이 될 수 있도록 한다.

위에서 설명한 해외 현장실습 학습활동의 구성을 요약하면 다음과 같다(〈표 2-7〉).

〈표 2-7〉 해외 현장실습 학습활동의 구성

학습활동	세부활동영역	학습활동의 내용 및 고려 사항
전문가 강의	강의	- 의료정책, 의료관광 현황, 문화와 역사 - 해당 전문직의 역할 - 통역의 정도를 조정할 필요
	role-play	- 의료관광 전문직 역할, 구체적 상황 대응 - 교육자 시연, 학생 소그룹별 시연 - 교육효과를 위해 소그룹을 미리 구성할 필요
기관, 현장 방문, 실습	기관 방문	- 병원, 전문병원, 치료/치유센터, 대체의학센터, 휴양지 - 대학, 연구소, 문화센터, 박물관, - 방문기관에 대한 정보를 미리 공부해야 함
	현장 방문	- 현지 프로그램 방문 - 현지 주민생활 방문, 미팅, 인터뷰, 서베이 - 인터뷰나 조사할 경우 미리 질문/설문지를 준비해야 함
	실습	- 의료관광 관련 서비스 전달 현장견학 - 의료관광 관련 프로그램 참관, 참여 - 특별기술 연습, 습득(언어실습 포함) - 기관규칙 숙지, 비밀보장, 실습자의 권리와 책임 숙지

문화체험	단체 문화체험	- 대학/연구소, 박물관, 관광지, 유적지, 문화 프로그램 - 방과 후나 주말 - 단체활동에 대한 규칙과 예의를 준수해야 함
	개별 문화체험	- 개인, 소그룹이 관심 있는 분야의 추가적 문화체험 - 인솔교수와 상의한 후 허락을 받고 시행 - 비상시 보고체계 및 대처방법을 숙지해야 함
소그룹 학습활동	프로그램 중	- 강의중 소그룹 토론, role-play - 기관 방문, 현장 방문, 개별 문화체험에 활용 - 소그룹 구성과 리더에 대한 계획이 미리 준비되어야 함
	실습일지 작성	- 소그룹별 심화학습 기회 - 소그룹의 협력 하에 일일 실습보고서 작성 - 보고서 작성 점검 시스템을 개발하여 운영해야 함

2. 해외 현장실습 현지 교육기관의 역할

해외 현장실습에 있어서 현지 교육기관은 현장실습 프로그램 개발단계, 실습 준비단계, 현지실습단계에서 대학과 인솔교수와 긴밀히 협력하여 일한다. 현지에서 직접교육을 제공하는 기관으로서 현지 교육기관은 다음과 같이 현장실습 프로그램 개발자, 교육 프로그램 관련 서비스 코디네이터 그리고 현장실습교육 제공자로서의 역할을 담당한다.

1) 현장실습 프로그램 개발자

의료관광 해외 현장실습을 위한 현지 실습교육기관은 교육목적에 따라 대학, 문화센터, 의료기관, 관광산업 관련 기관으로 나눌 수 있다. 현지 실습교육기관은 직종별 현장실습·인턴십 목적에 부합하는 프로그램을 개발한다. 이 과정에서는 대학(센터), 직종별 책임교수, 참여 학과 교수, 관련 기관 등이 협력한다. 현장실습을 받고자 하는 전문직종이 필요한 정보와 기술을 습득하도록 강의, 기관 방문, 시연과 실습, 문화체험 등 다양한 형태의 교육방법으로 교육생 방문계획에 맞추어 커리큘럼을 구성하고 구체적인 강사진을 구성한다.

2) 교육 프로그램 관련 서비스 코디네이터

현지 교육기관은 교육생 방문계획에 맞추어 교육생의 숙박계획과 기관・프로그램, 문화체험을 위한 교통편의도 미리 예약한다. 현지실습 중에는 계획된 현지실습 커리큘럼에 맞추어 일일 관련 기관, 서비스를 확인하고 필요한 서비스를 조정 운영한다. 대개 교육기관에는 현지실습 프로그램 책임자와 실무 코디네이터가 교육 프로그램을 운영하고, 교육 참여 학생이 교육 중이나 방과 후 도움이 필요할 시에는 도움을 제공한다. 또한 교육활동에 필요한 전문 통역사를 확보하고 지원한다.

3) 현장실습교육 제공자

현지 실습교육기관의 가장 중요한 역할은 실습생들에게 계획된 현장실습교육을 제공하는 것이다. 교육 제공은 특강의 강사진, 방문기관의 교육자, 통역사와 인솔교수의 협력으로 이루어진다. 그러므로 기관은 현장실습교육이 효율적으로 진행되도록, 교육환경 조성, 자료 준비, 강사 지원에 최선을 다해야 한다.

3. 해외 현장실습에서 대학의 역할

1) 현장실습 프로그램 개발자

대학은 해외 현지 교육기관과 협의하여 실습 프로그램을 개발한다. 이 과정에서는 센터의 글로벌네트워크 부서장, 직종 책임교수, 학과별 참여교수가 개별적으로 혹은 함께 협력한다. 의료관광 해외 현장실습・인턴십 프로그램 개발에 있어서 고려할 사항은 현지실습의 목적, 직종, 참여 학생수, 시기 등이며 특히 교육비용이 적정하도록 노력하는 것이 중요하다. 해외 현장실습 국가를 결정함에 있어서는, 의료관광 코디네이터, 의료관광 마케터는 의료관광 선진 국가를, 국제전문의사, 국제임상간호사는 의료기술 선진 국가를, 통번역 전문가는 해당 언어를 모국어로 사용하는 국가를 선택하는 것이 중요하다.

2) 실습생 선발, 인솔교수 선정, 행정 지원

센터는 실습생 선발, 인솔교수 선정을 하고 그 후 해외연수를 준비하는 과정에서 오리엔테이션 제공, 교육비 지원 등 실습생의 현장실습에 필요한 행정적 지원을 제공한다. 센터는 여권과 비자발급, 연수 준비물, 항공권과 여행보험 준비를 위해서 필요한 정보를 제공하고 지원해야 한다. 또한 해외 현지실습 중 참여 학생, 인솔교수의 요청 시에는 필요한 지원을 제공하고, 실습 후 학생 사후관리 서비스를 한다.

3) 해외 현장실습 평가 및 실습보고회 운영 지원

실습이 끝난 후, 해외 현장실습에 대한 평가시간을 가지는 것이 필요하다. 이 과정에서는 현지 교육기관, 학생, 인솔교수의 피드백을 정리해서 추후 프로그램 운영에 참고가 되도록 한다. 또한 신학기 초에 참여 학생들이 해외 현장실습・인턴십 실습보고회를 준비하고 운영한다. 이를 위해 실습 종료 후 참여 학생들의 실습보고서와 참고자료를 충실하게 제출받아서 정리하였다가 실습보고회 자료로 활용하고, 센터의 자료로 보관한다.

4) 해외 현장실습 교과목 개설 및 운영 지원

해외 현지 현장실습과 인턴십의 많은 프로그램이 방학 중에 운영되고, 실습 참여 학생들은 다음 학기에 개설되는 해외 현장실습・인턴십 학과목을 수강하여 학점을 받도록 운영하고 있다. 학기 중에 해외 현지실습이 운영되는 프로그램의 경우에는 그 학기에 동시에 학과목을 개설하거나 다음 학기에 학과목을 개설할 수 있다. 대학은 인솔・담당교수와 협력하여 필요 학과목을 개설하고, 학과목 운영에 필요한 지원을 제공한다.

4. 해외 현장실습 인솔교수의 역할

해외 현장실습에 인솔교수는 현지에서 참여 학생들 실습교육의 전반을 운영하며 그 구체적으로는 다음과 같이 교육 코디네이터(coordinator), 교육자(educator), 중재자(mediator), 상담자(counselor), 옹호자(advocate)의 역할을 한다.

1) 교육 코디네이터

인솔교수는 현지의 일일 교육 프로그램을 점검하고 현지 교육기관과 협력하여 현장실습의 목적을 달성하기 위해서 공동으로 운영한다. 현지사정상 일부 프로그램을 수정해야 할 경우 대체 교육 프로그램 개발에 대한 논의와 자문을 제공한다. 학생관리 및 참여에 대해 관여하며, 문화체험활동에 대한 개발 및 모니터링에 협력한다. 현지 교육기관 및 대학과의 커뮤니케이션을 담당하고, 현지에서 대학을 대표한다.

2) 교육자

인솔교수의 역할 중 가장 중요하며, 현장실습교육 프로그램 개발 과정에 참여하고 필요시 현장교육기관과 협력하여 수정한다. 강의, 기관 방문, 시연과 실습, 문화체험 등 교육의 모든 과정에 함께 참여하여 지원한다. 필요 시 추가시간에 혹은 방과 후 소그룹별로 심화학습의 시간을 가지도록 돕고 지도한다. 교육 과정에서 통역사의 관여 정도에 대해서 모니터링·평가하고 현지 교육기관과 계속적으로 협력하여 적절한 수준을 유지하도록 한다. 학생들이 방과 후 개인 혹은 소그룹 별로 일일 보고서 작성하는 것을 모니터링하고 지도한다. 보고서는 학생들이 매일 작성하면서 정리학습을 하도록 하고, 실습의 마지막 순간에 밀린 것들을 급하게 정리하지 않도록 신경 써서 지도해야 한다.

3) 중재자

해외 현장실습 중 갈등적인 상황이 발생하였을 때, 인솔교수는 적극적으로 중재자의 역할을 담당해야 한다. 갈등은 참여 학생 간, 학생과 현지 교육기관 간, 현지 교육기관과 대학 간, 학생과 현지 개인 혹은 집단 간에 발생할 수 있다. 예를 들어 참여 학생 간에 호텔생활, 집단생활의 매너 등에 관하여 갈등이 일어났을 경우, 인솔교수는 빨리 개입하여 갈등이 원만하게 해결되도록 돕고, 심화되도록 방치해서는 안 된다. 이를 위해 인솔교수는 중립적 입장유지, 비밀보장, 개인 혹은 갈등에 관련된 학생들을 대상으로 중재하는 방식에 대한 기술을 갖추어야 한다. 또한 주의해야 할 점은 인솔교수 자신과 학생, 현지 교육기관, 현지 개인 혹은 집단 간에도 갈등이 발생할 수 있으므로 이를 예방하도록 각별히 유의해야 한다.

4) 상담자

해외 현장실습 중 참여 학생은 개인적, 가족적, 소그룹 내 문제가 발생할 수 있다. 인솔교수는 문제를 가진 학생에게 심리적인 지원과 함께 문제해결을 위한 상담자의 역할을 해야 한다. 발생할 수 있는 문제는 건강, 부적응, 관계문제, 법적 문제 등 다양할 것이다. 상담자로서 인솔교수는 비심판적(non-judgemental) 태도, 경청의 기술, 진실한 케어의 모습을 지녀야 한다. 특히 지역사회 자원에 대한 정보를 습득하고 있어야 하며, 필요할 경우에는 교육기관의 서비스 코디네이터와 함께 필요한 학생에게 적절한 도움을 적시에 제공하도록 노력해야 한다.

5) 옹호자

참여 학생이 법적 문제가 생겼을 시, 인솔교수는 적극적인 옹호자의 역할을 수행해야 한다. 예를 들어 학생이 현지에서 갈등을 일으키거나 현지 경찰에 신고되었을 때, 인솔교수는 학생을 옹호하고 보호하기 위해서 상황을 평가하고 필요 시 관련 기관과의 커뮤니케이션, 중재, 청원 등의 역할을 담당해야 한다. 학생이 여권을 분실했을 때에는 현지 우리나라 영사관・대사관에 연락하여 도움을 신청하고, 필요 시 보호자의 역할을 할 필요가 있다.

〈표 2-8〉 해외 현장실습 인솔교수의 역할

역할	역할의 주요 내용, 상황 예
코디네이터 (coordinator)	- 일일 교육 프로그램 점검, 협력, 조정 - 일부 프로그램 수정 시 논의와 자문 제공 - 학생 관리 및 학생 참여에 관여 - 문화체험활동 공동개발 및 모니터링 협력 - 현지 교육기관과 대학과의 커뮤니케이션 담당
교육자 (educator)	- 강의, 기관 방문, 시연과 실습, 문화체험 등 모든 과정에 참여, 지원, 지도 - 추가시간, 방과 후에 소그룹별 심화학습 지도 - 통역의 모니터링, 평가, 조정 - 일일보고서 작성 모니터링, 지도
중재자 (mediator)	- 현지실습 중 갈등적 상황이 발생했을 때 - 학생 간, 학생과 현지 (교육)기관 간, 기관과 대학 간, 학생과 현지 개인 혹은 집단 - 중립적 입장유지, 비밀보장, 중재방식 알아야 함
상담자 (counselor)	- 학생의 개인적, 가족적, 소그룹 내 문제 - 학생에게 심리적인 지원

	- 문제해결을 위한 상담 - 비심판적 태도, 경청의 기술, 진실한 케어의 자세 - 지역사회자원에 대한 정보 숙지해야 - 필요 시 현지 교육기관, 서비스 코디네이터와 협력해야 함
옹호자 (advocate)	- 실습 학생이 법적이 문제가 생겼을 때 - 현지 경찰에 신고 되었을 때 - 관련 기관과 커뮤니케이션, 중재, 청원해야 함 - 여권 분실 시 현지 대사관/영사관에 연락, 도움 신청해야(필요 시 보호자 역할) 함

위에서 설명한 의료관광 해외 현장실습에 있어서 현지 실습교육기관, 대학(HiMTEC), 인솔교수의 역할을 간략히 정리하면 다음과 같다(〈표 2-9〉).

〈표 2-9〉 현지실습기관, 대학(HiMTEC), 인솔교수의 역할

관련 기관	실습 준비단계	현장실습단계
센터 (대학)	- 교육 프로그램 개발 - 참여 학생 선발 - 인솔교수 선정 - 해외연수 오리엔테이션 제공 - 해외연수를 위한 행정적 지원	- 필요 시 참여 학생에 행정적 지원 - 필요 시 인솔교수에 행정적 지원 - 필요 시 현지 교육기관 지원
현지 실습 교육기관	- 교육 프로그램 개발 - 강의, 기관 방문, 실습, 문화체험 관련 기관 협력 - 숙박, 교통 예약	- 일일 최적의 교육환경 조성 - 학생, 인솔교수 지원 서비스 - 실습 관련 기관 점검 및 협력 - 실습교육 제공
인솔교수	- 교육 프로그램 개발 - 학생 인솔에 관한 준비 - 참여 학생 이해 및 소그룹 지도 - 학생 오리엔테이션 준비 및 시행	- 교육 프로그램 협력 조정 - 교육 프로그램 참여 지원 - 심화학습 지원 및 슈퍼비전 - 개별, 소그룹 보고서 작성 지도

5. 해외 현장실습 학습과 생활

1) 실습생의 자세와 에티켓

(1) 자세와 에티켓

① 실습교육기관의 시간표, 운영방침이나 지시에 따라 행동하도록 한다.

② 교육자, 직원, 클라이언트에게 예의바른 태도, 정중한 언어를 사용하도록 노력한다.

③ 실습기관이나 시설의 분위기에 융합되도록 노력하고 교육기관에 대해 무익한 비판을 하지 않도록 유의한다.

④ 항상 적극적으로 배우는 자세로 임하도록 한다. 실습생은 질문, 발표, 프로그램에의 참여 등의 기회가 주어질 때, 필요한 정보를 얻음과 동시에 또한 구체적인 경험을 할 수 있도록 적극적인 자세로 임해야 한다.

⑤ 문제의식이나 과제(연구테마의 설정)를 갖고 임하도록 한다.

⑥ 질문이나 이해가 되지 않은 부분은 솔직히 질문하고 지도를 받는다. 그러나 혼자 너무 많은 질문을 하여 전체적인 학습 진도에 지장이 되는 일은 없도록 유의한다.

⑦ 가능하면 해당국 외국어를 사용하도록 노력하되, 학습 진행상 무리가 있을 경우에는 적극적으로 통역 도움을 받도록 한다.

(2) 복장

① 의료관광 전문가는 현장에서 직접 의료관광 클라이언트를 대하면서 필요 서비스를 제공하게 된다. 그러므로 전문지식과 기술을 익히는 해외 현장실습에서 학습활동에 임할 때에는 단정한 옷차림을 한다.

② 현지의 날씨에 대해서 미리 잘 숙지하고 거기에 적합하고 단정한 복장을 준비해 가는 것은 매우 중요하다. 찢어진 청바지나 모자 등은 삼간다. 필요한 경우에는 정장을 할 수 있도록 준비해 간다.

③ 현지의 날씨가 더워도 지나치게 신체가 드러나는 옷(상의, 짧은 치마, 반바지 등)은 삼간다.

④ 지나친 화장을 하거나, 향기가 진한 향수는 사용하지 않는다. 특히 의료기관을 견학할 경우, 향수는 기관에서 만날 환자나 기관 이용자에게 부담을 줄 수 있다. 실제로 진한 향수에 알레르기 반응을 일으키는 일반인도 상당히 있으므로 유의한다.

⑤ 부담이 될 만한 액세서리(귀고리, 목걸이, 팔찌 등)의 착용은 삼간다.

2) 강의학습

(1) 강의학습 시 유의 사항

① 실습교육기관에서 강의를 듣게 될 경우 대개 미리 강의자료를 배포하게 되므로, 강의를 듣기 전에 예습함으로써 강의를 잘 이해하도록 준비한다.

② 정신을 집중시키고 강의나 기관에서 설명하는 내용을 자세히 듣는다. 항상 필기할 준비를 하고, 주요 내용을 필기한다. 강의실 강의일 경우는 직접 노트북으로 정리하면 실습보고서 작성에도 도움이 될 것이다.

③ 학습활동에는 학생의 참여가 중요하다. 의견제시, role-play에 참여할 마음의 준비를 미리 하고 적절한 기회가 주어지면 참여하도록 한다. 또한 몇 학생만 계속 참여하는 것이 아니라 여러 학생들이 골고루 참여할 수 있도록 격려하는 분위기를 조성하도록 한다.

④ 이해하지 못한 부분이 있으면 질문이 허락되는 시간에 한다. 통역이나 설명의 중간에 끼어들어 강의진행에 방해가 되지 않도록 유의한다.

⑤ 미리 해당 외국어로 질문하는 연습을 하고 적절한 기회에 질문함으로써 필요한 정보를 알아낸다.

⑥ 질문 후에도 이해가 되지 않았거나, 질문할 기회가 없어서 이해하지 못한 내용이 있으면, 저녁에 리뷰(review)와 소그룹 정리시간에 질문해서 이해하도록 한다.

⑦ 강의의 중요 내용에 대한 사진촬영이 필요하므로, 강의 전에 강사에게 허락을 얻는다(현지 교육 담당자에게 전체 강의에 대해서 허락을 받아두면 도움이 될 것이다).

⑧ 여러 학생이 동시에 촬영하여 학습 분위기가 산만하지 않도록, 미리 사진담당 학생을 지정한다. 담당 학생은 사진촬영을 확실히 하고, 촬영한 사진자료를 충분히 공유하도록 한다.

(2) 외국어를 사용하여 대화 시 유의 사항(개별 대화 시)

① 가능하면 천천히, 쉬운 외국어 단어와 표현을 사용하여 말한다.
② 상대방이 내가 하는 말을 이해하지 못하면, 제스처와 글(writing)을 통해 좀 더 효과적인 대화를 하도록 노력한다. 대화 시에는 간단한 메모지를 준비하는 것이 좋다.
③ 상대방의 말을 이해하지 못했을 경우, 천천히 다시 말해 달라고 요구한다. 말보다는 글이 이해가 쉬운 경우도 있으므로, 계속 이해가 안 되면 종이에 써달라고 요구한다(영어의 경우, Would you write them down for me?).
④ 상대방이 말을 하는 중간에 끼어들지 않는다.
⑤ 상대방이 얘기하는 것 중 이해하지 못한 것이 있으면, 이해하지 못했다고 얘기한다. 이해하지 못했으면서 이해한 것처럼 행동해서 순간을 모면하려 하면 큰 실수가 될 수 있다.
⑥ 대화 시는 문화적으로 적절하다면 대화하는 사람과 눈 맞춤(eye-contact)을 한다.

3) 기관 견학 및 기관 현장실습

(1) 기관 견학 시 유의 사항

① 기관 견학시간을 엄수하고, 식사, 견학장소로 가기 위해 모이는 장소 등에 늦지 않도록 한다. 특히 실습은 다른 여러 실습생과 함께 단체로 이루어지는 것이므로 나 한 사람이 늦음으로써 다른 실습생 모두에게 차질을 빚지 않도록 각별히 유의해야 한다.
② 견학할 기관에 대해 홈페이지를 통해 기관의 성격, 기관이 제공하는 서비스 등에 대해 미리 공부함으로써 외국어에서 오는 어려움을 극복하고 학습의 효과를 높인다.
③ 건강이 좋지 않아 기관 견학 방문에 어려움이 있을 것 같을 때에는 미리 인솔교수와 상의하여 필요하면 치료를 받고 숙소에서 휴식을 취하도록 한다. 독감 등 전염성 질병에 걸린 실습생은 기관 방문 시 기관의 직원, 이용자들에게 전염시킬 수 있으므로 기관 방문을 삼가는 것이 예의이다.
④ 기관을 단체로 견학하는 동안 안내자의 말을 준수하고 질서를 지키며 단체학생의 견학으로 인해, 그 당시 기관에서 진행되는 프로그램이나 서비스가 방해를 받지 않도록 유의한다.

⑤ 기관을 단체로 견학하는 동안 복도나 좁은 장소를 가로막아 기관의 직원이나 이용자가 불편을 겪지 않도록 유의한다.

⑥ 견학 실습하는 기관의 직원이나 이용자들에게 앞서 방문한 시설, 기관, 프로그램과 비교하여 단점을 말하지 않도록 유의한다. 장단점을 비교하고 토론하는 일은 기관 교육자가 허락하지 않는 한 매일 저녁 리뷰와 토론시간에 다른 실습생들과 하도록 한다.

⑦ 견학 시 질문이 있으면 서두르지 말고 한 사람씩 차례대로 묻는다.

⑧ 문화적 차이나 역사적 인식의 차이 등에 관련한 주제는 짧은 기관 방문 중에 심각한 토론을 하는 것은 삼가하고, 필요 시 저녁 리뷰와 토론시간에 다른 실습생들과 함께 충분한 시간을 갖고 하도록 한다.

사진촬영 시 유의 사항
견학 중 사진촬영 시에는 기관 안내자에게 사전에 허락을 얻는다. 어떤 목적으로 사진을 찍을 것이라는 것을 설명하고, 사진을 오용하는 일이 없다는 점을 강조한다. 특히 기관 이용자나 입소자에 대한 촬영은 원칙적으로 금지되므로 유의해야 한다. 단체견학 시, 사진은 여러 사람이 동시에 찍으려고 하면 혼란스러우므로 한두 사람이 전담하도록 한다. 원할 시에는 기념으로 찍은 사진을 기관으로 보내주는 것을 잊지 않는다.

(2) 기관 현장실습 시 유의 사항

① 실습기관의 모든 내규, 복무규율을 잘 존중하여 위반하는 일이 없도록 한다.

② 기관 견학 및 현장실습 중 기관의 허락 없이 실습기관의 이용자를 개인적으로 도우려고 하지 않도록 유의한다. 견학 시 기관 이용자에게 도움을 필요한 일이 발생하는 것을 목격하면 곧 기관의 직원에서 알려서 도움을 받도록 한다.

③ 기관 견학실습 중 기관의 허락 없이 실습기관의 물건(예: 이용자 입소자 기록 차트, 프로그램 운영 차트, 특수 기자재 등)을 만지거나 살펴보지 않도록 유의한다.

④ 기관 견학실습 중 예상치 않은 사고가 발생했을 경우, 즉시 인솔교수 혹은 기관 교육자에게 보고하고 그 지시에 의거하여 처리하도록 한다.

⑤ 방문하는 기관에서 프로그램에 참여하는 기회가 있을 때에는 참여하는 클라이언트에게 애정, 명랑한 마음, 온화, 친절한 태도로 대하도록 노력한다.

⑥ 해외 현장에서 견학, 프로그램 참관, 특별한 활동에 참여하여 실습하는 기회가 있을

때에는 우리나라에 어떤 함의가 있는지를 생각해 보고 동료 학생들과 함께 논의하고 실습일지에 정리하도록 한다.

⑦ 개인적인 용무로 허락 없이 전화나 기타 시설물을 이용하지 않도록 한다.

⑧ 현장실습기록 등은 가능한 한 상세하게 기록하도록 노력하며, 더욱이 문제의식을 갖고 잘 정리하고 소그룹 실습 학생들과 지도교수의 도움을 받도록 한다.

⑨ 현장실습 중 기관에 있는 다른 직원, 이용자, 실습생과 좋은 관계를 유지하도록 노력한다.

⑩ 실습 중 만나는 사람들을 존중하는 자세로 임하고, 특히 인종적, 성적 비하발언을 하지 않도록 유의한다.

⑪ 현장실습 중 알게 된 클라이언트나 직원, 슈퍼바이저의 개인적인 정보를 남에게 이야기하지 않는다.

⑫ 현장실습 중 방과 후에 직원이나 슈퍼바이저와 함께 보내는 시간이 있을 때, 실습 학생으로서의 품위를 잃지 않도록 유의한다. 지나친 음주나 늦은 시간까지의 여흥활동은 삼간다.

⑬ 현장실습 중 실습 기관의 동료직원, 실습생, 슈퍼바이저, 클라이언트와 부적절한 인간관계(예: 로맨틱한 관계)를 맺지 않도록 한다.

⑭ 현장실습이 끝나면 교육 담당자, 슈퍼바이저, 직원들에게 감사함을 표현하는 것을 잊지 않는다. 한국적인 작은 선물을 미리 준비해 가는 것도 좋고, 기념사진을 같이 찍은 후에 감사카드와 함께 보내주는 것도 좋은 방법일 것이다.

새로운 광경에 대한 유의 사항

미국 실습의 경우에는 다양한 인종과 체격의 사람들이 있어 처음 미국을 방문한 실습생들에게는 큰 관심거리여서 호기심의 눈초리로 바라볼 수가 있다. 그러나 그런 행동이 상대방에게 실례가 되거나 심지어는 기관에서 유지하려는 '비차별정책'에 어긋날 수도 있으므로 유의해야 한다. 예를 들어 기관을 방문 중 특이한 헤어스타일이나 복장을 한 사람, 아주 뚱뚱한 사람 등에 대해 이야기하거나 계속 바라보지 않도록 유의한다. 특히 먼저 발견한 학생이 "저 사람 좀 봐"라고 하며 손가락으로 가리켜 실습생 단체가 한 사람을 바라보아 상대를 당황스럽게 하는 일이 없도록 조심하여야 한다.

4) 문화체험활동

의료관광 전문가의 해외 현장실습 프로그램에서는 실습 학생이 전문직종의 지식과 기술을 익히는 것이 주목적이지만, 외국 환자에게 적합한 서비스를 제공하기 위해서는 현지문화체험활동도 중요하다. 방문하는 국가와 지역에 따라, 대학, 박물관, 관광지역, 문화 프로그램 등이 포함될 수 있다. 문화체험 학습활동은 참여 학생이 단체로 행하는 단체 문화체험활동과 여가시간에 특별한 분야에 관심이 있는 개인이나 소그룹으로 행하는 개별 문화체험 학습활동이 있다.

(1) 단체 문화체험 학습활동

① 문화체험도 중요한 학습활동의 하나이므로 가능하면 같이 참여하도록 노력한다.

② 단체 문화체험에서 여러 학생들이 단체로 움직이므로 방문기관이나 지역에서 행동할 때, 타인에게 피해가 되지 않도록 유의해야 한다. 또한 개인적인 행동으로 인해 다른 학생들이 기다리거나 다음 활동에 지장을 주는 일이 없도록 유의한다.

③ 체험활동을 효율적으로 하기 위해 전체그룹을 소그룹(3~5명)으로 나누어 시간별 계획을 세우고 책임자를 중심으로 활동하면 도움이 될 것이다. 전체 그룹과 다시 만나는 것에 대한 문제가 생길 수도 있으므로, 비상 시 연락방법(문자 연락, 전화 등)에 대해서 분명하게 준비하고 연습해 두어야 한다.

④ 관심 있는 것이 있을지라도 소그룹을 벗어나 개별 학생이 혼자 활동하지 않도록 유의한다. 소그룹 내에서 분리되는 문제가 생길 경우에 어떻게 할 것인지 미리 약속해 두어야 한다.

⑤ 방문하고자 하는 지역, 기관, 프로그램에 대해 홈페이지나 안내정보자료를 통해 미리 숙지하면 효과적인 문화체험이 될 것이다.

⑥ 문화체험활동의 주요 내용은 사진을 촬영하여 참고자료로 준비하고 실습보고서에 포함한다.

(2) 개별 문화체험 학습활동

개별 문화체험 학습활동은 특별한 분야에 관심 있는 개별 학생이나 소그룹이 여가시간에 추가의 체험활동을 하는 것이고, 공식적인 안내자 없이 스스로 행해야 하므로 인솔교수와의 논의 하에 준비하고 특별히 비상 시 안전에 대해서 준비해야 한다.

① 개별 문화체험계획에 대해서, 장소, 목적, 시간 등에 관해서 인솔교수와 상의하고 허락된 경우에만 참여하도록 한다. 특히 소그룹이 아닌 개인 문화체험일 경우에는 꼭 필요한 경우가 아니면 삼가고, 가능하면 최소한 두 명 이상이 활동하도록 계획한다.

② 출발 전에 교통방법, 소요시간 등에 관해 충분한 정보를 숙지한다.

③ 소그룹으로 갔을 경우, 체험활동 중에 그룹에서 분리되지 않도록 개인적인 행동은 삼가야 한다.

④ 비상 시(예: 길을 잃음, 지갑을 분실 등)를 대비한 계획을 미리 세우고, 필요정보를 숙지하고 연습해 두어야 한다(숙소 주소, 전화번호 숙지, 별도의 현금 지참 등).

⑤ 문화체험 중 실습생으로서의 신분에 적합하지 않은 품목이나 과다한 양의 쇼핑은 삼간다.

⑥ 문제가 생겼을 때는 숨기려 하지 말고 인솔교수와 논의하여 처리하도록 한다.

⑦ 계획된 시간 내에 체험활동을 마치고 귀가하며, 필요 시 인솔교수나 학생 지도자에게 귀가보고를 한다.

5) 실습보고서 작성

해외 현장실습에서 실습보고서 작성은 매우 중요한 학습활동의 하나이다. 그 이유는 다음과 같다. 첫째, 실습보고서 작성을 통해 매일 교육받은 내용을 정리하면서 추가적인 확인과 심화학습이 가능하고 이것이 현장실습교육의 효과를 증진시킨다. 둘째, 보고서작성 과정에서 소집단별로 배운 내용에 대해 점검하고 의견을 나눔으로써 소집단의 응집력을 증진시킨다. 셋째, 실습보고서 내용을 중심으로 실습 후 실습보고회를 갖게 되므로, 관심 있는 학생들의 해외 현장실습 준비교육에도 도움이 된다. 넷째, 신학기에 해외 현장실습 학과목으로 등록하여 공부할 때, 잘 준비된 실습보고서는 추가 심화학습에 도움이 된다. 현장실습보고서는 실습 참여 학생 개별적으로 작성하는 것이 원칙이나 인솔(지도)교수의 판단 하에, 효율적인 교육을 위해 필요하다고 생각될 경우에는 소집단(3~5인)별로 작성하게 할 수도 있다(이런 경우, 학교 담당자에게 그 적합성을 미리 상의하면 도움이 될 것이다).

(1) 소집단 스터디 그룹

일일 실습보고서는 학생 개인이 작성하여 실습 후 제출하는 것이지만, 소집단 스터디 그룹형태를 활용하면 효율적이다. 왜냐하면 서로 이해하지 못했거나 놓친 부분을 다른 학생들과 논의하여 보충함으로써 좀 더 충실한 보고서를 작성할 수 있기 때문이다. 방과 후 소그룹별로 보고서 작성체계를 운영하면, 집단 구성원 간의 논의를 통한 심화학습의 효과가 클 것이다. 또한 소집단 스터디 그룹활동을 통해 해외 현장 집단생활에 필요한 학생 간의 친밀감을 증진시키는 데에도 도움이 될 것이다. 그러므로 인솔교수는 실습 참여 학생에 대한 오리엔테이션 중에 소집단 구성을 지도하고, 소집단별로 학습도구 준비(예: 노트북, 카메라 등)를 미리 준비하여 현장에서 어려움을 겪지 않도록 해야 한다. 또한 인솔교수가 현장에서 유의할 점은, 소그룹별 보고서 작성은 방과 후 매일 하도록 하되, 구체적인 시간은 소그룹별로 자신들이 정하도록 융통성 있게 운영하는 것이다. 왜냐하면, 그룹별로 추가적인 문화체험활동, 혹은 개인 활동시간을 원할 수도 있기 때문이다. 또한 매일 밤 몇 시(예: 밤 11시)까지 실습보고서를 제출하게 함으로써 밤늦도록 보고서를 작성하느라 다음날 교육에 지장이 생기는 일이 없도록 유의해야 한다. 보고서를 2~3일에 한 번씩 제출하도록 할 수도 있으나, 밀렸다가 보고서를 쓰는 경우, 내용이 충실치 못하거나 사정이 생기면 계속 지연되는 경우가 종종 발생하므로 매일 점검하는 것이 더 효과적이다.

(2) 실습보고서 내용

일일 실습보고서는 필요에 따라 인솔교수가 추가적인 내용을 제시할 수 있으나, 대개 다음과 같은 내용으로 구성한다(자세한 내용은 제6부의 일일보고서 양식을 참고하기 바람). 보고서는 개별 일일보고서, 결과보고서 그리고 팀별 종합보고서가 있다. 일일보고서는 주말을 제외하고 실습이 진행된 주중에, 결과보고서는 실습을 마친 후의 소감을 센터의 양식에 따라 작성하며, 팀별 종합보고서는 소그룹이 함께 준비하며 추후 Global Learning Fair 발표 시 사용하게 된다.

① 교육 내용

교육일자와 교육일정을 시간대 별로 명기한다. 강의의 주 내용은 간략히 요약하고, 기관방문, 현장견학, 실습 등의 경우는 방문지에 대한 소개 및 견학, 실습 내용을 요약한다. 그리고 개인 소감을 정리한다. 개인 소감에는 느낀 점, 나에게 도움이 된 것, 추가적으로 연구할 부분 등을 정리한다. 특히 오늘 교육 중에서 우리나라에 어떻게 적용할 것인지에 대한 생각을 정리하면 좋을 것이다.

② 참고자료

교육 내용요약과 관련된 참고자료로, 교육 중 받은 유인물 중 중요하다고 생각되는 내용, 브로슈어, 추가 논문 등을 첨부한다. 브로슈어와 유인물은 학생 개인의 추후 학습자료로 필요하므로, 개인 보고서에 모두 첨부하는 것보다는 한 부를 더 받았다가 모아서 학교에 제출하면 될 것이다.

③ 사진

교육 중 중요한 내용에 관한 사진을 보고서의 적당한 부분에 첨가하면 좋다. 중요하다고 생각하는 교육 내용은 본인이 촬영한 것이 있으면 넣고, 사정상 촬영 책임 학생이 했으면, 그로부터 받아서 첨부하도록 한다. 기관 방문 사진은 필수적으로 첨부해야 하고, 그렇지 않은 경우에도 최소한 일일 1장 이상을 첨부해야 한다. 교육환경의 질서를 위해, 특히 기관 방문, 프로그램 견학 중에는 여러 학생이 동시에 사진촬영은 불가능하기 때문이고, 이를 위해 사전에 사진촬영 책임자를 선발하고, 촬영 전에는 반드시 현장 교육자로부터 허락을 받도록 해야 한다. 사진자료 책임자는 매일 촬영한 자료를 정리하고 동료 학생들이 보고서에 활용할 수 있도록 지원해야 한다.

(3) 실습보고서 제출

실습 후 개별 학생은 '일일보고서'와 '결과보고서'를 1주일 내에 학교에 제출해야 한다. 대표 학생은 참고자료와 추가사진자료를 학교 담당자에게 제출한다.

6) 집단생활 및 숙소생활

(1) 숙소(호텔)생활의 에티켓

① 같이 생활하는 실습생과 대화를 분명히 하여 호텔방에서의 규칙을 세우고 세운 규칙을 잘 지킨다(잠자리에 드는 시간, TV 보는 시간, 다른 학생의 방문을 허락하기 등).

② 단체로 한 방에 모여 큰소리로 떠들거나, 복도에서 떠들거나 복도를 가로막고 서 있음으로써 다른 객실의 손님들에게 방해가 되는 일을 하지 않는다.

③ 숙소에서 음식을 조리하거나 간식을 먹을 경우에는 미리 숙소의 규칙을 확인하고 허락된 범위 내에서 하되 다른 실습생에게 방해가 되는 일을 하지 않는다. 호텔에서 조리가 금지된 지역에서는 규칙(법)을 어겨서 문제가 되지 않도록 특히 유의해야 한다.

④ 어떤 특정한 호텔 손님(예: 흑인, 뚱뚱한 사람 등)에 대해 큰소리로 우리말로 떠든다든지, 단체로 바라본다든지 하여 그 손님이 불편하게 느끼는 일이 없도록 한다.

⑤ 호텔에서 단체활동을 할 때(식당에서 식사하거나, 풀장에서 수영할 때 등), 타인에게 방해가 될 정도로 큰소리로 이야기하거나 웃지 않는다.

(2) 단체생활에 있어서의 에티켓

① 차례를 지키고 다른 실습생을 우선 배려한다. 식사를 할 때나 단체로 차를 타거나 엘리베이터를 기다릴 때 차례를 지키고, 필요 시 더 급한 실습생이나 사정이 있는 실습생을 먼저 허용함으로써 타인을 배려하는 친절을 베푼다.

② 모임이나 단체활동에 늦지 않도록 한다. 여러 사람들이 기다리고 있으므로 자신으로 인해 다른 실습생들이 어떤 활동을 하는 데 늦어지지 않도록 유의한다.

③ 문화와 생활방식, 음식이 다른 외국에서 생활할 때는, 몸이 정상 컨디션이 아니거나, 아플 수도 있다. 몸이 불편한 실습생은 자신의 상태를 그룹 리더와 인솔교수에게 곧바로 알리고 도움을 받도록 한다.

④ 독감 등 전염성 질병에 걸렸을 경우는 필요 시 치료를 받아야 하며, 또한 다른 실습생이나 견학 기관의 이용객들에게 전염될 수 있으므로 잠시 격리하여 휴식을 취하는 것이 필요하다.

⑤ 자신에게 특별한 사정이 있을 때는 그룹 리더나 인솔교수에게 알림으로써 오해가 생기지 않도록 한다.

⑥ 항상 서로 돕고 도움이 필요한 실습생이 생기면 서로 도와서 원활한 집단생활이 되도록 노력한다.

⑦ 사진을 찍을 때는 서로를 찍어 주고 사진기가 없는 실습생도 사진을 찍을 수 있도록 배려한다.

자율적 활동 원칙

- 해외 현장실습 중 참여 학생은 성인이므로 방과 후에는 최대한 자율적인 활동과 시간 활용을 허락하되, 현지의 상황을 고려하고 안전과 현장교육의 효율을 위해 학생들과 인솔교수 간에 다음과 같은 면에서 합의된 원칙이 있어야 할 것이다.
- 귀가시간(예: 밤 12시)
- 개별 혹은 소그룹 문화체험활동
- 음주, 여흥활동의 범위
- 비상 시 보고와 대처방안

6. 국가별 해외 현장실습 시 유의 사항

여기서는 해외 현장실습에 필요한 현지 해당 국가의 문화와 매너를 간략히 소개한다. 실습 참여 학생은 방문 국가의 문화에 대해서 미리 연구하고 숙지하는 것이 필요하다. 해당국 문화에 대한 사항은 해외 현장실습 오리엔테이션 시 현장실습 인솔교수가 소개할 것이다. 준비 과정으로 소그룹별로 해당 국가 문화와 매너에 대해 조사해 보고 나누는 것도 좋을 것이다.

외국 문화와 매너를 이해하는 것은 다음의 두 가지 면에서 중요한 일이다. 첫째, 해당 국가의 문화와 매너를 미리 공부함으로써, 해외에서의 해외 현장실습이 좀 더 즐겁고 효율적일 것이다. 해외 현장실습은 현지에서의 강의를 통한 학습, 소그룹 토론, 기관 방문, 문화체험 등으로 구성되므로 현지의 문화와 매너에 대한 이해를 통해 좀 더 원활하게 현지 적응을 할 수 있다. 즉, 현장실습을 즐겁게 효율적으로 하기 위해서 필요한 것이다. 둘째, 현재와 같은 글로벌 시대의 전문가에게는 글로벌 문화적 역량(global cultural competence)이 필요하고, 특히 의료관광 전문가는 외국 환자를 맞이하여 필요한 의료, 치유, 관광 서비스를 제공해야 하므로 외국 문화와 매너에 대한 이해가 필수적이다. 다른 문화적 배경을 가진 환자의 욕구에 민감한 최적의 서비스를 제공하기 위해서 외국 문화와 매너에 대한 이해와 연습이 필요한 것이다.

다음에서는 HiMTEC의 해외 현장실습과 인턴십이 행해지고 있는 몇 개 나라의 문화와 매너에 대해서 간략히 소개한다. 해당국의 문화와 매너에 대하여 좀 더 자세한 설명은 참고 서적을 참고하기 바란다. 의료관광인재양성 프로그램에 개설되어 있는 〈외국의 문화와 매너〉 강좌를 수강하는 것도 도움이 될 것이다.

1) 미국

(1) 시간 존중

미국인들은 각종 모임에서 시간을 잘 지키는 것을 중요시 여긴다. 이는 공식적인 회의나 강의, 발표 등에서 특히 그러하다. 시작시간, 계획된 시간 사용, 마치는 시간도 잘 지키려고 하므로 그에 적정하게 대응할 필요가 있다. 질문이나 코멘트는 미팅과 강의 중에 적절하게 시간 안배를 하면서 하고, 끝나갈 때 지나치게 많은 질문을 하지 않도록 하는 센스가 필요하다.

(2) 개인의 자유, 개별성, 프라이버시 강조

미국인들은 개인의 자유, 개별성(individualization), 프라이버시를 매우 중요시한다. 식사나 기호품들에 대한 선택에서도 그룹이 같은 것을 선택하기보다는 시간이 걸리더라도 개별적인 선호품으로 결정한다. 본인이 좋아하지 않는 것은 원치 않는다고 분명히 이야기하는 것은 실례가 되지 않는다. 개인의 프라이버시를 매우 중요하게 여기므로, 첫 대면 자리에서 친근감을 표시하기 위해 결혼 여부, 자녀 여부 등을 묻는 것은 실례가 될 수 있다.

(3) 개인적 거리감의 유지

미국인들은 행동이나 생활에서 개인적인 거리감(personal space)과 독립성(independence)을 유지하고 싶어 한다. 미팅에서 적절한 거리감을 두고 앉기를 좋아한다. 친근감을 표현하기 위해서 가까이 다가간다거나 신체적 접촉(어깨 살짝 치기, 팔짱 끼기 등)은 불편을 주거나 성적 희롱 등의 오해를 불러일으킬 수 있다. 또한 제3자의 개인적인 일에 참여하지 않는다. 어떤 사람이 뚱뚱하다든지, 장애인이라든지, 유색인종이라고 해서 오랫동안 혹은 자주 바라보는 것도 실례가 될 수 있다.

(4) 대화 시 매너

미국인들은 대화, 발표 시 주목하는 것을 중요시한다. 대화 시에는 눈 맞춤을 하고, 상대방의 대화는 가능하면 끊지 않는다. 미국인들은 평상시에도 정치적인 주제의 이야기도 쉽게 하는 경향이 있고, 정치적 성향이 다르더라도 경청하는 것이 중요하다.

(5) 호칭, 인사방법

호칭에 있어서 미국인들은 한국인들보다 좀 더 관대해서, 대개의 경우 동료 사이나 상사에게 이름(first name)을 불러도 무방하다. 그러나 공식석상에서 소개 시에는 Mr., Ms., Dr., President, Professor 등의 호칭을 사용한다. 한국인이 관계(my husband, my daughter 등)로 얘기하는 반면, 미국인들은 이름으로 호칭한다. 공식적인 자리에서는 만남에서나 헤어질 때, 여성 남성에 관계없이 악수를 하며 미소를 짓는다. 지나가다가 눈이 마주치거나, 엘리베이터에 같이 있을 때, 대개 눈웃음, 미소, 'hi' 등으로 인사한다.

미국 생활 시 주의 사항
- 미국인은 개인의 자유를 강조하므로, 음식, 기호품, 새로운 것을 시도할 기회가 주어질 때 입장을 분명히 밝혀도 무방하고 그렇게 하는 것을 선호한다. - 개인정보, 프라이버시를 매우 중요시하므로, 첫 대면에 미국인에게 나이, 이성 친구 여부, 결혼 여부, 자녀 여부 등을 물어보는 것은 실례가 된다.

2) 싱가포르

(1) 준법정신

숙소에서나 길거리에서는 반드시 흡연장소에서만 흡연해야 하며 이를 어길 시 매우 큰 벌금을 내야 한다. 또한 일반적으로 껌은 편의점에서 살 수 없고, 씹다가 길거리에 버리면 역시 큰 벌금을 내야 한다. 관광객이 본인이 지참한 껌을 씹을 경우, 휴지에 싸서 잘 버려야 함에 주의해야 한다. 전반적으로 준법정신이 강하고, 어겼을 경우 엄한 벌칙을 받으며, 경찰을 포함한 공무원들이 큰 권한을 가지고 있다.

(2) 다양한 문화 존중

싱가포르에서는 다양한 민족과 문화가 서로 존중하며 공존하고 있다. 또한 기독교, 불교, 힌두교, 이슬람교 등 다양한 종교가 있고 타 종교의 종교의식의 자유를 최대한 존중하며 다양한 종교문화축제들이 행해진다.

(3) 글로벌 경제협력 문화

싱가포르는 주위의 말레이시아, 인도네시아, 필리핀, 태국, 중국, 대만뿐만 아니라 이슬람 국가들, 유럽, 중남미 국가들과의 경제협력이 활발하여 많은 업체들이 협력하고 있다. 이로 인해 다양한 나라에서 전문가들이 파견되어 있거나 방문하는 국제적인 나라이다. 2차, 3차 산업 분야에는 주변국에서 노동자들이 들어와 일하고 많은 관광객이 방문하는데 그들의 권리를 최대한 존중해 주고 있어, 국제협력이 탁월하다.

(4) 식사문화 및 매너

싱가포르에서는 중국음식점이 가장 많기는 하나 인도, 아랍권을 비롯한 다양한 나라의 음식을 즐길 수 있다. 다양한 질의 음식점, 여러 나라 음식점이 모여 있는 푸드마트뿐만 아니라 길거리에도 많은 간이음식점들이 늦게까지 영업을 하여 편리하다. 합리적인 서양식의 식사매너가 요구된다.

싱가포르 생활 시 주의 사항

- 싱가포르에서는 기본 질서를 위한 법을 준수해야 하며 이를 어길 시 큰 벌금을 물게 되니 주의해야 한다.
- 흡연은 반드시 흡연 가능구역에서만 해야 하고 꽁초를 잘 처리해야 한다. 금연인 호텔방에서 흡연할 경우 큰 벌금을 내야 한다. 껌은 판매하지 않으며, 관광객이 가지고 온 것은 씹은 후 종이에 싸서 잘 처리해야 한다.

3) 일본

(1) 인사 매너

만나고 헤어질 때 허리를 많이 굽히고 손을 무릎에 얹고 인사한다. 존중을 많이 표시하고 싶을수록 허리를 많이 굽히고 오랫동안 인사하므로 캐주얼하게 인사하지 않도록 조심하는 것이 좋다.

(2) 호칭

일본에서는 위계질서가 중요하므로, 공식석상에서는 반드시 직위를 이름에 붙여서 부르며 존경감을 표시한다. 대체적으로 이름이나 성 뒤에 '~상'을 붙여서 부른다. 영어로 의사소통을 할 경우에는 Mr., Mrs., Dr., Professor, Director 등을 붙여서 부르는 것이 적절할 것이다.

(3) 선물 교환 시

선물을 교환할 때, 일본인들은 그 자리에서 선물을 풀어 보는 것은 실례라고 생각하므로 유의한다. 일본인들의 선물은 평범하고 작은 것이라도 반드시 적절하게 포장하는 것을 중요하게 생각한다.

(4) 식사 매너

주로 젓가락을 사용해서 식사를 한다. 식사 시에는 밥그릇을 한 손으로 받쳐 들고 한다. 식사가 끝나면 젓가락을 밥그릇이나 식기에 두면 안 되고, 젓가락 받침대에 올려두어야 한다.

(5) 체면 존중

일본인들은 체면을 존중하므로 상대방의 '체면'과 '얼굴'이 손상되지 않도록 유의해야 한다. 입장이 곤란한 경우에 일본인들은 미소로 대신하는 경우가 있으므로, 계속 입장을 분명히 하라고 재촉하는 것은 실례이다.

일본 생활 시 주의 사항
- 일본인과 만날 때나 헤어질 때는 허리를 깊이 숙이며 인사를 한다. - 밥그릇을 한 손으로 받쳐 들고 조용히 젓가락으로 식사를 하며, 식사를 마치면 젓가락을 식기에 두지 말고 젓가락 받침대에 올려두어야 한다.

4) 중국

(1) 호칭

중국에서는 일반적으로 성인 남성에게는 '시엔셩', 성인 여성에게는 '샤오제'라는 호칭을 사용한다.

(2) 식사 매너

사용한 수저를 다른 사람에게 보이지 않는 것이 예의이기 때문에 식사를 마치면 숟가락을 엎어 놓아 보이지 않게 한다.

(3) 선물 교환

선물을 줄 때 시계는 피하는 것이 좋다. 이는 시계를 의미하는 한자 종(鐘)의 발음이 '관계의 끝'을 나타내는 종(終)의 발음과 같기 때문에 실례가 되기 때문이다. 중국인에게 있어서 좋은 관계유지는 매우 중요한 가치이다.

(4) 체면 존중

중국인들은 체면을 매우 중요하게 생각하므로 특히 행동에서 조심해야 한다. 특히 상대방의 자존심을 상하게 하지 않도록 유의해야 하므로 상대방이 곤란해 할 경우 입장표명이나 실망 등을 직접적으로 표현하지 않도록 한다.

(5) 가치관과 사고방식

중국인들은 중화사상과 사회주의의 영향으로 평등주의적 가치관을 지니고 있다. 대화에 있어서는 대개 직접적인 표현보다는 우회적인 표현을 사용하는 경우가 많고, 인간관계에서도 형식적인 거리를 유지하는 경우가 많음을 숙지할 필요가 있다.

중국 생활 시 주의 사항
- 선물을 줄 때 시계(鐘)는 '관계의 끝'을 의미하는 종(終)과 음이 같으므로 피한다. - 식사를 마치면 수저를 엎어 놓아 보이지 않도록 한다.

5) 러시아

(1) 인사와 대화 매너

러시아인들은 공식적인 자리에서 만나고 헤어질 때 악수를 하는데 대개 손을 꽉 잡는 식으로 한다. 대화 시에는 다른 서방 국가들에서보다는 가벼운 신체접촉은 흔히 한다. Body Language 표현(손짓, 몸짓)과 얼굴표정은 많이 사용하지 않는 편이다. 러시아에서는 대화 시에 팔짱을 끼고 있거나 주머니에 손을 넣고 있는 것은 실례라고 생각하므로 유의한다.

(2) 호칭

러시아인들은 서방 국가에 비해서 지위나 신분에 대해서 의식하는 편이므로, 직위, 직책을 사용하여 호칭하는 것이 적합하다.

(3) 미팅 준비

러시아에서는 미팅시간을 엄수하고 대개 미팅 시간보다 일찍 도착하여 준비하는 것이 예의이다.

(4) 식사 매너와 문화

러시아에서는 두 손 모두 테이블 위에 두고 식사를 한다. 하루 식사 중 점심을 가장 중요한 식사로 생각하고 잘 먹는다. 저녁 식사는 좀 늦게 가볍게 먹는 편이다.

(5) 대화 매너

러시아인들은 가족, 친구, 동성 간에 대화를 할 때 눈을 맞추고 하지만, 관료나 상관과 이야기할 때는 눈을 맞추지 않는다. 대화 시에도 적절한 거리를 유지하며, 의사 등 전문가와 이야기할 때도 떨어져서 이야기 한다.

러시아 생활 시 주의 사항
- 러시아인들과 인사를 하면서 악수를 할 때는 좀 세게 잡는다. - 러시아에서는 점심을 잘 먹는 경향이 있고, 식사 시에는 두 손을 모두 테이블 위에 둔다.

6) 몽골

(1) 식사문화와 매너

우리가 물을 마시는 것과 같이 몽골인은 수태차라고 하는 차를 즐겨 마신다. 몽골인이 수태차를 두 손으로 따라주면, 받는 사람도 두 손으로 정중하게 받으며 감사하다(바야르랄라)는 말을 하고, 곧바로 입에 대고 조금이라도 마시는 것이 예의이다. 몽골인은 육식을 주로 많이 하며 식사 시 주로 숟가락과 포크를 사용하고 요즘에는 젓가락도 사용한다.

(2) 성격과 가치관

몽골인은 대개 과묵하고 관대하고 수줍음이 많은 편이다. 떠들썩한 것은 품위가 없다고 여긴다. 몽골인은 불쾌한 일에 대해서는 이야기하는 것을 꺼리는데, 그 이유는 그런 이야기가 불행을 가져올 수 있다고 믿기 때문이다.

(3) 호칭과 대화 매너

몽골말에는 상대방을 부를 때, 우리와 마찬가지로 너와 당신을 의미하는 각각의 단어가 있다. 우리말의 너는 '치', 당신은 '타'로 발음되는데, 친해지기 전까지는 절대로 '치'라고 부르지 말아야 한다. 상황에 따라 '~씨'라고 불러야 할 때는 '고아이(Mr.)'라고 부르고, 선생님에게는 '바스크'라고 부르는 것이 예의이다. 몽골에서 첫 만남이나 친하지 않은 상태에서 여성의 나이를 묻는 것은 실례이므로 주의해야 한다.

(4) Body Language

우리나라에서는 무언가를 가리킬 때 검지손가락을 사용하는데 이는 몽골에서는 매우 실례되는 행동으로 상대방을 죽이겠다는 뜻이다. 그러므로 무의식 중에 그런 행동을 했다면 즉시 사과를 하고 양해를 구해야 한다. 누군가나 무언가를 가르칠 때는 손바닥을 펴서 가리킨다.

(5) 선물

몽골에서는 기관, 가정 방문 시 작은 것이라도 대개 선물을 준비하는 것이 예의이다. 선물을 주고받을 때는 일어서서 두 손으로 공손하게 받고, 선물이 준비되지 않았으면 돈으로 주어도 무방하다.

몽골 생활 시 주의 사항
- 몽골에서는 검지손가락으로 무엇을 가리키면 그것을 죽이겠다는 뜻이므로 가리킬 때 조심해야 한다. - 몽골에서는 물 대신 수태차를 많이 마신다. 수태차를 주면 두 손으로 공손히 받고 조금이라도 마시는 것이 예의이다.

7. 현지생활 중 문제발생 시 대처방안

1) 사고나 건강상의 문제

인솔교수에게 보고하고 인근의 의료센터에서 치료를 받는다. 급한 경우, 경찰의 도움을 받는다. 추후에 치료기록을 첨부하여 여행자 보험에 청구한다. 독감 등 전염성 질환의 경우 실습생과 교육기관, 방문기관의 환자들에게 전염될 수 있으므로, 회복될 때까지 숙소에서 머문다. 간단한 감기약, 소화제 등, 응급 상비약을 준비해 간다. 소그룹별로 준비하는 것도 좋은 방법이다.

2) 여권을 분실했을 때

여권 보관은 호텔의 Security Box나 안전한 곳에 단체로 보관하고, 정기적으로 확인한다. 기관 방문이나 문화체험 시 꼭 여권을 가지고 다닐 필요는 없다. 여권 복사본을 가지고 다니는 것이 안전하다.

여권 분실 시에는 관할 한국 대사관/영사관에 신고하고 새로운 여권을 발급받아야 한다. 신고일이 주말이나 법정공휴일이라도 해당 영사관에 전화를 하면 응급 시 전화번호가 안내되므로 그 번호로 전화를 걸어 상황을 논의할 수 있다. 출국 시까지 여권 발급이 불가능하면, 추가로 현지에 머물러 여권을 발급받아서 출국한다. 추가로 머무르는 동안 혼자 있게 되므로 안전에 특히 유의하고 현지 기관 교육 코디네이터의 도움을 받도록 한다. 메일이나 전화를 통해서 인솔교수에게 예정출국시간, 출국에 관해서 보고한다. 미리 여권과 비자 복사본을 별도로 보관해 두면 여권발급에 도움이 되는 점을 명심한다.

여권분실 및 사고가 발생하여 방문국 주재 우리나라 대사관이나 영사관의 도움이 필요한 경우를 위해 현지 대사관/영사관의 정보를 숙지할 필요가 있다.

미국 내 대한민국 대사관은 워싱턴 DC에 소재하고 주미 한국인에 관한 민원 서비스를 제공하나, 문제가 생겼을 때는 여행지 관할 총영사관을 통해서 도움을 신청해야 한다(지역별 주미 영사관에 대한 정보는 제5부 미국편을 참조하기 바람). 예를 들어 아이오와주, 인디애나주의 대학에서 현장실습 중 여권을 분실하거나 사고가 났을 때는 이 지역의 관할인 시카고 총영사관에 연락하여 도움을 받아야 한다. 주미 대사관과 12개 총영사관 중 미국 해외 현장실습·인턴십 지역의 관할 4개 지역 총영사관(LA, 시카고, 시애틀, 뉴욕 소재)의 정보를 소개한다. LA 소재 영사관은 LA지역, 시애틀 소재 영사관은 시애틀 지역과 몬태나주, 시카고 영사관은 아이오아주, 인디애나주, 뉴욕 소재 영사관은 뉴욕 지역이 관할지역이다. 지역별 주미 영사관에 대한 자세한 정보와 홈페이지는 주미 대사관 홈페이지(www.koreaembassyusa.org)에서 찾을 수 있다.

주미 한국대사관

주소: 2450 Massachusetts Avenue., N. W.
Washington, D.C. 20008
연락처 - 전화: (202) 939-5600, 팩스: (202) 797-0695
- Website: www.koreaembassyusa.org

그룹으로 해외 현장실습과 인턴십 프로그램을 진행하는 주요 국가의 대사관/영사관 연락처를 소개하면 다음의 표와 같다.

〈표 2-10〉 국가별 한국대사관/영사관 연락처

국가	대사관, 영사관 주소	전화번호, 팩스, 홈페이지
미국	335 E. 45th St.(4th Fl.) New York, NY 10017 (관할: 뉴욕)	Tel: (646) 674-6000 Fax: (646) 674-6023 Website: www.koreaembassyusa.org(대사관)
	3243 Wilshire Blvd. Los Angeles, CA 90010 (관할: 로스앤젤레스)	Tel: (213) 385-9300 Fax: (213) 385-1849 Website: www.koreaembassyusa.org(대사관)
	BC Tower Suite 2700 455 North City Front Plaza Dr Chicago, IL 60611 (관할: 아이오와, 인디애나)	Tel: (312) 822-9485 Fax: (312) 822-9849 Website: www.koreaembassyusa.org(대사관)
	2033 Sixth Ave., #1125 Seattle, WA 98121 (관할: 워싱턴, 몬태나)	Tel: (206) 441-1011 Fax: (206) 441-7912 Website: www.koreaembassyusa.org(대사관)
싱가포르	47 Scotts Road #08-00 Goldbell Tower Singapore 22823	Tel: (65) 6256-1188 Fax: (65) 6254-3191 Website: sgp.mofat.go.kr
일본	日本國 東京都 新宿区 四谷 4-4-10 (우편번호 160-0004)	Tel: (81-3) 3452-7611~9 Fax: (81-3) 3225-9103 Website: www.kr.emb-japan.go.jp
중국	中國 北京市 朝陽區 東方東路 20號. 100600 No 20, DongfangdongLu Chaoyang District Beijing, China	Tel: (86-10) 8531-0700 Fax: (86-10) 8531-0726 Website: www.chinaemb.or.kr/kor

러시아	St. Plyushchikha 56 bldg 1, Moscow (사서함): Embassy of the Republic of Korea P/B 18, Moscow 131001	Tel: (7-495) 783-2727 Fax: (7-495) 783-2777, 783-2797 Website: www.russian-embassy.org/korea
몽골	Olympic St. 10, Sukhbaatar District Ulaanbaatar, Mongolia	Tel: (976-11) 32-1548 Tel: (대표) 31-8470, 32-2890 Fax: (976-11) 31-1157 Website: www.mongolembassy.com

3) 지갑을 분실했을 때

신용카드 분실을 대비하여, 신용카드 분실신고번호를 메모해 둔다. 신용카드 분실 시 곧바로 분실신고센터에 신고한다. 현금은 호텔의 Security Box에 보관하고 필요한 만큼만 지참한다. 외부에서 현장실습이나 개인 활동 중 지갑 분실에 대비해서, 현금 일부(충분한 교통비/택시비 정도)는 지갑 속 외에 별도로 분리하여 지참한다.

4) 휴대전화를 잃어버렸을 때

휴대전화에는 숙소나 응급 시 연락처를 붙여 두는 것이 좋다(카메라나 가방에도 붙인다). 그래야 습득자가 휴대전화를 발견했을 때 연락해 줄 수 있다. 휴대전화를 잃어버리면 자신이 들렀던 장소(예: 식당, 가게 등)에 다시 찾아가서 휴대전화 발견 시 연락해 달라고 부탁하고 연락처를 남긴다. 휴대전화를 잃어버린 상태에서 현지 전화를 사용할 경우를 대비하여, 현지 전화로 전화 거는 방법을 숙지해 둔다.

모든 소지품에는

- 현지생활 중에는 카메라, 지갑, 가방 등 모든 소지품에 연락처(본인, 숙소의 전화번호)를 기입해 두어야 한다. 휴대전화에는 숙소, 친구, 혹은 현지 교육기관의 전화번호를 써둔다. 그래야 분실 중 누군가가 발견하면 연락할 수 있기 때문이다. “돌려주면 후사하겠음(If returned, big reward given)”이라고 써 붙여 놓는 것도 좋을 것이다.
- 식사, 여가활동, 미팅을 하면 들른 곳(혹은 만난 사람)의 명함을 하나씩 챙기면 좋다. 추억의 장소로 기억하기 위한 기록으로뿐만 아니라 소지품 분실 시 연락해서 확인할 수 있기 때문이다. 명함이 없으면 들른 지역의 특징(지역, 건물명, 상호명)을 메모해 두는 습관을 들이면 보고서 작성에도 도움이 된다.

5) 길을 잃었을 때

혼자 다니는 것은 삼간다. 메모해 둔 호텔이나 숙소 주소와 전화번호를 제시해서 도움을 청한다. 현지의 코디네이터나 응급 시 도움을 받을 수 있는 사람의 전화번호를 메모해 둔다. 응급 시에는 현지 경찰에 연락하여 도움을 받는다. 현지에서 현지전화를 사용하여 전화하는 방법과 로밍을 한 휴대전화로 전화 거는 방법을 미리 숙지해 두는 것이 필수적이다.

6) 실습 중 한국의 가족에 문제가 생겼을 때

실습 중 정기적으로 가족과 전화, 메일, 문자 등으로 소통한다. 가족에게 응급 상황이 생겼을 시(예: 가족의 사고, 사망 등으로 실습 도중 출국이 필요한 때) 인솔교수와 상의하여 출국한다.

〈표 2-11〉 주요 문제 상황과 대처방안

문제 상황	예방, 대비한 준비	발생 시 대처방안
사고, 건강상 문제	- 안전주의, 건강유의 - 해외여행자 보험가입 - 응급 상비약 준비	- 인솔교수와 상의 - 필요 시 의료기관에서 치료 - 보험에 청구(진료기록첨부)
여권 분실	- 호텔의 Security Box에 보관 - 복사본 준비 - 대사관 연락처 숙지	- 대사관에 신고, 여권재발급 - 복사본 제출
지갑 분실	- 최소의 신용카드 지참 - 신용카드회사 번호 숙지 - 현금은 Security Box에 보관하고 필요한 만큼만 지참 - 지갑에 연락처 기입	- 카드사에 분실신고 - 교육기관, 경찰에 신고
휴대전화 분실	- 연락처 기입(숙소, 지인) - 현지전화 사용방법 숙지	- 분실 의심 지역 기관에 신고 - 필요 시 로밍 해제, 사용중단 청구
길 잃음	- 혼자 다니지 말 것 - 교육기관, 숙소 주소와 전화번호 숙지	- 숙소 주소와 전화번호 제시하고 택시 탈 것 - 경찰에 도움 요청
한국 가족에 응급 상황 발생	- 가족에 현지 연락처 남길 것 - 정기적으로 안부 전함(이메일, 전화)	- 인솔교수와 상의 - 필요 시 출국
전체적	- 물건에 현지연락처 기입(카메라, 노트북, 가방 등) - 교육기관, 숙소 주소, 전화번호 숙지 - 현지에서 전화하는 방법 숙지 - 약간의 현금 별도로 지참	- 인솔교수와 상의 - 현지 교육기관에 신고 - 경찰에 신고

8. 해외 현장실습의 종료

1) 현장실습의 종료

현장실습 커리큘럼에 따라, 실습 종료시기가 되면 실습 참여 학생과 인솔교수는 다음과 같은 내용을 점검하고 실습 종료를 준비해야 한다.

(1) 실습생 현장실습 종료 준비

① 현장실습 내용 중에 추가 정보가 필요한 경우 최종요청을 한다.
② 현장실습 중 종료해야 할 케이스나 프로젝트가 있을 경우, 현장 교육자와 상의하여 종결하도록 한다.
③ 현장실습 후 추가적으로 해결해야 할 일이 있을 경우, 어떻게 할 것인지 인솔교수, 현장 교육자와 상의하여 결정한다.

(2) 인솔교수 현장실습 종료 준비

① 현지 교육기관과 대학 간에 해결되지 않은 내용이 있는지 확인하고 필요 시 대학에 연락을 취한다(예: 교육비 입금 등).
② 교육자료 중 교육기관에 추가적으로 요청할 것이 있으면 요청하여 확보한다.
③ 현지 기관 방문 중 교육협력에 관한 논의가 필요하면, 실습 종료 전에 회의를 제안하거나 추후 논의와 협력방안을 정한다.
④ 현지 교육 담당자와 상의하여 현장실습평가회/간담회를 미리 계획하고 평가회를 운영한다.

(3) 종료식, 기념식

① 대개의 경우, 실습교육을 마치면서 현지 교육기관이 종료식을 하게 되는데, 이때는 참여한 교육자, 실습 학생, 인솔교수가 함께 실습의 종료를 기념한다.
② 이때에 현지 실습교육자(혹은 기관장), 실습 대표 학생, 인솔교수가 기념소감을 함께

이야기하기도 한다. 이런 기회가 주어지면, 실습생과 인솔교수는 실습의 장점을 강조하면서, 교육 관련 서비스에 대하여 감사의 덕담을 전하도록 한다.

③ 또한 추후 협력계획에 대한 제안과 협력에 대해 부탁한다.

④ 준비한 기념품이 있으면 전달하고, 함께 기념사진을 촬영한다. 기념사진은 귀국 후 감사메일과 함께 사진을 기관에 보내준다.

2) 현장실습평가회

해외 현장실습 일정이 끝나면 현지 교육기관 담당자(교육 책임자, 교육 코디네이터 등), 인솔교수, 참여 학생이 함께 실습간담회/평가회를 가진다. 이를 위해서 현지 교육기관 담당자와 상의해서 실습 마지막 날이나 그 전날 간담회 일정을 미리 확보해 둘 필요가 있다. 지역에 따라 실습 종료기념식 전에 혹은 기념식의 일부로 할 수도 있으나 충분한 토론을 위해서 가능하면 별도의 시간을 정하는 것이 바람직하다.

(1) 현장실습평가회 목적

첫째, 현장실습 프로그램의 장단점을 교육생의 입장으로 밝혀서, 현지 교육기관이 추후 프로그램을 향상시키는 데 도움이 된다. 이때, 참여 학생뿐만 아니라 인솔교수의 견해도 전함으로써 현지 실습교육기관에 유익한 피드백을 제공한다. 둘째는 현지 교육기관이 참여 학생들의 교육태도, 교육결과는 어떠하였는지 잘한 점과 부족한 점에 대한 피드백을 제공함으로써 추후 실습생들은 어떻게 준비하고, 지도할 것인지에 대한 유익한 피드백을 제공한다. 셋째, 현지 교육기관과 참여 학생의 입장에서 대학의 지원(행정적 지원)에 대하여 피드백을 줌으로써, 추후 대학이 어떻게 해외 현장실습 프로그램을 지원할 것인지 유익한 정보를 제공한다.

(2) 현장실습평가회 구성

실습 평가간담회 구성은 다음과 같다. 첫째, 실습 프로그램 운영 중 잘된 점에 대해서 살펴본다. 교육 프로그램의 내용, 대학의 행정 지원, 학생 준비 및 실습활동으로 나누어 잘된 점에 대해서 살펴본다. 둘째, 실습 프로그램 운영 중 개선이 필요한 분야(현지 교육기관이 개선을 요구하는 분야 포함)에 대해서 논의한다. 마찬가지로, 교육 프로그램의 내용, 대학의 행정 지원, 학생 준비 및 실습활동 분야로 나누어서 살펴볼 수 있을 것이다.

(3) 현장실습평가회 결과 처리

평가간담회를 마치면서 개선이 요구되는 분야에 대해서 어떻게 개선할 것인지에 대해서 함께 논의하며, 필요하면 계속 협력하여 개선하기로 하고, 또한 그 과정에서 누가 책임자가 될 것인지 결정한다. 인솔교수는 해외 현장실습 평가 회의록을 작성하여 대학에 전달하고, 평가회에서 제안된 대로 프로그램을 개선하기 위해 필요 시 대학의 업무 담당자와 추가적인 회의를 하여 프로그램을 향상시킨다.

3) 현장실습 종료 후 정리 사항

(1) 실습 종료 및 귀국 시 유의 사항

① 현지에서 공식적인 현장실습이 끝나면 참가자들은 그동안의 긴장으로부터 해방되어, 자유를 만끽하고 현지에서의 마지막 여흥을 즐기고 싶어 하고 이는 자연스러운 현상이지만, 마지막 순간의 안전에 대해서 유의할 필요가 있다.

② 특히 현지에서의 마지막 날에 지나친 음주나 늦은 시간까지의 개별적인 여흥활동은 삼간다.

③ 실습생으로서 적합하지 않은 품목이나 과도한 선물 쇼핑을 하지 않도록 한다.

④ 귀국 수하물은 기준 정량을 넘어가면 추가 요금이 부과되므로, 숙소에서 저울을 빌려서 확인하여 가방을 정리하고, 공항에서 문제가 되지 않도록 미리 대비한다.

⑤ 여권과 항공권을 확인하고 안전하게 보관하고 지참한다.

⑥ 귀국에 필요한 단체행동에 지장을 주지 않도록 각별히 유의한다(예: 공항행 단체 차편 시간 엄수, 공항에서 티켓 check-in 시간, 중간 transfer 시간 등).

⑦ 도움이 필요한 동료실습생을 서로 도와주면서(예: 수하물 이동) 즐겁고 의미 있는 귀국이 되도록 협조한다.

(2) 귀국 후 실습생의 정리 사항

① 실습보고서를 정리하여 학교에 제출한다.

② 현장실습 후 추가적으로 현지 교육기관에 follow-up 사항이 있으면 처리한다(예: 기념 사진 발송, 참고자료 발송 등).

③ 스터디 그룹이 정리할 사항이 있으면 미팅계획을 세워서 진행한다.

④ 학기 시작 후 실습보고회에 대한 계획을 한다.

⑤ 필요한 서류를 학교에 제출한다.

실습 후 실습 학생제출서류
- 일일보고서, 결과보고서 및 전체 보고서 - 여권인적사항 페이지, 출입국확인도장 페이지, 보딩티켓

(3) 귀국 후 인솔교수의 정리 사항

① 해외 현장실습 평가서를 정리하여 학교에 제출하고, 필요 시 담당자와 만나서 개선 필요 사항을 전달한다.

② 현장실습 후 추가적으로 현지 교육기관에 follow-up 사항이 있으면 처리한다(예: 기념 사진 발송, 참고자료 발송 등).

③ 실습생 정리 미팅이 필요할 경우 계획을 세워서 진행한다.

④ 학기 시작 후 실습보고회에 대한 계획을 한다.

⑤ 필요한 서류를 학교에 제출한다.

⑥ 다음 학기에 해외 현장실습 학과목 개설에 대하여 준비한다.

실습 후 인솔교수 제출서류
- 해외 현장실습 평가서/간담회의록 - 일별 숙박영수증, 영수증 - 여권인적사항 페이지, 출입국확인도장 페이지, 보딩티켓

III. 해외 현장실습보고회

해외 현장실습 후 신학기가 시작되면, 학기 초에 그간(주로 그전 방학 동안)에 여러 나라에서 진행된 해외 현장실습·인턴십에 참여했던 학생들이 경험을 발표하는 해외 현장실습보고회(Global Learning Fair)를 개최한다. 여러 나라에서 진행된 여러 가지 현지실습과 인턴십이 소개되므로 대개 하루 종일 진행된다. 관심 있는 학생들은 강의가 없는 시간대에 참여하여 해외 현장실습생들의 경험을 들을 수가 있다.

1. 해외 현장실습보고회의 목적 및 구성

(1) 목적

해외 현장실습보고회를 개최하는 목적은 해외 현장실습 경험 발표에 의한 학습, 해외 현장 관심 학생에 대한 교육과 홍보 그리고 해외 현장실습 프로그램 개선을 들 수 있는데 이를 간단히 논의하면 다음과 같다.

① 해외 현장실습 경험 발표에 의한 학습

해외 현장실습에 참여했던 학생들이 실습 중에 학습한 내용을 정리하여 발표하고 발표회 참가자와 함께 논의한다. 현지실습 중에 시간적 제약으로 충분히 논의하지 못한 부분을 논의해 볼 수 있다. 또한 해외 현장에서 배운 내용을 어떻게 우리나라에 적용할 것인가를 함께 토론하는 기회가 될 것이다. 발표회는 하루 동안 직종별, 나라별로 계속되므로 다른 나라의 프로그램에 참여했던 학생들의 실습경험을 듣고 학습할 수 있는 기회가 될 것이다. 인솔교수의 경우, 여러 나라 프로그램의 내용 학습과 함께 인솔 중에 어떤 경험을 했는지도 함께 나눌 수 있는 기회가 될 것이다.

② 해외 현장실습 관심 학생에 대한 교육과 홍보

해외 현장실습발표회를 통해 추후 해외 현장실습에 참여하고 싶은 학생들에게 미리 관심 있는 나라의 프로그램에 대해 교육하고 홍보할 수 있다. 학생들은 자신이 관심 있는 실습 프로그램을 경험한 학생들에게 자신은 해외 현장실습을 위해 무엇을 준비해야 하는지 그리고 실습에 관하여 궁금한 것에 대해서 직접 질문할 수 있는 좋은 기회이다.

③ 해외 현장실습 프로그램 개선

해외 현장실습을 마친 학생들과 인솔교수의 발표와 토론에 의해, 해외 현장실습 프로그램의 전반에 관하여 또한 구체적인 프로그램을 어떻게 개선할지에 대한 토론이 이루어질 것이다. 직종 책임자나 학교의 담당자는 해당 프로그램을 개선할 수 있는 구체적인 정보를 얻을 수 있을 것이다.

(2) 구성

해외 현장실습보고회는 의료관광 전문직 전 직종이 참여하고 교내에서 평일에 하루 종일 진행되므로, 해외 현장실습・인턴십 프로그램에 대해서 전반적으로 알아볼 수 있는 좋은 기회이다. 이 Fair는 실습보고회, 실습 정보부스 운영, 해외 전문가 특강으로 이루어지는데 이에 대해 간략히 논의하면 다음과 같다.

① 해외 현장실습·인턴십 발표 세션

Fair의 가장 중요한 내용은 해외 현장실습・인턴십에 참여했던 학생들의 발표 세션이다. 현장실습과 인턴십 프로그램이 다양하므로, 각 참여 학생 그룹이 가능한 시간대에 세션을 준비하여 참여한 학생 중 대표학생 2~5명이 실습 내용을 파워포인트로 준비하여 발표하고 나머지 학생은 토론에 참여한다. 발표 내용은 해당 실습 프로그램 내용과 실습경험, 문화체험 등으로 구성되는데, 교육 내용, 사진자료, 동영상 등으로 다양하게 구성한다. 인솔교수가 세션을 운영하고, 관심 있는 학생들이 참여하여 토론하고 질문한다. 여러 프로그램이 하루 내에 발표해야 하므로 실습 프로그램 당 발표 세션은 대개 30분 정도로 정한다.

이 발표 세션에서 인솔교수는 해외 현장실습의 내용을 주어진 시간 내에 잘 발표하도록, 발표자료를 구성하고 발표에는 실습에 참여하였던 학생들이 골고루 참여하도록 지도하는 것이 필요하다. 발표자료는 미리 점검하고 학생들의 발표연습을 지도하고 비발표 학생에게도 적당한 역할(소감발표, 개선사항 제언 등)을 부여하는 것이 중요하다. 또한 곧 바로 다른 실습 프로그램의 발표 세션이 계획되어 있으므로 계획된 시간 내에 발표를 마치도록 한다. 같은 직종에서 2개국 이상에서 실습을 했을 경우, 인솔교수의 협의 하에 두 프로그램이 함께 발표 세션을 구성하는 것도 좋을 것이다. 그럴 경우, 1시간 동안에 두 개의 프로그램을 비교해 볼 수 있고 또한 발표 학생들도 다른 프로그램의 경험을 학습할 수 있는 장점이 있다.

〈표 2-12〉 Global Learning Fair 발표 구성의 예(2010년 가을학기)

의료관광인재양성센터 제1회 Global Learning Fair	
09:00～09:10	개회사: 센터장
09:10～10:30	- 영어 통번역사: 미국 Sierra International College - 국제의사: 미국 Stony Brook University Medical Center - 러시아어 통번역사: 러시아 모스크바 고리키문학대학교
10:30～12:00	- 국제임상간호사: 미국 Sierra International College - 다문화공생 프로그램: 일본 교토 다문화공생센터 - 의료관광 마케터, 국제임상간호사, 다문화공생 프로그램: 중국 옌벤대학교 간호대학
12:00～13:00	중식
13:00～15:00	의료관광 국제 전문가 특별강연 - 주제: Forest Therapy(숲치유) - 강사: Takenaka Masaharu(일본 동북복지대학 강사)
15:00～16:00	- 의료관광 마케터, 국제임상간호사, 다문화공생: 몽골 울란바토르대학교 - 라이프스타일 리모델러: 일본 동북복지대학
16:00～17:30	- 의료관광 코디네이터, 의료관광 마케터, 국제임상간호사: 싱가포르 Parkway Hospital/College
17:30～18:00	인턴십 프로그램 발표

② 해외 현장실습 정보부스 운영

발표 세션에서는 현장실습의 경험을 발표자료를 통해서 집중적으로 발표할 수는 있지만, 발표 시간이 정해져 있으므로 그 시간에 참여할 수 없는 학생들에게는 정보부스가 관심 있는 해외 현장실습 프로그램의 필요한 정보를 얻기에 적합할 것이다. 또한 실습 참여 학생 편에서 보면, 시간 제약으로 발표 세션에서 충분히 나누지 못한 개인경험을 관심 있는 학생들과 좀 더 자세히 나눌 수 있는 좋은 기회가 된다. 정보부스는 특정한 현장실습에 참여했던 학생들이 함께 만들고 운영하며, 교육자료, 사진, 기념품 등으로 흥미롭게 꾸밀 수 있다. 물론 발표 세션에 사용한 발표자료를 활용하여 설명할 수 있다. 또한 정보부스를 운영하면서 다른 정보부스에 방문하여 다른 프로그램에 대해서도 배울 수 있어서, 실습 참여 학생이나 관심 있는 학생들에게 풍성한 교육과 홍보의 장이 될 것이다.

전시부스 구성요령

- 실습 국가, 교육기관, 전문직종 명을 크게 표시한다.
- 전시자료: 실습 사진(첩), 방문기관 브로슈어, 교육자료를 보기 좋게 전시한다.
- 특색 있는 현지 기념품으로 장식한다.
- 현지 실습, 문화체험 동영상을 상영한다.

③ 해외 의료관광 전문가 특강

해외 현장실습보고회가 의료관광 전문직 교육을 위하여 유익한 또 하나의 이유는 해외 의료관광 전문가 특강 때문이다. 해외 현장실습 경험을 나누기 때문에 학생들에게 해외 의료관광에 관한 관심이 고조되어 있는 분위기에서 해외 전문가의 특강을 통해 특정 분야의 해외 의료관광 현황과 내용을 소개함으로써 학생들에게 교육의 효과를 극대화할 수 있다. 센터에서 지속적으로 추진하고 있는 의료관광 정기국제포럼의 연장활동으로 연계해도 좋고, 특별히 학생들이 관심이 있을 해외 의료관광 분야나 강원도에서 적용할 만한 주제로 강연하는 것도 좋을 것이다. 해외 의료관광 실습이나 인턴십에 협력한 기관의 슈퍼바이저나 저명한 의료관광 전문가를 초청하여 특강을 계획하면 교육뿐만 아니라, 해외 기관과의 계속적인 협력차원에서도 유익할 것이다.

2. 준비 및 운영 시 참여자 역할

해외 현장실습보고회는 학교가 운영하는 여러 가지 교육행사 중 일일행사로는 가장 큰 규모의 행사 중 하나가 될 것이므로 대학, 인솔교수, 참여 학생이 긴밀하게 협력하여 준비하고 운영해야 한다. Fair의 준비단계와 운영단계에서 기대되는 대학(HiMTEC), 인솔교수, 실습 참여 학생의 역할을 간략히 정리하면 다음과 같다(〈표 2-13〉).

〈표 2-13〉 Global Learning Fair 운영 시 참여자 역할

참여자	Fair 준비단계	Fair 운영단계
센터 (대학)	- 일정, 장소 결정 및 공고 - 전문 특강사 초청 - 부스 준비 지원 - Fair 홍보	- Fair 장소 전체적 운영 - 학생 및 대외 홍보 - 전문 특강사 의전 - 홍보부스, 토론회, 특강 지원
인솔교수	- 실습발표회 내용계획 - 발표 내용 슈퍼비전 - 홍보부스 준비 지도 - 전문 특강사 추천	- 발표 및 토론 운영 - 정보부스 운영 슈퍼비전 - 전문가 특강 참여 및 토론 - Fair 평가서 작성
실습 참여 학생	- 실습 발표자료 준비 - 홍보부스 준비 - 동료 학생에 홍보	- 정보부스 운영 - 발표회에서 발표 및 토론 - 전문가 특강 참여 및 토론

IV. 해외 현장실습 교과목 이수

의료관광 해외 현장실습은 해외 현장에서의 실습, 해외 현장실습보고회(Global Learning Fair) 그리고 학기 중 해외 현장실습 교과목으로 개설하여 심화학습을 하는 과정을 거친다. 현장실습·인턴십 참여 학생은 이 모든 과정을 거쳐야, 학점을 취득하게 된다(해외 현장실습 교과목의 내용과 운영방법에 관한 자세한 내용은 제4부를 참고).

1. 등록과 준비

방학 중에 해외현지에서 실습이나 인턴십 프로그램을 마친 학생은 다음 학기에 개설되는 해당 해외 현장실습·인턴십 학과목을 등록해야 한다. 학과목은 현장실습의 목적과 기간에 따라 1~3학점으로 구성할 수 있다. 학과목 담당교수는 현장실습에 참여한 인솔교수이며, 2인 이상의 인솔교수가 참여하였거나 1개 이상의 실습 프로그램을 통합하여 학과목을 개설할 경우에는, 공동강의형태로 개설할 수 있다. 해외 현장실습이나 인턴십이 운영되는 방학 중에 교육기간이 충분하고 적절하다고 판단될 때에는 인솔교수가 담당교수가 되어 계절학기로 학과목을 개설할 수 있다.

2. 해외 현장실습 교과목 구성

방학 중에 현장실습을 하고 다음 학기 중에 학과목을 운영하는 경우의 교과목 학습활동은 다양하게 구성할 수 있다. 우선 학기 초에 개최되는 해외 현장실습보고회에서의 발표 준비와 발표회 운영이다. 또한 정보부스를 준비하여 현지실습 경험을 관심 있는 학생들과 나눈다. 학습활동의 주 내용은 현장실습의 내용에 대한 점검과 심화적인 학습과 토론이 될 것이다. 또한 의료관광 국제 컨퍼런스, 포럼, 국내 의료관광 관련 기관 방문, 전문가 특강 등에 참여하는 학습활동도 심화적인 학습에 도움이 될 것이다(학과목 구성과 운영에 관해서는 제4부 1장 참조).

3. 융·복합 교과목으로서의 학과목

의료관광 서비스는 의료관광 코디네이터, 마케터, 통번역사, 의료진 등 다양한 관련 전문가들이 의료관광 환자를 위해 협력해서 제공해야 한다. 그러므로 현장실습교육을 효과적으로 운영하기 위해서는 관련 전문직종이 함께 참여하여 실습을 하고 함께 서비스 전달체계를 연구하는 융·복합 교과목으로 개발·운영하는 것이 필요하다. 이를 위한 몇 가지 방법을 생각해 보면 다음과 같다.

첫째는 2개 이상의 전문직종이 함께 참여하는 현장실습 학과목을 개설하는 것이다. 예를 들어 싱가포르의 Parkway병원/대학에서 현장실습을 한 의료관광 코디네이터, 마케터, 국제임상간호사 직종이 함께 참여하는 해외 현장실습 학과목을 개설하는 경우이다. 학기 중 의료관광 서비스 전달을 위해 어떻게 세 직종이 협력할 것인지 학생들이 구체적인 사례와 상황 하에서 학습할 수 있다.

둘째는 다른 기관에서 현장실습을 한 2개 이상의 다른 전문직종이 함께 학과목을 개설하여 참여하는 것이다. 예를 들면 몽골에서 실습한 의료관광 마케터 팀과 일본에서 실습한 라이프스타일 리모델러팀이 함께 참여하는 학과목을 개설하여 우리나라에서 어떻게 서비스를 제공하고 마케팅할 것인지 공동연구하는 방법이다.

셋째는 해외 현장실습의 학과목은 해외 현지실습을 마친 한 전문직종 학생들로 구성하되, 우리나라 관련 기관에서 다른 전문직종과 함께 연구하는 학습활동을 개발하여 운영하는 방법이다. 또한 해외 현장실습의 궁극적인 목적이 해외 현지에서 배운 내용을 우리나라

의료관광 현장에 적용하는 것이므로 교과목 개발에 있어서 국내 현장 혹은 국내 현장에서 실습을 한 학생들과의 공동연구가 필요하다는 점을 잊지 말아야 한다. 해외 현장실습 교과목 개발과 운영에 관해서는 제4부를 참조하기 바란다.

해외 현장실습 학점취득 과정
- 해외 현장실습 준비(외국어, 선수 과목 이수) - 방학 중 해외 현장실습 참여 - Global Learning Fair 참여 - 학기 중(혹은 계절학기) 해외 현장실습 학과목 수강

제3부

직종별 해외 현장실습 · 인턴십 프로그램

I. 해외 현장실습·인턴십 프로그램 개발과 운영 현황

한림의료관광인재양성센터(HiMTEC)에서는 의료관광 전문인력양성에 있어서 해외 현장실습을 현장실습의 주요한 커리큘럼의 하나로 개발하여 운영하고 있다. 2009년 8월 센터의 오픈 즉시 글로벌네트워크 사업부에서 주도하여, 의료관광 선진국의 의료관광 전문기관과의 협력체계를 구축하고, 의료관광 관련 국제 포럼, 해외 현장실습교육 협력, 연구 협력 등의 사업을 추진하였다. 그 결과 2009년 가을학기 처음으로 국제임상간호사 프로그램의 학생 7명이 미국 캘리포니아주의 Sierra국제대학에서 실습을 하였다. 그 후 가을학기 동안 계속적으로 해외 현장실습 프로그램을 개발하여 2009년 겨울방학 기간 중(2009년 12월~2010년 2월)에 의료관광 코디네이터, 의료관광 마케터, 국제임상간호사 직종의 학생들이 의료관광의 선진국 싱가포르의 Parkway College와 그 재단 병원들에서 1주간 현장실습을 하였다. Parkway재단은 싱가포르에서 민간병원으로는 가장 많은 병상수를 가지고 있고, 인도네시아, 말레이시아, 태국, 중동, 중국 등에서 많은 환자들을 유치하여 치료하는 싱가포르의 가장 대표적인 의료관광기관이며, 최첨단의 의료 서비스를 제공할 뿐 아니라 의료관광 마케팅 분야에도 두각을 나타내고 있어 관련 직종의 해외 현장실습·인턴십에는 최적으로 여겨지고 있다. 같은 기간 중에 의료관광 중국어 통번역사 직종의 학생들이 천진중의약대에서, 국제전문의사 직종의 학생들이 일본의 Heart Hospital Partners of Japan에서 실습을 하였다.

사업 2차 연도를 맞아 해외 현장실습에 대한 학생들의 관심이 증가하고, 글로벌네트워킹이 강화되어 더욱 많은 해외 현장실습 프로그램이 개발, 운영되었다. 그리하여 2010년 하계방학 중에는 Parkway대학과 그 재단 병원에서 의료관광 코디네이터, 의료관광 마케터, 국제임상간호사 직종이 다시 실습하였고, 미국의 Sierra국제대학에서 간호학부 대학원생 프로그램인 진료 코디네이터 학생들과 영어 통번역사 학생들이 실습을 하였다. 또한 중국어 통번역사 학생들은 중국 광저우 화메이병원에서, 일본어 통번역사 학생들은 일본 다문화공생 교토센터에서, 러시아어 통번역사 학생들은 러시아의 고리키문학대학에서 실습을 하여 언어별 통번역사 학생들이 모두 해당 언어 국가에서 현장실습과 인턴십을 하게 되었다. 국제전문의사는 미국 뉴욕주립대(State University of New York, Stony Brook) Medical Center에서 미국 의사자격증 취득을 위한 시뮬레이션 교육과 심폐소생술에 대한 교육 후에 해당 자격증도 취득하는 성과를 보였다.

이 기간 중에는 우리나라 의료관광 client 그룹에 속하는 나라에서의 실습과 협력사업도 활기를 띠어 몽골 및 중국과의 프로그램을 개발 운영한 것도 주목할 만하다. 그리하여 몽골의 울란바토르대학에서 의료관광 마케터, 국제임상간호사, 다문화공생 프로그램의 학생들이 그리고 중국 옌벤대학교에서도 의료관광 마케터, 국제임상간호사, 다문화공생 프로그램의 학생들이 현장에서 분야 전문실습과 문화 학습실습을 하게 되었다. 또한 라이프스타일 리모델러 학생들이 일본 동북복지대학에서 실습을 하였는데 이 프로그램에는 현대인들이 많은 관심을 가지고 있는 숲치료, 승마치료, 스파치료(spa therapy), 미술치료, 노르딕 등 다양한 건강증진/레크리에이션 스포츠 프로그램으로 구성되어 있어 학생들에게 의료관광 client의 건강증진을 위한 구체적이면서 전망 있는 프로그램에 대한 실제적 교육을 제공하였다.

2010년 동계방학 중(2011년 1~2월)에는 Parkway College와 그 재단 병원에서 의료관광 코디네이터와 의료관광 마케터 학생들이 세 번째의 실습을 하였다. 또한 의료관광 홍보 전문가 직종의 학생들이 중국 상하이 우리들병원과 대홍기획 등의 기관에서 실습을 하게 되어, 해외 현장실습이 필요한 의료관광 전문인력을 위한 해외 현장실습·인턴십 프로그램이 모두 개발되고 운영되었다(임상 메디케어 제품 개발 전문가 직종은 센터의 사업계획상 해외 현장실습을 필요로 하지 않음).

2011년 하계방학 중에는 통번역사 해외 현지 언어문화 인턴십, 국제전문의사, 국제임상간호사, 진료 코디네이터의 해외 현장실습이 그간 개발된 해외 현장실습장에서 계속되었다. 영어권의 경우 몬태나 주립대학에서 새로운 실습을 시작하고, 의료관광 코디네이터와 의료관광 마케터는 Purdue대학교와 Drake대학교의 신규 프로그램에서 실습을 진행하였다.

2011년 여름학기 현재까지 개발운영되고 있는 HiMTEC의 직종별 의료관광 해외 현장실습·인턴십 프로그램을 정리한 것으로 참여하는 해당 학과는 다음과 같다(〈표 3-1〉).

〈표 3-1〉 의료관광 해외 현장실습·인턴십 현황

<table>
<tr><th colspan="2">전문가 직종</th><th>해외 현장실습·인턴십 현황</th><th>참여 학과</th></tr>
<tr><td rowspan="2">의료관광 코디네이터</td><td>의료관광 코디네이터</td><td>- Parkway대학 College/Hospital(싱가포르)
- Purdue대학교(미국)</td><td>간호학부, 사회복지학부, 사회학과, 경영학부, 국제학부, 영어영문학과, 중국학과, 러시아학과, 일본학과</td></tr>
<tr><td>진료 코디네이터</td><td>- Sierra국제대학(미국)</td><td>간호학과 대학원</td></tr>
<tr><td rowspan="2">의료관광 마케터</td><td>의료관광 마케터</td><td>- Parkway College/Hospital(싱가포르)
- 옌벤대학교(중국)
- 울란바토르대학교(몽골)
- Drake대학교(미국)</td><td>경영학부, 언론정보학부, 사회복지학부, 사회학과, 국제학부, 영어영문학과, 중국학과, 러시아학과, 일본학과</td></tr>
<tr><td>의료관광 홍보 전문가 (IAA-Med)</td><td>- 상하이 우리들병원 등(중국)</td><td>언론정보학부</td></tr>
<tr><td rowspan="4">의료관광 통번역사</td><td>영어</td><td>- Sierra국제대학(미국)
- 몬태나주립대학교(미국)</td><td>영어영문학과</td></tr>
<tr><td>중국어</td><td>- 천진중의약대학교(중국)
- 화메이병원(중국)</td><td>중국학과</td></tr>
<tr><td>일본어</td><td>- 다문화공생센터 교토(일본)</td><td>일본학과</td></tr>
<tr><td>러시아어</td><td>- 모스코바 고리키문학대학(러시아)</td><td>러시아학과</td></tr>
<tr><td colspan="2">국제전문의사</td><td>- SUNY-Stony Brook(미국)
- Heart Hospital Partners of Japan(일본)</td><td>의예(학)과</td></tr>
<tr><td colspan="2">국제임상간호사</td><td>- Sierra국제대학(미국)
- Parkway College/Hospital(싱가포르)
- 옌벤대학교(중국)
- 울란바토르대학교(몽골)</td><td>간호학부</td></tr>
<tr><td colspan="2">라이프스타일 리모델러</td><td>- 동북복지대학(일본)</td><td>간호학부, 심리학과, 식품영양학과, 체육학부</td></tr>
<tr><td colspan="2">임상 메디케어 제품 개발 전문가</td><td>- 해외 현장실습·인턴십 계획 없음</td><td>바이오메디컬학과, 생명과학과, 식품영양학과,</td></tr>
<tr><td colspan="2">다문화공생 프로그램*</td><td>- 옌벤대학교(중국)
- 울란바토르대학교(몽골)</td><td>센터 공동</td></tr>
</table>

* 다문화공생은 전문직종이 아니라 다문화 인식제고를 위한 특별 프로그램임

자료: HiMTEC 내부자료(2009~2011), 저자가 종합정리 함

HiMTEC에서 운영한 의료관광 해외 현장실습·인턴십을 기간별로 정리한 프로그램 개발과 운영 현황은 다음과 같다(〈표 3-2〉).

〈표 3-2〉 의료관광 해외 현장실습·인턴십* 프로그램 운영 현황

양성인력		2009 가을학기 중 장소, 인솔교수, 학생수	2009 동계방학 중 장소, 인솔교수, 학생수	2010 하계 방학 중 장소, 인솔교수, 학생수	2010 동계 방학 중 장소, 인솔교수, 학생수
의료관광 코디네이터	의료관광 코디네이터		Parkway, 김영화, 15	Parkway, 유승남, 10	Parkway, 고태규, 9
	진료 코디네이터			Sierra, 이명옥, 5	
의료관광 마케터	의료관광 마케터		Parkway, 고윤순, 15	Parkway, 문성훈, 10 옌벤대학, 김신동, 1 울란바토르대학, 이기홍, 3	Parkway, 김신동, 10
	의료관광 홍보 전문가 (IAA-Med)				상하이, 손영석/박동진, 17 상하이 인턴십, 2(2개월)
의료관광 통번역사	영어			Sierra국제대학, 주영탁, 11	LA, 권은경, 2(2주)
	중국어		천진중의약대**(4주) 조정래/김남이, 16	광저우 화메이병원**(3주) 조정래/김남이, 16	화메이병원, 조정래/김남이, 16
	일본어			다문화공생교토**(3주), 최수나, 16	교토, 최수나, 15(2주)
	러시아어			고리키문학대학**(4주), 원석범, 11	러시아, 원석범, 10(4주)
국제전문의사			Heart Hospital Parters of Japan, 서준교/이종호, 16	SUNY-Stony Brook, 안무업/손유동, 16	
국제임상간호사		Sierra, 안수연, 7	Parkway, 정금희, 10	Parkway, 양순옥, 10 Sierra, 안수연, 10 옌벤대학, 강경화, 10 울란바토르대학, 장희정, 10	
라이프스타일 리모델러				동북복지대학, 김근영, 10	
임상 메디케어 제품 개발 전문가					
다문화공생 프로그램				옌벤대학, 김신동, 5 울란바토르대학, 이기홍, 5	

* 인턴십의 경우 해외 현장실습보다 기간이 길며 괄호 안에 기간 표시

** 해외관광공사 7개 지사 해외 인턴십: 러시아, 홍콩, 일본, 독일, 싱가포르, 캐나다 7명(2개월)

Ⅱ. 직종별 해외 현장실습 프로그램

1. 의료관광 코디네이터 프로그램

의료관광 코디네이터 해외 현장실습 프로그램은 현재 싱가포르 Parkway대학과 협력병원들을 통해 하계방학과 동계방학 중에 이루어지고 있다. 주로 일주일(6박 7일) 정도의 프로그램으로 구성되어 있으며, 대개 일요일에 출국하여 토요일에 귀국한다. 2009년 동계방학 중(2010년 1월)과 2010년 하계방학 중에 실습이 진행되었다. 또 하나는 미국 인디애나주 Purdue대학교에서 제공하는 의료관광 코디네이터 실습 프로그램으로 2011년 하계방학 중에 운영되었다.

해외 현장실습 참여 학생선발은 의료관광 코디네이터 프로그램에 참여하는 학과에서 해외 현장실습을 신청한 학생 중에 전 학기 성적, 의료관광센터에서 관리한 활동 마일리지, 필요 선수 과목 이수 여부, 언어교육 여부 등을 고려하여, 8～20명 정도의 해외 현장실습 참여 학생을 의료관광 코디네이터 장학위원회에서 선발한다.

실습 시 의료관광 코디네이터 참여 학과 직종 담당교수가 인솔교수로 함께 참여하여, 실습 준비, 현장실습 과정 중 교육과 현장지도, 실습 후 추후 교육을 담당한다. 의료관광 코디네이터 해외 현장실습에 참여한 학생들은 현장실습의 경험을 파워포인트 프레젠테이션, 부스전시회, 토론을 통해 다음 학기 초에 센터에서 개최하는 Global Learning Fair에 참여하는 것이 의무적이다. 실습 후 다음 학기에 학과목으로 개설될 경우, 실습 참여 학생들이 수강하게 되고 인솔교수가 담당교수로 추가 심화학습을 진행하게 된다.

싱가포르 현장실습 프로그램을 소개하면 다음과 같다. 실습 참여 학생은 의료관광산업 선진 국가인 싱가포르의 문화를 경험하고, 실제 Parkway Hospital & College에서 개발한 의료관광교육 프로그램을 통해 실습을 하게 된다. 해외 현장실습 프로그램은 싱가포르 의료전달체계, 의료 서비스와 의료관광 제품, 의료관광 코디네이터의 역할과 자세에 관한 관련 강의교육, 의료관광 서비스를 제공하는 Parkway 협력병원들의 방문을 통한 체험교육과 의료관광 코디네이터 역할교육 등으로 이루어진다.

특히 이 프로그램은 의료관광산업의 선진국 싱가포르에서 행해지고 또한 의료관광의 대표주자인 Parkway병원과 연계하여 진행하는 장점이 있다. Parkway그룹은 전 세계 14개국에 사무국을 두고, 44개의 국제환자지원센터를 운영하고 있어 환자진료의 국제화에 선두 병원 중의 하나이다. 이 중 대표 병원인 싱가포르 내 Mount Elizabeth Hospital(505병상)을 방문하여, 전반적인 국제환자 진료 프로그램 학습, 병원체계 내에 긴밀하게 발전되어 있는 협력 전문의료센터 방문, 국제진료센터 방문을 통해 현장에서 의료관광 상황을 직접 견학하게 된다.

싱가포르 의료관광 코디네이터 현장실습 중 또 다른 하나의 핵심 학습활동은 의료관광객을 돕는 구체적인 과정에서 의료관광 코디네이터로서의 역할과 자세한 학습에 관한 부분이다. 의료관광객의 입국 준비, 입국, 의료 서비스 제공, 관광, 출국의 과정에서 의료관광 코디네이터는 무엇을 해야 하는지 학습하고 상황을 준비하여 role-play하고 토론하는 실습시간을 가진다. 의료관광 코디네이터 서비스 경험이 많은 병원의 전문가에 의한 이 학습은 실습 학생들에게 코디네이터의 구체적 직무파악과 훈련에 도움이 된다. 이 프로그램에서는 대개의 경우 Parkway대학의 의료관광 해외 현장실습에 참여하는 타 직종(의료관광 마케터 등) 참여 학생들과 함께 강의와 병원현장 방문, 문화체험활동을 같이한다.

의료관광 코디네이터 해외 현장실습을 위한 또 하나의 프로그램은 미국 Purdue대학교에서 운영한다. 이것은 인디애나주 웨스트 라피엣(West Lafayette)시 소재 Purdue대학교에서 School of Health and Human Science 프로그램이 개발되어, 2011년 하계방학 중 3주간(7월 11~31일) 진행되었고, 계절학기 학과목으로 개발되어 3학점을 이수하게 되었다. 이 프로그램은 의료관광과 의료관광 코디네이터에 대한 전반적인 학습을 하면서 미국의 의료정책, out-bound 의료관광 가능성, 미국 사회와 문화에 대한 학습을 함께하게 된다.

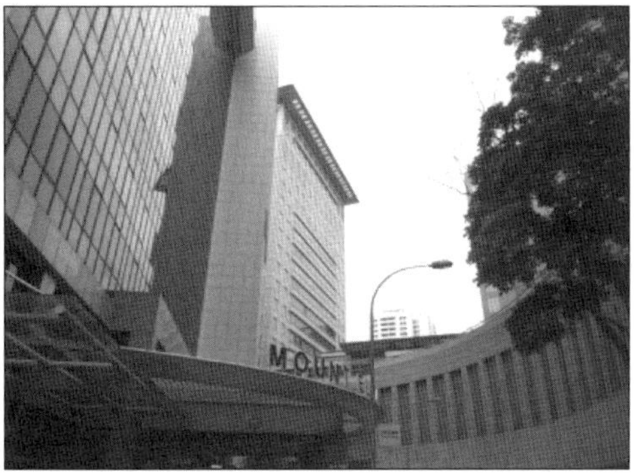

Mount Elizabeth Hospital 전경

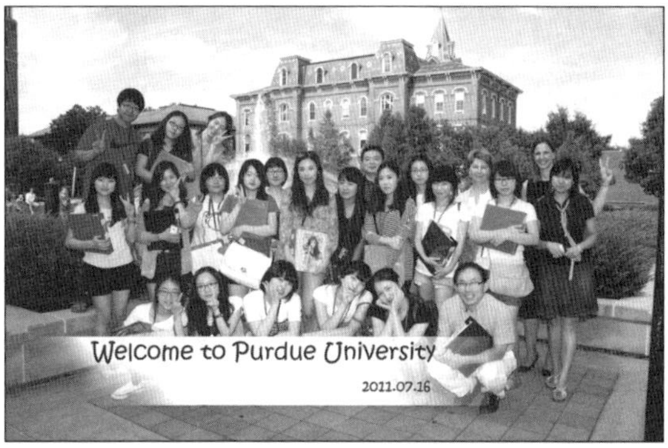

Purdue대학교에서의 현장실습

싱가포르 Parkway대학과 협력병원, Purdue대학교 프로그램의 내용을 간단히 정리하면 다음과 같다(〈표 3-3〉, 〈표 3-4〉).

〈표 3-3〉 의료관광 코디네이터 해외 현장실습 – 싱가포르 Parkway대학

	Mon(1/24)	Tue(1/25)	Wed(1/26)	Thu(1/27)	Fri(1/28)
AM	- Introduction to Parkway Hospitals, Singapore, Parkway College of Nursing and Allied Health - Singapore's Healthcare System	Medical Tourism: The Singapore Experience - History - Services - Challenges Medical Tourism in Parkway Health Group	Service From the Heart - Purpose - Attitude - Skills of Service Providers for Medical Travelers Role-play & Discussion	Handling Arrival & Departure of Medical Travelers - Preparation - Airport Services - Medical Service Coordination - Departure Plan & Service Role-play & Discussion	Managing Difficult Customer Situation - Cultural Issues - Legal Issues - Medical Issues
PM	Visit to a Parkway Health Hospital(Mount Elizabeth Hospital)	- Cultural Diversity in Healthcare Cross-Cultural Communication			Graduation Ceremony

〈표 3-4〉 의료관광 코디네이터 해외 현장실습 - 미국 Purdue대학교

Date(Day)	Study Topic, Activity	Notes
July 16(Sat)	Arrival and Check-in	
July 17(Sun)	Campus Tour, Welcome Reception	
July 18(Mon)	Introduction to Tourism	
July 19(Tue)	Psychology of Travel	
July 20(Wed)	Components of the Tourism System - Attractions	Quiz 1
July 21(Thu)	Components of the Tourism System - Transportation	Assignment 1 Due
July 22(Fri)	Components of the Tourism System - Accommodations and Food Service	Quiz 2
July 23(Sat)	Fieldtrip to Chicago	
July 24(Sun)	Day Off	
July 25(Mon)	Management of Tourism - Marketing	
July 26(Tue)	Management of Tourism - Operations	
July 27(Wed)	Management of Tourism - Human Service Management	Quiz 3
July 28(Thu)	Module 2: Introduction to Medical Tourism	Assignment 2 Due
July 29(Fri)	Demand Side: Medical Tourist Decision Factors	
July 30(Sat)	Fieldtrip to Indianapolis	
July 31(Sun)	Day Off	
Aug 1(Mon)	Demand Side: Medical Tourist Motivations	
Aug 2(Tue)	Supply Side: Components of Medical Tourism	Quiz 4
Aug 3(Wed)	Supply Side: Coordination of Medical Travel/Medical Tourism Companies(MTCs)	
Aug 4(Thu)	Overview of Trends and Issues in Medical Tourism/Course Review for Final Exam	Assignment 3 Due
Aug 5(Fri)	Final Exam and Certificate Ceremony	
Aug 6(Sat)	Check-out	

2. 의료관광 마케터 프로그램

의료관광 마케터 해외 현장실습은 싱가포르(Parkway College & Hospitals), 중국(옌벤대학병원과 부속기관), 몽골(울란바토르대학교와 협력기관) 그리고 미국(Drake대학교와 협력기관) 프로그램이 개발되어 있으며 실습은 하계방학과 동계방학 중에 이루어지고 있다.

해외 현장실습 프로그램은 강의교육, 관련 의료보건기관 · 의료관광 에이전시 방문, 기관에서의 견학과 실습, 현장주민 방문 및 인터뷰 그리고 다양한 체험문화활등 등으로 구성되어 있다. 해외 현장실습이 진행되는 연도의 사정에 따라 변경될 수 있으나 실습 일정은 대개 싱가포르는 일주일(6박 7일), 중국은 10일(9박 10일), 몽골은 10일(9박 10일), 미국은 3주(20박 21일)의 일정이다.

미국 Drake대학교 프로그램은 가장 최근에 개발되었으며, 2011년 하계방학 중 3주간(7월 15일~8월 4일) 진행되었고, 이 프로그램은 계절학기 학과목으로 개발되어 계절학기 3학점을 이수할 수 있다. 싱가포르 Parkway대학 프로그램은 2009년 동계방학(2010년 1월)에 개발되어 운영하였고, 그 후에도 계속하여 2010년 하계, 동계방학 중에도 운영하였으며 10명 내외의 학생이 참여하였다. 이 프로그램은 같은 시기에 Parkway대학에서 운영하는 의료관광 코디네이터, 국제임상간호사 실습과 한 팀을 이루어 진행하였다.

중국 옌벤대학교와 협력기관 프로그램은 2010년 하계방학 중에 개발되어 운영되었고, 국제임상간호사, 다문화공생 프로그램과 함께 팀을 이루어 진행하였다. 몽골 울란바토르대학과 협력기관 프로그램은 2010년 하계방학 중에 개발되어 운영되었고, 중국 옌벤대학교와 마찬가지로 국제임상간호사, 다문화공생 프로그램과 함께 팀을 이루어 진행하였다.

의료관광 마케터 양성에 참여하는 학과에서 해외 현장실습을 신청한 학생들 중에 전 학기 성적, 센터 마일리지, 관련 선수 과목 이수, 언어 과목 이수/능력 등을 고려하여 선발한다. 참여 학과 직종 담당교수가 인솔교수로 해외 현장에 참여하여 실습을 운영한다. 참여 학생은 실습 후 센터에서 주관하는 Global Learning Fair에서 다른 학생들과 함께 경험을 공유해야 한다. 해외 현장실습 후 다음 학기에 학과목으로 개설되며 인솔교수가 담당교수가 되어 추가 심화학습을 진행하게 된다.

의료관광 마케터 해외 현장실습을 위하여 개발된 미국, 싱가포르, 중국, 몽골 프로그램을 하나씩 간략히 소개하면 다음과 같다.

1) 미국 Drake대학교 프로그램

의료관광 마케터 미국 해외 현장실습은 아이오와주 디모인(Des Mones)시 소재 Drake대학교에서 진행된다. 이 대학의 경영행정대학(CBPA, College of Business and Public Administration), Center for Professional Studies에서 교육 프로그램을 2011년 여름학기 중에 3주간 운영하였다. 이 프로그램은 기본적으로는 의료관광 마케터 현장실습을 위해 계획되었으나, 실제 운영에 있어서는 의료관광 마케터뿐만 아니라 다른 직종 학생도 참여하여 학제 간 교육으로 운영된 것이 특징이다.

이곳에서의 마케터 현장실습은 대학에서의 강의, 기관 견학, 문화체험활동으로 구성된다. 강의는 의료관광·마케팅 분야와 미국 문화의 두 가지로 진행된다. 의료관광·마케팅 분야는 미국의 의료정책, 관광과 의료관광, 의료관광 마케팅, 의료관광의 장단점, 강의 리뷰, 소그룹 스터디와 발표 등으로 구성되어 있다. 미국 문화 강의는 미국 문화, 미국 정부, Cross-cultural Communication 등을 포함한다. 특히 아이오와주는 1972년부터 미국 대통령 선거에 있어 50개 주 중 가장 먼저 대통령후보에 대한 선거를 하고(Iowa Caucus) 이것이 미국 전체 선거에 영향을 미치는데, 디모인은 아이오아 정치, 행정의 중심도시이기 때문에 이것을 이해하는 것은 의미가 있다.

미국에서의 현장실습은 의료관광 전문가들, 특히 의료관광 마케터에게 특별한 학습경험을 제공한다. 왜냐하면 미국은 의료 전문가나 시설 면에서는 최고의 선진의료 기술수준을 유지하지만 의료관광 선진국은 아니기 때문이다. 오히려 전 국민 의료보험정책이 취약하고 고가의 의료비 그리고 일부 분야의 서비스 대기시간이 길어 환자들이 외국으로 의료 서비스를 떠나는 의료관광 out-bound 국가이다. 실제적으로 2010년 현재 우리나라를 찾은 미국인(Korean-American이 대부분)은 16,000명 이상이나 된다. 그러므로 의료관광 마케터를 포함한 의료관광 전문직종 학생들이 미국 현지에서 의료정책, 의료 서비스 현황을 살펴보고 마케팅·의료관광 서비스 전략을 연구해 보는 것이 시급한 실정이다. 또한 환자들에게 외국에서의 의료 서비스를 고려하고 있는 미국 내 민간 의료보험회사의 현황과 추이를 살펴보는 것은 의료관광 마케터에게는 필수적이다.

기관 견학은 크게 의료기관 견학과 의료보험 관련 기관으로 나뉜다. 의료기관은 아이오와감리병원(Iowa Methodist Medical Center), 블랭크아동병원(Blank Children's Hospital) 그리고 감리교서부병원(Methodist West Hospital) 등이 있다. 아이오와감리병원은 시내 중심부에서 각종 중증 환자를 위한 의료 서비스와 첨단의 서비스를 담당하며, 블랭크아동병원은 기부

문화와 저소득층 아동에 대한 서비스도 함께 살펴볼 수 있는 특징이 있다. 대조적으로 감리교서부병원은 노인을 대상으로 하는 노인 전문병원으로 의료시설과 재활생활에 필요한 서비스와 시설이 최상급으로 구성되어 있어서 미국의 다양한 의료 서비스 현황과 특징을 살펴볼 수 있다.

의료보험 관련 기관으로 아이오아주에서 가장 큰 민간 의료보험회사인 웰마크보험회사(Wellmark Insurance Company)를 견학한다. 이 견학에서 실습생들은 미국 민간보험과 웰마크, Blue Cross Blue Shield의 서비스 현황과 증가하는 의료비 통제와 보험자에 대한 서비스 증진방안으로 의료관광을 고려하는 상황에 대해서 학습한다.

문화체험활동으로는 Iowa Capital, Court & Museum, Jordan Creek Mall, University of Chicago, John Hancock Tower(시카고 소재) 그리고 Mall of America(미니애폴리스 소재) 등을 포함한다.

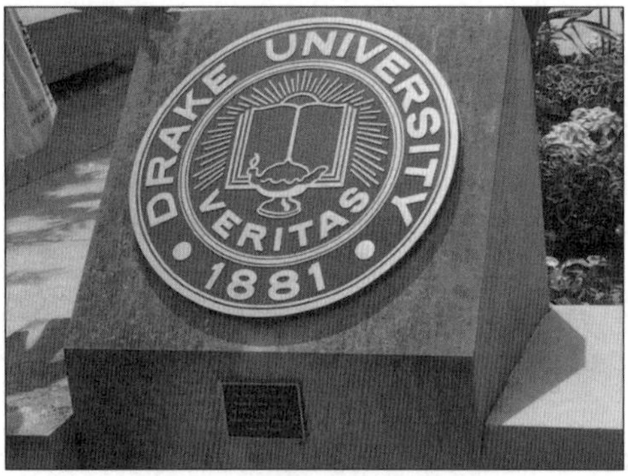

Drake대학교 기념비

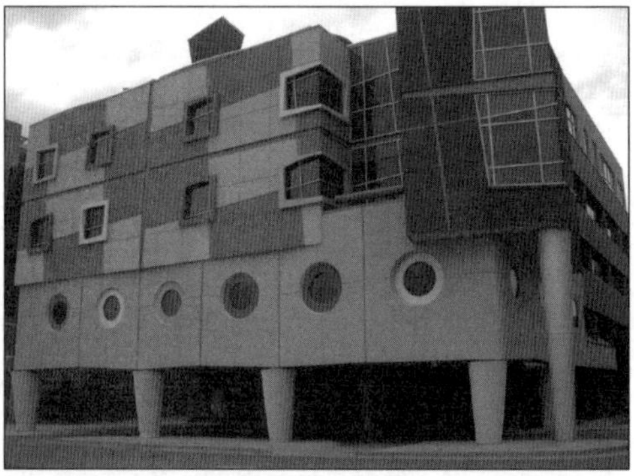
블랭크아동병원 전경

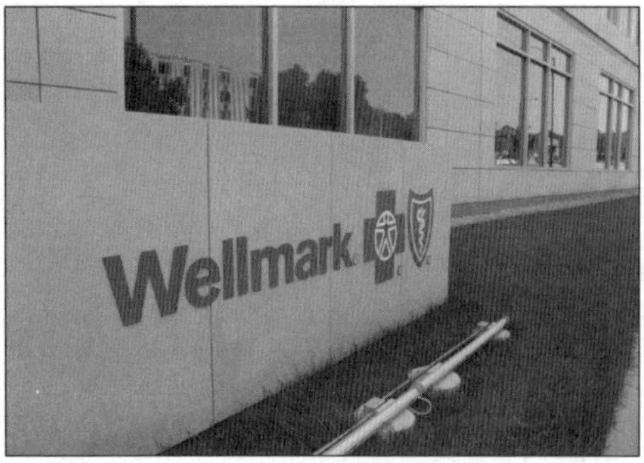

웰마크보험회사 전경

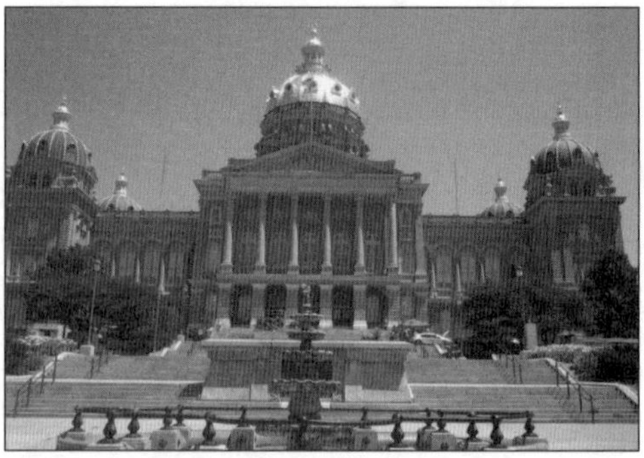
아이오아 주청사 전경

2011년 하계방학 중에 운영된 Drake대학교 의료관광 마케터 해외 현장실습의 내용과 일정을 요약하면 다음과 같다(〈표 3-5〉).

〈표 3-5〉 의료관광 마케터 해외 현장실습 – 미국 Drake대학교

Date(Day)	Study Topic, Activity
July 15(Fri)	Arrival/Check-in, Campus Tour
July 16(Sat)	Campus Tour, Welcome Reception
July 17(Sun)	Day Off
July 18(Mon)	- Intro. to Tourism(Prof. Lance Noe), Review(Prof. Inchul Suh) - American Culture(Prof. Grouling)
July 19(Tue)	- Health Care Policy in US(Prof. Allen Zagoren) - American Culture(Prof. Grouling)
July 20(Wed)	- Visit to Iowa Capital, Study on American Politics(Iowa Caucus) Visit to State Court & Musium
July 21(Thu)	- Health Care System: HMO, PPOs(Prof. Zagoren), Review - Culture: US Government(Prof. Grouling)
July 22(Fri)	- Visit to Jordan Creek Mall - Dinner at Prof. Suh
July 23(Sat)	Rest & Individual Time
July 24(Sun)	Day Off
July 25(Mon)	- Marketing in Medical Tourism(Prof. Natalie) - American Culture(Prof. Grouling)
July 26(Tue)	- Reform in US Health Policy - Obama Care(Prof. Zagoren) - American Culture(Prof. Grouling)
July 27(Wed)	Visit to Wellmark Health Insurance Company
July 28(Thu)	Visit to Iowa Hospital(AM) Visit to Iowa Methodist Medical Centerl(PM)
July 29(Fri)	Visit to Chicago(Univ. of Chicago, John Hancock Tower)
July 30(Sat)	Visit to Mall of America(Minneapolis, Minnesota)
July 31(Sun)	Day Off
Aug 1(Mon)	- Cross-Cultural Communication(Prof. Mattew Mitchell) - Quiz & Preparation for Small Group Presentation
Aug 2(Tue)	Pros & Cons of Medical Tourism(Prof. Mattew Mitchell) Preparation for Small Group Presentation(for US Patients)
Aug 3(Wed)	Group Presentations, Review(Prof. Inchul Suh) Graduation Ceremony
Aug 4(Thu)	Departure to Korea

* 2011년 하계방학 중 운영

2) 싱가포르 Pakway대학 프로그램

싱가포르의 의료관광 마케터 프로그램은 Parkway대학과 협력병원 Mount Elizabeth Hospital을 중심으로 진행된다. 이곳에서의 현장실습은 대학에서의 강의, 의료관광 병원과 센터 방문, 문화체험활동으로 구성된다. 강의는 의료관광 선진국인 싱가포르의 의료정책, 의료관광 현황, Parkway병원그룹의 의료관광 현황, 의료기관인증, Parkway그룹 마케팅, 국제 환자 마케팅 방법 그리고 의료관광 마케터의 역할에 대해 학습하게 된다.

Parkway병원그룹은 의료관광 선진국인 싱가포르에서도 의료관광의 선두 주자이고 이 그룹은 국제 환자를 위한 마케팅 분야에서 뛰어난 실적과 기술을 가지고 있어 현장과 연결된 생동감 있는 교육을 실시한다. 특히 Parkway그룹 중에서 싱가포르 의료관광의 대표 병원인 Mount Elizabeth Hospital을 견학하여 학습한다. 이 병원에서는 의료관광의 현황, 전문 협력 클리닉과의 협력의 중요성과 협력 클리닉 현황, 국제의료센터의 운영 현황 등을 살펴보고 의료관광전달 체계 내에서의 국제마케팅의 내용을 살펴보게 된다. Parkway대학 현장실습 프로그램의 또 하나의 장점은 Parkway그룹 내에서 권위 있는 의료관광 마케팅 전문가가 직접 교육을 담당하여 그간의 현장에서의 경험을 나누면서 교육한다는 점이다. 실제로 이 분야에 최고 권위를 가진 Parkway그룹 국제의료 마케팅 전문가 Mr. Tan이 교육 프로그램을 진행하고, 후에 한림대학교에 초청되어 의료관광 마케팅에 관한 특강을 하기도 하였다. 체험활동으로는 실습기간에 따라 변동이 있겠지만 싱가포르 국립대학, City Hall, Merlion Park, Clarke Quay, Sentosa, Night Safari, China Town 등을 포함할 것이다.

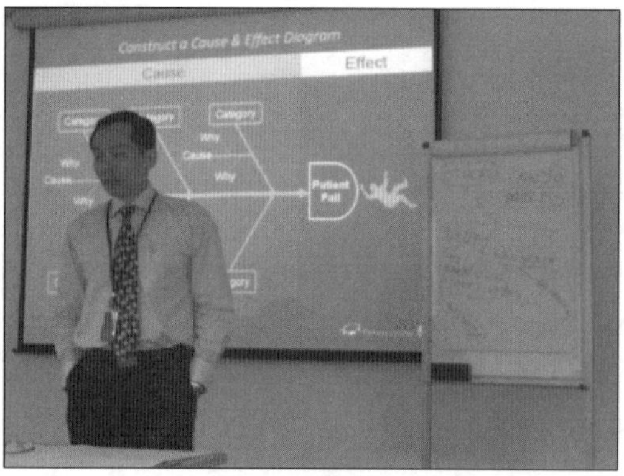

Parkway대학에서 강의 모습

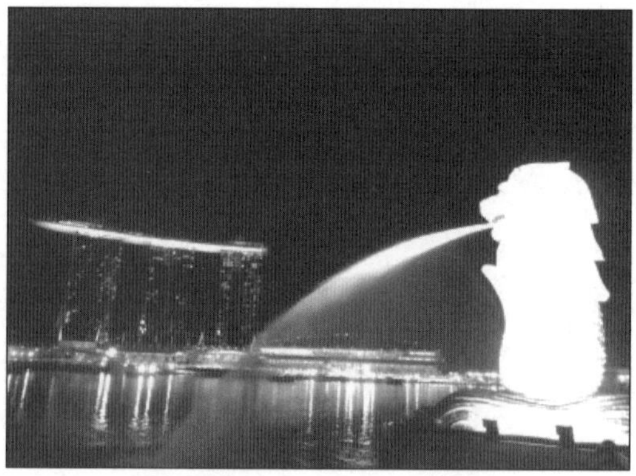
싱가포르 Merlion Park 공원야경

싱가포르 Parkway대학의 현장실습일정과 내용을 정리하면 다음과 같다(〈표 3-6〉).

〈표 3-6〉 의료관광 마케터 해외 현장실습-싱가포르 Parkway대학

<table>
<tr><th></th><th>Mon(1/24)</th><th>Tue(1/25)</th><th>Wed(1/26)</th><th>Thu(1/27)</th><th>Fri(1/28)</th></tr>
<tr><td>AM</td><td>- Introduction
- Parkway Hospitals
- Singapore
- Parkway College of Nursing and Allied Health

- Singapore's Healthcare System</td><td>Medical Tourism in Singapore Experience
- History
- Services
- Challenges</td><td rowspan="2">- Be a Leader: Developing Leadership Skills Goals & Vision Attitude Practice (Mr. Tan)

- Improving Employee Performance through Effective Appraisals

Small Group Role-Play</td><td rowspan="2">Leading High Performance Teams Service Areas Quality Assurance Inter-Disciplinary Team Organization

Small Group Role-Play</td><td rowspan="2">Medical Tourism Marketing Target Groups Needs Assessment Ways of Marketing Case Examples (Mr. Tan)

Graduation Ceremony</td></tr>
<tr><td>PM</td><td>Visit to a Parkway Health Hospital: Mount Elizabeth Hospital, Int'l Patient Center & Professional Clinics</td><td>- Cultural Diversity in Healthcare
- Cross-Cultural Communication</td></tr>
</table>

* 2010년 하계방학 중 운영

3) 중국 옌벤대학교 프로그램

중국 의료관광 마케터 현장실습 프로그램은 옌벤대학교와 협력기관들을 중심으로 진행된다. 이곳에서의 현장실습은 선진의료관광, 외국 환자 마케팅 선진기술을 학습하는 것보다는 중국이 우리나라 의료관광산업 타깃 국가가 될 수 있으므로 의료관광 클라이언트 집단의 문화, 의료욕구를 파악하고 의료 서비스를 계획하여 마케팅하는 방법을 연습하는 데 중점을 둔다. 현장실습은 옌벤대학교에서의 강의, 옌벤지역 의료 관련 기관 견학, 현장 및 주민욕구조사, 문화체험 등으로 구성된다. 강의는 중국 의료 서비스 현황, 의료위생관련법, 옌벤 지역 생활양식과 건강상태, 농촌결손가정 아동의 건강문제, 중서의협진 등에 관한 것으로 구성된다. 관련 기관 방문은 옌벤대학교부속병원, 노인요양원, 옌벤부유보건원, 옌벤방송국 등이 포함된다.

현장실습 중에는 옌벤 지역 주민생활양식 건강상태에 대한 강의학습 후에 직접 현장으로 나가서 현장조사를 하고 주민을 인터뷰하는 실습을 한다. 현장조사는 주민인터뷰, 가정방문, 지역시찰 등 다양한 방법을 활용한다. 이러한 활동을 통해 옌벤 지역 조선족과 주민의 생활양식과 건강상태를 직접 확인해 보고 필요한 의료, 사회 서비스가 무엇인지 계획해 보고, 계획된 서비스를 마케팅하는 방법을 연구해 본다. 또한 직접 주민들을 만남으로써 현지 문화를 체험하는 경험을 가지게 된다. 또한 이 실습 프로그램은 오전에 생활중국어를 학습하여 학생들의 기본 중국어 능력을 향상시키도록 계획되어 있다. 중한대학생과의 교류를 통해 중국 유학생들의 경험을 같이 나누는 시간을 나눌 수 있는 것도 특징이다.

중국 옌벤대학교의 현장실습일정과 내용을 정리하면 다음과 같다(〈표 3-7〉).

〈표 3-7〉 의료관광 마케터 해외 현장실습-중국 옌볜대학교

	Sun(7/25)	Mon(7/26)	Tue(7/27)	Wed(7/28)	Thu(7/29)
AM	한국 출발: 오전 9:50 옌볜 도착: 오전 11:15	프로그램오리엔테이션 생활중국어(1) 특강: 중국 의료 서비스 현황	생활중국어(2) 특강: 옌볜 지역 농촌 결손가정 아동의 건강문제	생활중국어(3) 특강: 중국의료위생관련법	생활중국어(4) 특강: 옌볜 주민생활양식과 건강상태
PM	중한대학생 교류	의료기관 견학: 옌볜대학부속병원	의료기관 견학: 노인요양원	현장견학: 옌지시지역사회복무중심	의료기관 견학: 옌볜부유보건원
	Fri(7/30)	**Sat(7/31)**	**Sun(8/1)**	**Mon(8/2)**	**Tue(8/3)**
AM	생활중국어(5) 특강: 건강 관련 신문기사의 제작	생활중국어(6) 특강: 중서의협진 간호인력양성체계	〈옌볜 지역 현장탐방, 현장조사활동〉 시민 인터뷰, 가정방문, 지역시찰을 통한 옌볜의 문화와 시민의 건강생활 및 건강에 대한 관심도 등을 파악하고 의료관광에 대한 홍보전략을 연구해 봄		옌볜 출발: 12:15 한국 도착: 15:45
PM	전문기관 견학: 옌볜방송국	현장욕구 조사: 옌볜 주민 생활실태 현장조사 및 인터뷰			

4) 몽골 울란바토르대학 프로그램

의료관광 마케터 몽골 현장실습 프로그램은 울란바토르대학과 협력기관들을 중심으로 진행된다. 이곳에서의 현장실습은 중국 옌벤대학교 프로그램과 마찬가지로 선진의료관광국의 마케팅 지식과 기술을 학습하는 것보다는 몽골이 우리나라 의료관광산업 타깃 국가가 될 수 있으므로 의료관광 클라이언트 집단의 문화, 의료상황, 서비스 욕구를 파악하고 서비스를 계획·마케팅하는 데 중점을 둔다. 이곳에서의 현장실습은 울란바토르대학에서의 강의, 의료 관련 기관 견학, 현장 및 주민방문, 문화체험 등으로 구성된다. 강의는 몽골문화, 몽골의료체계와 인력양성, 몽골의 간호교육, 몽골인의 생활양식과 건강 등을 포함한다. 또한 오전에는 몽골어 회화를 학습하여 실습생들에게 기본적인 몽골어를 교육한다.

실습 중 관련 기관 방문은 국립 제1병원, 송도병원투자 병원, 지역사회보건소·진료소 등을 포함한다. 특히 송도병원투자 병원은 현지에서 몽골 주민들에게 의료 서비스를 제공하고 있어 현지 의료관광의 케이스로 여겨지고, 추후 몽골지역 현지에서 어떻게 의료관광 산업을 계획하고 마케팅 할 것인지 좋은 정보를 제공할 것이다. 현재 우리나라의 의료관광이 외국 환자를 국내로 초청 치료하는 것뿐만 아니라 외국 현지에 진료소를 개설하여 의료 서비스를 제공하는 마케팅 전략을 적극적으로 연구하고 있으므로 송도병원의 마케팅은 좋은 연구사례가 된다.

의료관광 마케터 현장실습의 또 하나의 장점은 현지 마을과 마을을 직접 만나는 프로그램이다. 현지에서 주민을 위한 의료 서비스를 제공하기 위해서나, 몽골인들을 국내로 안내하여 필요한 의료 서비스를 제공하기 위해서는 몽골인의 생활상태와 문화를 이해하는 것이 필수적이기 때문이다. 몽골은 유목국가이므로 유목민의 문화를 이해하기 위하여 현장실습에 여러 가지 유목민 방문활동을 포함하고 있다. 이를 위해 에르덴 마을 방문, 지역유목민 방문, 중부고비 지역민 방문을 포함한 문화체험 활동을 한다. 이러한 활동을 통해 몽골주민이 필요한 의료, 사회 서비스가 무엇일지를 계획해 볼 수 있다. 또한 홈스테이와 한몽 친선 프로그램 통해서 현지인들과 교류하는 시간도 갖고 몽골문화 이해의 기회를 갖는다.

몽골 울란바토르대학의 의료관광 마케터 현장실습일정과 내용을 정리하면 다음과 같다(〈표 3-8〉).

〈표 3-8〉 의료관광 마케터 해외 현장실습-몽골 울란바토르대학

Mon(7/26)	Tue(7/27)	Wed(7/28)	Thu(7/29)	Fri(7/30)
몽골 입국 대학 기숙사/숙소 배정	OT 9-10 몽골어 회화 1 몽골 문화의 이해(1) 강사: 이안나(몽골 문학 전공) 몽골 문화의 이해(2) 강사: 남질(민속학)	몽골어 회화 2 몽골어 회화 3 강의(1): 몽골의료체계와 인력양성 강사: 한영훈(연세병원 부원장) 강의(2): 몽골의 간호교육 강사: 오가실(간호대 학장)	몽골어 회화 4 강의(3): 몽골인의 생활 양식과 건강 강사: 세데브돌람 (간호대 학과장) 지역사회 보건시설견학 (보건소, 진료소)	의료기관 견학 국립 제1병원, 송도병원투자 병원 탐방
Sat(7/31)	**Sun(8/1)**	**Mon(8/2)**	**Tue(8/3)**	**Wed(8/4)**
- 에르덴 마을 방문 - 지역 유목민 방문 - 중부 고비 지역 유목민 방문	휴식 문화탐방	보고서 준비 Home Stay 출발	Home Stay 한몽 친선 프로그램 프로그램 평가회 공항으로 출발	인천 입국

* 2010년 하계방학 중 운영

3. 의료관광 홍보 전문가 프로그램

의료관광 홍보 전문가를 위한 해외 현장실습・인턴십 프로그램은 현재 중국 상하이 중심의 프로그램이 개발되어, 2010년 동계방학 중에 처음으로 실시되었다. 중국 상하이 해외 현장실습은 상하이의 우리들병원, 대홍기획, 상하이교통대학교, 롯데그룹 중국 지사 등의 다양한 교육, 의료, 비즈니스, 의료 관련 기관과의 협력으로 진행된다.

이 프로그램은 세계적으로 주목할 만한 성장률을 보이고 있는 중국의 산업 및 광고시장에 대한 이해를 넓히고, 중국시장에서의 시장조사 실습을 통해 국제 마케팅 및 비즈니스에 대한 실무 감각을 익힘으로써 의료관광 홍보 전문가 참여 학생들의 취업과 관련한 직무능력 및 현장 적합성 함양을 도모한다는 점이 특징이다. 또한 중국의 의료관광 에이전시 방문으로 의료실태 및 현황을 파악하고, 관련 강좌를 통해 해당 국가에 맞는 의료관광인재의 역할과 자질에 대한 지식을 습득한다. 중국 상하이를 중심으로 홍보 전문교육을 운영하는 이 프로그램은 중국의 광고시장의 특성을 공부함으로써 우리나라에의 적용을 살펴봄과 동시에 의료관광 client국으로서의 중국에 어떻게 우리나라 의료관광을 홍보할 것인지를 탐구할 수 있는 교육기회를 제공하고 있다. 이를 위해 강의교육, 관련 의료기관・의료관광 에이전시 방문, 현장조사, 체험활동 등으로 이론교육과 현장에서의 실제교육을 다양하게 운영하고 있다.

의료관광 홍보 전문가 양성에 참여하는 언론정부학부에서 의료관광해외 현장실습을 신청한 학생 중에, 전 학기 성적, 마일리지, 관련 선수과목 이수, 언어교육/능력을 고려하여 참여 학생을 선발한다. 언론정보학부 직종 담당교수가 인솔교수로 함께 참여하여 실습 준비, 실습 과정 중 교육과 현장지도, 실습 후 추후 교육을 담당한다. 방학 중 현장실습에 참여한 학생들은 다음 학기 중에 센터가 주관하는 Global Learning Fair에서 발표와 전시를 통해 관심 있는 학생들에게 경험을 나누어야 한다. 2010년 동계실습 프로그램에는 17명의 학생과 2명의 인솔교수가 참여하였다. 해외 현장실습은 일주일(6박 7일)이며, 인턴십은 비슷한 협력기관이 참여하여 이루어지나, 기간은 한 달 이상이다(2010년 동계의 경우 2개월, 2명의 언론정보학과 학생이 참여). 실습 후 다음 학기에 학과목으로 개설될 경우, 실습 참여 학생들이 수강하게 되고 인솔교수가 담당교수로 추가 심화학습을 진행하게 된다(2011년 봄 학기에 학과목이 개설되어 실습과 인턴십에 참여한 학생들이 수강하였음).

의료관광 홍보 전문가 프로그램으로 2010년 동계방학 중에 실시된 중국 상하이 해외 현장실습 프로그램을 간략히 소개하면 다음과 같다(〈표 3-9〉).

〈표 3-9〉 의료관광 홍보 전문가 해외 현장실습－중국 상하이

Mon(2/14)	Tue(2/15)	Wed(2/16)	Thu(2/17)
- 인천국제공항 출발 상하이푸동국제공항 도착 - 가이드 미팅 후 이동 - 롯데그룹 중국 지주사 방문 및 롯데그룹 방문	- 중국의 광고매체의 현황 및 실습 - 대홍기획 방문	- 중국의 광고매체의 현황 및 실습 - 대홍기획 방문	- 우리들병원 방문
Mon(2/18)	**Tue(2/19)**	**Wed(2/20)**	
- 상하이교통대학교	- 중국 옥외광고 탐방 현지실습	- 호텔 조식 후 공항으로 출발 상하이푸동국제공항 출발 인천국제공항 도착	

4. 국제임상간호사 프로그램

국제임상간호사를 위한 해외 현장실습은 미국(로스앤젤레스의 Sierra국제대학), 싱가포르(Parkway대학 & 병원), 중국(옌볜대학병원과 부속기관), 몽골(울란바토르대학교와 협력기관) 프로그램이 개발되어 있으며 실습은 하계방학과 동계방학 중에 이루어지고 있다.

해외 현장실습 프로그램은 강의교육, 관련 의료보건기관·의료관광 에이전시 방문, 기관에서의 견학과 실습, 다양한 체험 문화 활동 등으로 구성되어 있다. 해외 현장실습이 진행되는 연도의 사정에 따라 변경될 수 있으나 실습 일정은 대개 미국의 경우는 2주(13박 14일), 싱가포르는 일주일(6박 7일), 중국은 10일(9박 10일), 몽골은 10일(9박 10일)의 일정이다.

Sierra국제대학 프로그램은 2009년 가을학기에 HiMTEC 의료관광 전문가 직종 중 가장 처음으로 개발되어 운영하였고, 그 후에도 계속하여 2010년 하계방학 중, 2011년 하계방학 중에도 운영하였다. 싱가포르 Parkway대학과 협력병원 프로그램은 2009년 동계방학(2010년 1월)과 2010년 하계방학 중에 실습을 운영하였다. 이 프로그램은 같은 시기에 Parkway대학에서 운영하는 의료관광 코디네이터, 의료관광 마케터 실습과 한 팀을 이루어 진행하였다.

중국 옌볜대학교와 협력기관 프로그램은 2010년 하계방학 중에 개발되어 운영되었고, 의료관광 마케터, 다문화공생 프로그램과 함께 팀을 이루어 진행하였다. 몽골 울란바토르대학교와 협력기관 프로그램은 2010년 하계방학 중에 개발되어 운영되었고, 중국 옌볜대학교와 마찬가지로 의료관광 마케터, 다문화공생 프로그램과 함께 팀을 이루어 진행하였다.

국제임상간호사 해외 현장실습에 참여하는 학생은 간호학과 학생으로 신청학생 중 전학기 성적, 마일리지, 관련 선수 과목 이수, 언어 과목 이수/능력 등을 고려하여 선발한다. 간호학과 교수가 인솔교수로 해외 현장에 참여하여 실습을 운영한다. 참여 학생은 실습 후 센터에서 주관하는 Global Learning Fair에서 다른 학생들과 함께 경험을 공유해야 한다. 해외 현장실습 후 다음 학기에 학과목으로 개설되며 인솔교수가 담당교수가 되어 심화학습을 하게 된다.

의료관광 국제임상간호사 해외 현장실습을 위하여 개발된 미국, 싱가포르, 중국, 몽골 프로그램을 하나씩 간략히 소개하면 다음과 같다.

1) 미국 Sierra국제대학 프로그램

미국 국제임상간호사 해외 현장실습은 캘리포니아주 로스앤젤레스 소재 시에라국제대학(Sierra International College)에서 진행된다.

이곳에서의 현장실습은 대학에서의 강의, 다양한 의료기관 견학, 문화체험활동으로 구성된다. 강의는 미국의 의료정책, 의료관광, 간호 서비스, Assessment, CPR, Home Health Care 그리고 ESL과 의료영어로 구성되어 있다. 특히 오전시간을 ESL과 의료영어 강의로 진행하여 학생들의 의료영어 능력 향상에 도움을 주도록 계획되어 있다.

Sierra국제대학 해외 현장실습 프로그램의 가장 큰 특징은 국제임상간호사의 교육을 위해 다양한 관련 의료기관의 협력으로 풍부한 현장견학교육의 기회를 제공하는 것이다. 미국 내 대표 도시 중의 하나인 로스앤젤레스시가 가지고 있는 풍부한 의료기관의 방문은 실습 학생들이 의료, 간호 분야의 최첨단 서비스와 지식에 대한 학습뿐만 아니라, 로스앤젤레스시의 다양한 민족과 외국인 치료에 대한 현장감 있는 교육을 맛볼 수 있게 한다. 방문기관으로는 Berkeley Convalescent Center(Nursing Home), City of Hope(Center Treatment Center), LAC+USC Medical Center, Children's Hospital, St. Vincent Liver Center 그리고 UCLA Medical Center 등이다. 경우에 따라 협력 발 전문 클리닉, 치과병원도 방문한다. 이러한 의료기관의 방문을 통해 실습생은 수술 후 재활 서비스, 프라이버시 존중과 가족 지원을 강조하는 암 치료, 저소득 소수민을 위한 서비스, 아동에 대한 의료 서비스, 간염예방과 치료 그리고 최첨단 의료, 간호 서비스에 대하여 학습한다. 특히 미국 내 톱 수준의 의료, 간호 서비스를 제공하는 UCLA병원에서 다양한 인종과 외국인에 대한 간호 서비스를 포함한 병원의 서비스 원칙에 대해서 학습한다. 문화체험은 실습기간에 따라 차이가 나겠지만 Universal Studio, 산타모니카, NASA, NBC방송국 등이 포함될 수 있을 것이다.

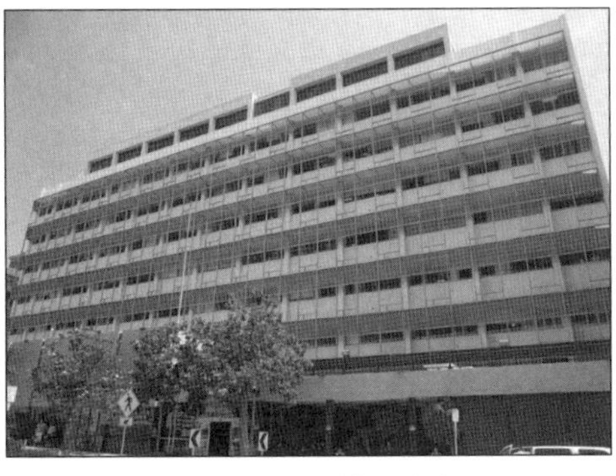

UCLA 대학병원 전경

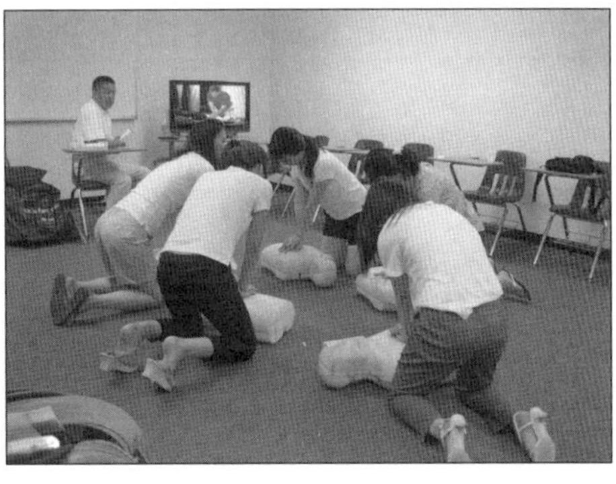

CPR 실습교육 모습

〈표 3-10〉 의료관광 국제임상간호사 해외 현장실습 - 미국 Sierra국제대학

	Mon(7/5)	Tue(7/6)	Wed(7/7)	Thu(7/8)	Fri(7/9)
AM	Orientation & Placement Sierra College Lecture Rm 2064 Marengo St. LA, CA 90033 Tel. 323-225-1200	ESL/Medical English	ESL/Medical English	ESL/Medical English	ESL/Medical English
PM	Berkeley Convalescent 2021 Arizona Ave. Santa Monica, CA 90404 Tel. 310-829-5377	Lecture on Physical Assessment for Admission & Healthcare System in US Sierra College Lecture Rm 2064 Marengo St. LA, CA 90033 Tel. 323-225-1200	City of Hope Medical Center www.cityofhope.org 1500 East Duarte Rd Duarte, CA 91010 Tel. 626-256-4673	LAC+USC Medical Center www.lacusc.org 1200 N. State LA, CA 90033 Tel. 323-226-2622	CPR Sierra College Lecture Rm 2064 Marengo St. LA, CA 90033 Tel. 323-225-1200
	Mon(7/12)	Tue(7/13)	Wed(7/14)	Thu(7/15)	Fri(7/16)
AM	ESL/Medical English	ESL/Medical English	ESL/Medical English	ESL/Medical English	ESL/Medical English
PM	Children Hospital www.chla.org 4650 Sunset Blvd. LA, CA 90027 Tel. 323-660-2450	Seminar(2-4pm) St. Vincent Liver Center www.stvincentmedicalcenter.com 2131 West 3rd Street Los Angeles, CA 90057(213) 484-7111	UCLA Medical Center www.uclahealth.org 11318 National Blvd. LA, CA 90064 Tel. 310-206-4937 UCLA Campus Tour	Home Healthcare Practice with RN 3660 Wilshire Blvd. Ste. 614 LA, CA 90010 Tel. 213-386-1235	

2) 싱가포르 Parkway대학 프로그램

싱가포르 국제임상간호사 프로그램은 Parkway대학과 협력병원 Mount Elizabeth 병원을 중심으로 진행된다. 이곳에서의 현장실습은 대학에서의 강의, 병원과 간호실습 시뮬레이션센터 방문, 문화체험활동으로 구성된다. 강의는 의료관광 선진국인 싱가포르의 의료정책, 의료관광 현황, Parkway병원그룹의 의료관광 현황, 의료기관인증, 클리니컬 거버넌스, 소그룹활동, 전문간호 서비스의 조직과 운영 그리고 간호사의 역할에 대해 학습하게 된다.

Parkway병원그룹은 의료관광 선진국인 싱가포르에서도 의료관광의 선두 주자이므로 이 프로그램의 교육자들은 의료관광에 대한 최신의 지식과 기술을 가지고 있고 의료관광 현장에서 활동하는 경우도 있어서 생동감 있는 교육을 실시한다. 특히 Parkway그룹 중에서 싱가포르 의료관광의 대표 병원인 Mount Elizabeth 병원을 견학하여 학습한다. 이 병원에서는 의료관광의 현황, 전문협력 클리닉과의 협력의 중요성과 협력의 클리닉 현황, 국제의료센터의 운영 현황 등을 살펴보고 의료관광전달 체계 내에서의 의료, 간호 서비스 내용을 살펴보게 된다. Parkway대학 현장실습 프로그램의 또 하나의 장점은 Parkway대학 내에 설치되어 있는 간호실습 시뮬레이션센터에서 간호실습에 대한 실제적인 상황을 학습하는 것이다. 이 실습센터는 Parkway대학이 병원그룹 대학으로서 간호 서비스에 대한 수준 높은 교육을 제공하기 위해 최첨단 설비로 구성되어 있어, 다양한 상황 하에서의 간호실습을 하기에 최적의 교육기회를 제공한다. 이 현장실습 프로그램에서는 실습기간에 따라 변동이 있겠지만 싱가포르국립대학교, City Hall, Merlion Park, Clarke Quay, Sentosa, Night Safari, China Town 등을 포함할 것이다.

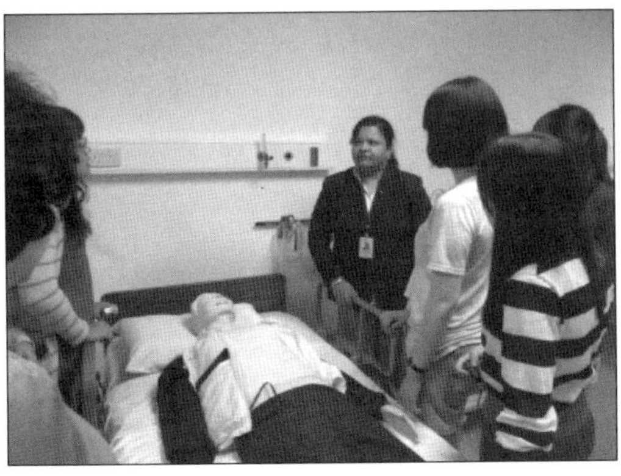

Parkway대학 간호실습실 교육 모습

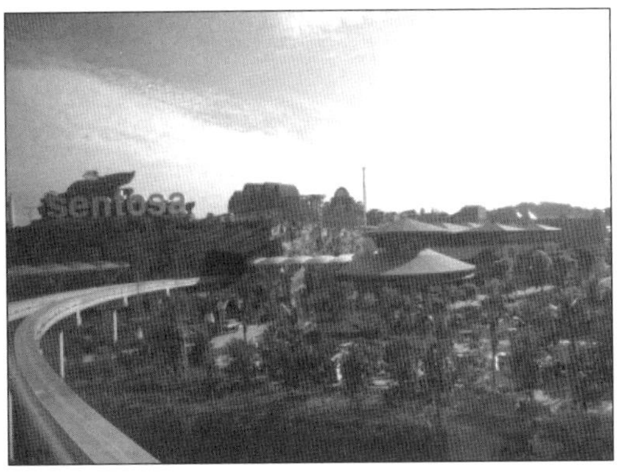

싱가포르 유명 관광지 Sentosa의 모습

싱가포르 Parkway대학의 현장실습 일정과 내용을 정리하면 다음과 같다(〈표 3-11〉).

〈표 3-11〉 의료관광 국제임상간호사 해외 현장실습 프로그램 예 - 싱가포르 Parkway대학

	Mon(7/26)	Tue(7/27)	Wed(7/28)
AM	10:00~12:30 Parkway College, Singapore의 의료제도 설명	9:00~10:30 Medical Tourism의 개요 강의 10:30~11:00 Tea Break 11:00~12:30 JCI 인증과 Medical Tourism의 성공사례 강의	9:00~10:00 Safety 강의 10:00~10:15 Tea Break 10:15~12:30 Group Work(Patient Falling의 원인에 대한 Fishbone 그리기)
PM	14:00~16:00 Mount Elizabeth Hospital 견학	1:30~4:00 Cultural Diversity in Health Care 강의	1:30~3:00 Medical Tourism and Hospital Accreditation 강의

	Thu(7/29)	Fri(7/30)
AM	9:00~10:30 Clinical Governance Overview & Structure 강의 10:30~10:45 Tea Break 10:45~12:30 Element of an Effective Clinical Governance System 강의	9:00~10:30 Nursing Services–Organization and Operation 강의 10:30~10:45 Tea Break 10:45~12:30 Categories of Nursing Professionals and Their Roles–US and Nursing in Singapore 강의
PM	1:30~4:00 Risk Management & Clinical Effectiveness 강의	1:30~2:30 Parkway College Nursing Practice Room & Simulation Room 견학 2:30~4:00 General Nursing Unit과 특수병동(ICU, PICU, NICU 등) Layout 4:10~5:00 Certification Ceremony

3) 중국 옌벤대학교 프로그램

중국 국제임상간호사 현장실습 프로그램은 옌벤대학교와 협력기관들을 중심으로 진행된다. 이곳에서의 현장실습은 선진의료, 간호 서비스를 학습하는 것보다는 중국이 우리나라 의료관광산업 타깃 국가가 될 수 있으므로 의료관광 클라이언트 집단의 문화, 의료, 간호 욕구를 파악하는 데 중점을 둔다. 현장실습은 옌벤대학교에서의 강의, 옌벤 지역 의료 관련 기관 견학, 현장 및 주민조사, 문화체험 등으로 구성된다. 강의는 중국 의료 서비스 현황, 의료위생관련법, 옌벤 지역 생활양식과 건강상태, 농촌결손가정 아동의 건강문제, 중서의협진 간호인력양성 체계 등에 관한 것으로 구성된다. 관련 기관 방문은 옌벤대학교부속병원, 노인요양원, 옌벤부유보건원, 옌벤방송국 등이 포함된다.

이 실습 프로그램은 옌벤 지역 주민생활양식 건강상태에 대한 강의학습 후에 직접 현장으로 나가서 현장조사를 하고 주민을 인터뷰하는 실습을 한다. 현장조사는 주민 인터뷰, 가정방문, 지역시찰 등 다양한 방법을 활용한다. 이러한 활동을 통해 옌벤 지역 조선족과 주민의 생활양식과 건강상태를 직접 확인해 보고 필요한 의료, 간호, 사회 서비스가 무엇일지를 계획해 볼 수 있다. 또한 직접 주민들을 만남으로써 현지 문화를 체험하는 경험을 가지게 된다. 또한 이 실습 프로그램은 오전에 생활중국어를 학습하여 학생들의 기본 중국어 능력을 향상시키도록 계획되어 있다. 중한대학생과의 교류를 통해 중국 유학생들의 경험을 같이 나누는 시간을 나눌 수 있는 것도 특징이다.

중국 옌벤대학교의 현장실습일정과 내용을 정리하면 다음과 같다(〈표 3-12〉).

〈표 3-12〉 의료관광 국제임상간호사 해외 현장실습-중국 옌벤대학교

	Sun(7/25)	Mon(7/26)	Tue(7/27)	Wed(7/28)	Thu(7/29)
AM	한국 출발: 오전 9:50 옌벤 도착: 오전 11:15	프로그램오리엔테이션 생활중국어(1) 특강: 중국 의료 서비스 현황	생활중국어(2) 특강: 옌벤 지역 농촌 결손가정 아동의 건강문제	생활중국어(3) 특강: 중국의료위생관련법	생활중국어(4) 특강: 옌벤 주민 생활양식과 건강상태
PM	중한대학생 교류	현장견학: 옌벤대학부속병원	현장견학: 노인요양원	현장견학: 옌지시지역사회복무중심	현장견학: 옌벤부유보건원
	Fri(7/30)	**Sat(7/31)**	**Sun(8/1)**	**Mon(8/2)**	**Tue(8/3)**
AM	생활중국어(5) 특강: 건강 관련 신문기사의 제작	생활중국어(6) 특강: 중서의협진 간호인력양성체계	〈옌벤 지역 탐방활동〉 시민 인터뷰, 가정방문, 지역시찰을 통한 옌벤의 문화와 시민의 건강생활 및 건강에 대한 관심도 등을 파악하고 의료관광에 대한 홍보전략을 생각해 봄		옌벤 출발: 12:15 한국 도착: 15:45
PM	현장견학: 옌벤방송국	옌벤 주민생활 실태 현장조사 및 인터뷰			

4) 몽골 울란바토르대학교 프로그램

몽골 국제임상간호사 현장실습 프로그램은 울란바토르대학교와 협력기관들을 중심으로 진행된다. 이곳에서의 현장실습은 중국 옌벤대학교 프로그램과 마찬가지로 선진의료, 간호서비스를 학습하는 것보다는 몽골이 우리나라 의료관광산업 타깃 국가가 될 수 있으므로 의료관광 클라이언트 집단의 문화, 의료, 간호욕구를 파악하는 데 중점을 둔다. 이곳에서의 현장실습은 울란바토르대학에서의 강의, 의료 관련 기관 견학, 현장 및 주민방문, 문화체험 등으로 구성된다. 강의는 몽골문화, 몽골의료체계와 인력양성, 몽골의 간호교육, 몽골인의 생활양식과 건강 등을 포함한다. 또한 오전에는 몽골어 회화 학습을 통하여 실습생들에게 기본적인 몽골어를 교육한다. 실습 중 관련 기관 방문은 국립 제1병원, 송도병원투자병원, 지역사회보건소·진료소 등이 포함한다. 특히 송도병원투자 병원은 현지에서 몽골주민들에게 의료 서비스를 제공하고 있어 현지 의료관광의 케이스로 추후 몽골 지역 현지에서 어떻게 의료관광산업을 할 것인지 좋은 정보를 제공할 것이다.

몽골 현지에서 주민을 위한 의료 서비스를 제공하기 위해서나, 몽골인들을 국내로 안내하여 필요한 의료 서비스를 제공하기 위해서는 몽골인의 생활상태와 문화를 이해하는 것이 필수적이다. 그러므로 몽골의 문화에 대한 강의뿐 아니라 현지의 생활에 대한 체험도 함께 계획되어 있다. 특히 몽골은 유목국가이므로 유목민의 문화를 이해하기 위하여 현장실습에 여러 가지 유목민 방문활동을 포함하고 있다. 이를 위해 에르덴 마을 방문, 지역유목민 방문, 중부고비 지역민 방문을 포함한 문화체험 활동을 한다. 이러한 활동을 통해 몽골주민이 필요한 의료, 간호, 사회 서비스가 무엇일지를 계획해 볼 수 있다. 홈스테이와 한몽 친선 프로그램 통해서 현지인들과 교류하는 시간도 갖는다.

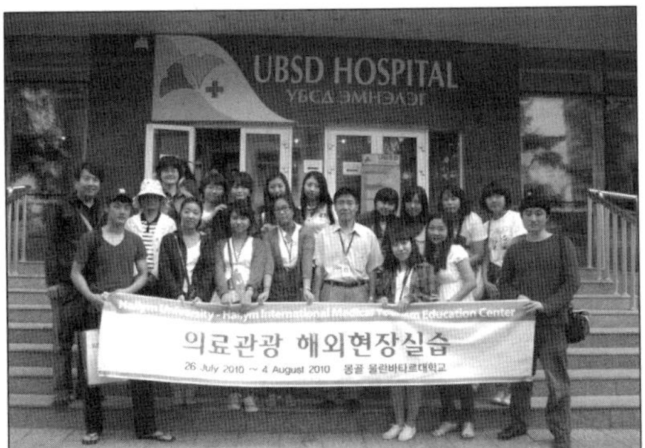

울란바토르 송도병원에서 실습생들

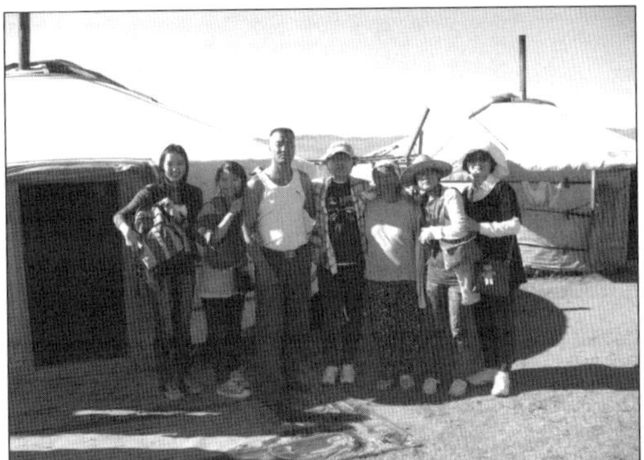
현지주민방문을 통한 지역욕구조사 실습

몽골의 해외 현장실습일정과 내용을 정리하면 다음과 같다(〈표 3-13〉).

〈표 3-13〉 의료관광 국제임상간호사 해외 현장실습 – 몽골 울란바토르대학교

Mon(7/26)	Tue(7/27)	Wed(7/28)	Thurs(7/29)	Fri(7/30)
몽골 입국 대학 기숙사/ 숙소 배정	OT 9-10 몽골어 회화1 몽골 문화의 이해 1 강사: 이안나(몽골 문학 전공) 몽골 문화의 이해 2 강사: 남질(민속학)	몽골어 회화 2, 3 강의 1: 몽골의료체계와 인력양성 강사: 한영훈(연세병원 부원장) 강의 2: 몽골의 간호교육 강사: 오가실(간호대 학장)	몽골어 회화 4 강의 3: 몽골인의 생활 양식과 건강 강사: 세데브돌람 (간호대 학과장) 지역사회 보건시설견학 (보건소, 진료소)	국립 제1병원, 송도병원투자 병원 탐방
Sat(7/31)	**Sun(8/1)**	**Mon(8/2)**	**Tue(8/3)**	**Wed(8/4)**
에르덴 마을 방문 지역 유목민 방문 중부 고비 지역 유목민 방문	문화탐방	보고서 준비 Home Stay 출발	Home Stay 한몽 친선 프로그램 프로그램 평가회 공항으로 출발	인천 입국

* 2010년 하계방학 중 운영

5. 국제전문의사 프로그램

의료관광 국제전문의사 해외 현장실습 프로그램으로 개발되어 운영된 것은 일본과 미국의 프로그램이 있다.

일본의 프로그램은 도쿄에 있는 병원, Heart of Hospital Partners of Japan의 협력으로 개발되어 운영되었다. 2009년 동계방학 중 국제의사 참여 학과인 의과대학의 16명의 학생이 참여하였고, 의과대학의 2명의 교수가 인솔교수로 참여하였다.

미국 프로그램은 뉴욕주립대학교 스토니 브룩(State University of New York, Stony Brook) 부속 메디컬센터의 협력으로 프로그램이 개발・운영되었다. 2010년 하계방학 중에 개발・운영되었고 프로그램은 16일(14박 16일)로 구성되었다. 당시에 국제전문의사 참여 학과인 의과대학의 16명의 학생과 2명의 의과대학교수가 인솔교수로 참여하였다. 2011년 하계방학 중에도 같은 프로그램을 운영하였다.

참여 학생은 해외 현장실습을 신청한 의과대학 학생 중에서 전 학기 학점, 마일리지, 관련 선수 과목 이수, 언어 과목 이수/능력 등을 고려하여 선발한다. 참여한 학생들은 방학 중 해외 현장실습을 마치고 다음 학기에 센터가 주관하는 Global Learning Fair에서 현장실습경험을 발표해야 한다. 현장실습 후 다음 학기에 해외 현장실습 학과목으로 개설될 경우, 인솔교수가 담당교수가 된다.

미국 국제전문의사 현장실습 프로그램은 뉴욕주립대학교 스토니 브룩 부속 메디컬센터에서 진행된다. 뉴욕주립대학교 스토니 브룩은 1957년에 개교하였고 뉴욕주립대교 시스템 내에 있는 64개 대학 중의 하나이며 최근에는 스토니 브룩대학교(Stony Brook University)라고도 불린다. 뉴욕주립대학교는 2009년 한국 정부와 교육협력을 맺고 우리나라에서도 교육 프로그램을 운영하고 있으며, 2012년 송도분교를 개설하여 운영하려고 준비하고 있다. 뉴욕주립대학교 스토니 브룩 메디컬센터는 1980년에 완공되었고, 스토니 브룩이 속해 있는 서폴크 카운티(Suffolk County)에서 가장 큰 종합병원이다. 이 병원의 대표 분야는 트라우마(trauma)센터이고 심폐소생술 교육, 서비스에 대한 전문가와 설비가 잘 갖추어져 있다.

이곳에서의 현장실습은 대학병원에서의 강의, 실습 그리고 심폐소생술 자격증 시험연습과 실제적인 시험으로 구성된다. 국제전문의사의 경우, 미국국제의사 자격증을 취득하는 것이 하나의 목표이므로 미국 현지에서 국제의사 자격시험(USMLE, United States Medical Licensing Examination) 준비를 위한 교육 내용을 살펴보도록 계획되어 있다. 또한 구체적으로는 심폐소생술에 대한 지식과 기술을 습득하기 위해서 초급 BLS(Basic Life Support) 코스 및 고급 ALS(Advanced Life Support) 코스 교육 프로그램에 집중적으로 참여한다. 이를 위한 관련 강의가 이 분야 교육에 권위를 가진 이 대학 메디컬 센터에서 전문가에 의해서 집중적으로 이루어진다. 강의 후 학생들은 실제적으로 심폐소생술 실습연습을 충분히 할 수 있도록 시간을 할애한다. 우선 초급 BLS 과정에 대한 교육과 시험을 마치면, 그 다음에는 고급 과정(ALS 과정)을 이수하게 된다. 현장실습 종료 시에는 참여 학생이 BLS, ALS 자격증 시험을 보고 자격증을 취득하는 것을 목적으로 한다. 실습 학생들은 필기시험, 실기시험 준비와 연습을 충분히 할 수 있도록 교육 과정이 구성되어 있다.

실제로 2010년 하계방학과 2011년 하계방학 중 이 프로그램에 참여한 실습생들은 심폐소생술 초급, 고급 자격증을 획득하는 쾌거를 이루었다.

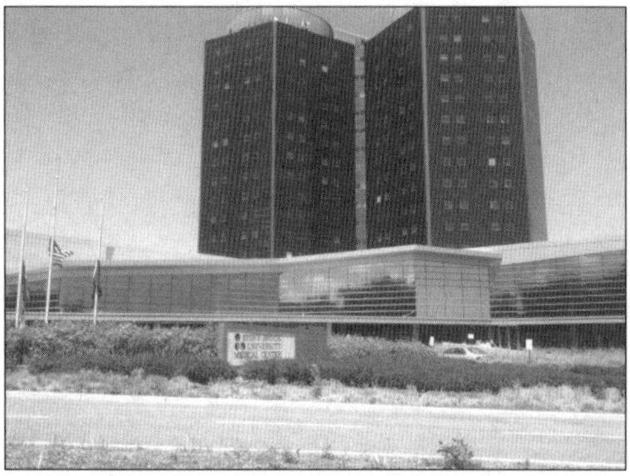

스토니 브룩 메디컬센터 전경

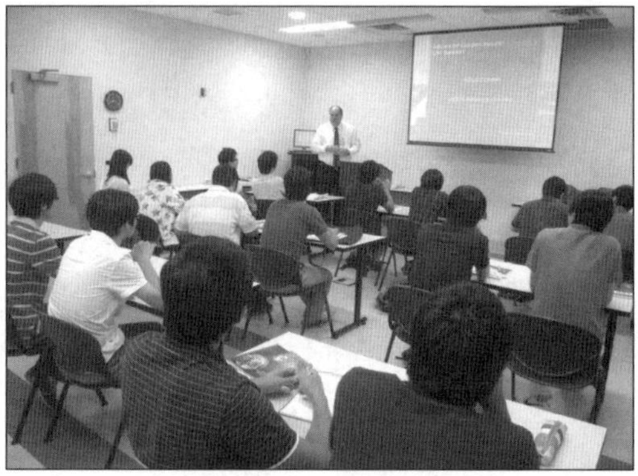

심폐술 소생 강의 참여 모습

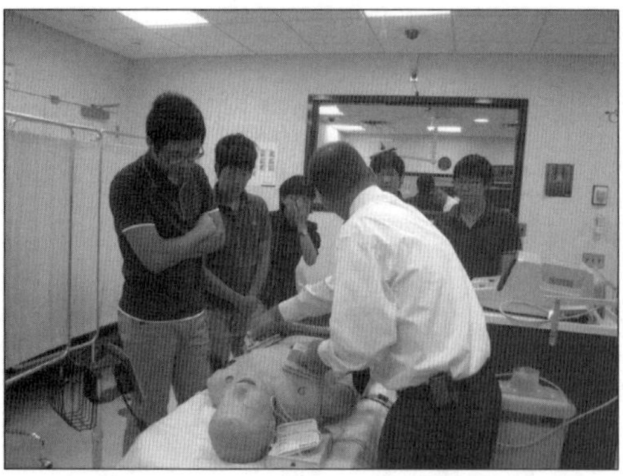

단체실습 참여 모습

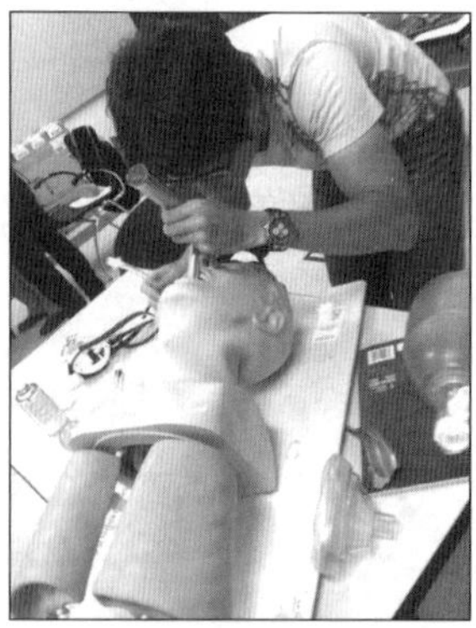

개별실습 모습

의료관광 국제의사 해외 현장실습을 위하여 개발된 미국 뉴욕주립대학교 스토니 브룩 메디컬센터 프로그램의 일정과 내용을 소개하면 다음과 같다(〈표 3-14〉).

〈표 3-14〉 의료관광 국제전문의사 해외 현장실습 프로그램 예 – 미국 뉴욕주립대학교, 스토니 브룩

Thu(7/29)	Fri(7/30)	Sat(7/31)	Sun(8/1)	Mon(8/2)	Tue(8/3)	Wed(8/4)
Welcome & Introduction Introduction to Simulation Center	Overview of BLS(Basic Life Support)	Self Learning with Online	Self Learning with Online	Basic Learnig of BLS	Practice of BLS	Simulation of BLS
Thu(8/5)	**Fri(8/6)**	**Sat(8/7)**	**Sun(8/8)**	**Mon(8/9)**	**Tue(8/10)**	
Test of BLS	Overview of ALS	Self Learning with Online	Self Learning with Online	Practice of ALS	Simulation of ALS	

6. 의료관광 진료 코디네이터 프로그램

의료관광 진료 코디네이터를 위한 해외 현장실습은 미국 로스앤젤레스의 Sierra국제대학(Sierra International College)에서 진행된다. 개발된 실습일정은 2주(13박 14일)이다. 의료관광 인재양성의 다른 프로그램들이 주로 참여하는 학과의 학부 학생들임에 비해서 의료관광 진료 코디네이터 프로그램은 간호학과 대학원생들을 대상으로 하는 것이 특징이다.

실습은 하계방학과 동계방학 중에 이루어지며 캘리포니아 소재 Sierra국제대학과 다양한 유형의 의료기관, 시설 등을 방문하여 선진의료를 경험하고 종합병원 등 전문 의료시설에서 이루어지는 진료의 전 과정에서 맡는 진료 코디네이터의 역할을 관찰, 경험하도록 한다. 이 진료 코디네이터 해외 현장실습은 대학원생이 참여하고 같은 대학과 협력병원에서 이루어지는 국제임상간호사 해외 현장실습 프로그램과 비슷한 내용으로 구성되어 있으나, 대학원생에게 적절한 고급 심화 임상간호와 진료 코디네이터 역할에 대한 활동으로 구성되어 있는 것이 특징이다.

구체적인 실습 내용은 간호사정, 수술 관찰, 치과 서비스, 의료사회사업의 실제, 홈 헬스 서비스, 병원 투어, 한국과 미국의 의료관광의 실제 등의 강의와 현장투어, 임상실제의 경험으로 구성되어 있다. 협력기관으로는 St. John's Health Center, Wilshire Medical Group, Berkley Convalescent 그리고 City of Hope 등이 포함된다.

또한 심화된 관련 의료영어를 학습하여 의료관광 진료 코디네이터로서 의료실무에서 필요한 영어회화를 익힘으로써 국제적인 의사소통능력을 향상시키고자 한다. 의료관광 진료 코디네이터 해외 현장실습은 2010년 하계방학 중에 처음으로 개발되어 간호학과 대학원생 5명과 간호학과 인솔교수 1명으로 구성되어 프로그램이 진행되었다.

참여하는 학생은 의과대학 간호학과 대학원생으로 해외 현장실습을 신청한 학생 중, 전학기 성적, 센터 마일리지, 관련 선수 과목 이수, 관련 어학 과목 이수/언어능력 등을 고려하여 선발한다. 방학 중 실습 후 다음 학기에 센터에서 주관하는 Global Learning Fair에서 실습에서 경험한 내용을 발표하는 것이 의무이다. 간호학과 교수가 인솔교수로 참여하여 현장실습을 지도하고, 다음 학기에 학과목을 개설할 경우 인솔교수가 담당교수가 되어 추후 심화학습을 지도하게 된다.

의료관광 진료 코디네이터 해외 현장실습을 위하여 개발된 미국 로스앤젤레스 소재 Sierra국제대학 프로그램을 간략히 소개하면 다음과 같다(〈표 3-15〉).

〈표 3-15〉 의료관광 진료 코디네이터 해외 현장실습 – 미국 Sierra국제대학

	Mon(7/5)	Tue(7/6)	Wed(7/7)	Thu(7/8)	Fri(7/9)
AM	Orientation & Placement Test Sierra College Lecture Room 2064 Marengo St. LA, CA 90033 Tel. 323-225-1200	Dr. Bruce Brown Surgery Observation Saint John's Health Center 1328 22nd St, Santa Monica, CA 90404 Tel. 310-829-5511	N.P Assessment & Observation(9-12pm) Shrestha Salis DPM 874 W. Martin Luther King Jr. LA, CA 90037 Tel. 323-238-0800	Lecture on Medical Tourism in US & Korea	N.P Assessment & Observation(9-12pm) Wilshire Medical Group 3545 Wilshire Blvd. #201 LA, CA 90010 Tel. 213-388-5144
PM	Lecture on Healthcare System in U.S. Sierra College Lecture Room 2064 Marengo St. LA, CA 90033 Tel. 323-225-1200	N.P Assessment & Observation	Lecture on Dental System in U.S. Sierra College Lecture Rm 2064 Marengo St. LA, CA 90033 Tel. 323-225-1200	LAC+USC Dental Trauma 1200 N. State LA, CA 90033 Tel. 323-226-2622 323-225-1200	Berkley Convalescent Lecture on Social Service 2021 Arizona Ave. Santa Monica, CA 90404 Tel. 310-829-5377
	Mon(7/12)	**Tue(7/13)**	**Wed(7/14)**	**Thu(7/15)**	**Fri(7/16)**
AM PM	City of Hope Observation with R.N. & Hospital Tour 1500 East Duarte Rd Duarte, CA 91010 Tel. 626-256-4673	City of Hope Observation with R.N. & Hospital Tour 1500 East Duarte Rd Duarte, CA 91010 Tel. 626-256-4673	N.P Assessment & Observation(9-12pm) Shrestha Salis DPM 874 W. Martin Luther King Jr. LA, CA 90037 Tel. 323-238-0800	Homecare Observation with RN 3660 Wilshire Blvd. Ste. 614 LA, CA 90010 Tel. 213-386-1235	N.P Assessment & Observation(9-12pm) Wilshire Medical Group 3545 Wilshire Blvd. #201 LA, CA 90010 Tel. 213-388-5144

* 2010년 하계방학 중 운영

7. 라이프스타일 리모델러 프로그램

의료관광 라이프스타일 리모델러 해외 현장실습 프로그램은 현재 일본 센다이 동북복지대학과 협력기관에서 개발되어 진행되고 있다. 실습기간은 일주일(7박 8일) 정도이다. 이 프로그램에는 라이프스타일 리모델러 참여 학과인 심리학과, 식품영양학과, 체육학부, 간호학부 학생들이 참여한다.

의료관광 라이프스타일 리모델러의 역할이 client 혹은 환자의 의료이슈, 건강문제, 라이프스타일을 향상시키기 위한 다양한 의료, 건강, 영양, 스트레스 관리, 레크리에이션 프로그램에 대한 컨설팅, 필요 서비스 코디네이션에 있으므로 해외 현장실습은 이러한 다양한 욕구에 부합하는 내용으로 구성되어야 한다. 이런 점에서 동북복지대학의 해외 현장실습은 그 프로그램의 다양성이나 내용면에서 충실하게 구성되어 있는 것이 특징이다. 이 프로그램은 운동과 레크리에이션, 영양, 심리 측면에 관한 이론과 지식을 배우고 현장에서 이를 수행하는 프로그램을 직접 체험함으로써 의료관광 아이템에 관한 새로운 관점을 파악한다. 또한 일본 현지의 생활양식과 문화생활에 초점을 맞춘 의료관광 사업을 탐색, 이해하며 일본의 성공사례 및 의료관광 효과성 등에 대해서 살펴본다.

실습 학생은 참여 학과인 심리학과, 식품영양학과, 체육학부, 간호학부의 현장실습 신청학생 중, 전 학기 성적, 센터 마일리지, 관련 선수 과목 이수, 관련 언어 과목 이수/언어능력을 고려하여 선발한다. 방학 중 실습 후에 다음 학기 초에 센터가 주관하는 Global Learning Fair에서 실습 참여 학생은 실습의 경험을 발표해야 한다. 참여 학과 교수가 인솔교수로 참여하며, 방학 중 실습 후 다음 학기에 학과목으로 개설하면 인솔교수가 담당교수가 되어 추후 심화학습을 지도한다. 2010년 하계방학 중에 처음으로 개발되어 운영되었고, 심리학과, 식품영양학과, 체육학부, 간호학부의 학생 10명과 참여 학과인 심리학과 교수가 인솔교수로 참여하였다.

라이프스타일 리모델러 해외 현장실습은 이 전문직종이 관여하는 분야가 다양하고 다른 직종에 비해 의료관광 서비스전달체계에서의 직무에 대한 연구가 미흡하여 구체적인 실습 프로그램을 개발하기에 어려움이 있었다. 이 직종의 해외 현장실습을 위해서는 환자의 생활습관 분석, 영양과 식습관, 레크리에이션과 운동, 스트레스 관리, 휴양 그리고 다양한 대안 치료・치유 프로그램을 포함하는 포괄적인 교육활동이 준비되어야 한다. 다행히 다양한 의료, 사회 서비스를 개발해서 제공하고 있는 일본 센다이의 동북복지대학과 협력하여 실습 프로그램을 개발하였다.

동북복지대학은 센다이시에 소재하고 사회복지, 심리학, 재활, 의료 분야의 연구와 교육에 초점을 두고 있으며 지난 10년간 한림대학교와 연구, 교육, 학생교류 협정을 통해 다양한 협력 프로그램을 개발하고 운영해 왔다.

현장실습은 동북복지대학에서의 강의, 관련 기관 견학・프로그램 견학, 문화체험으로 이루어진다. 구체적으로 일본 현지에서 시행되고 있는 온천(spa therapy)과 아로마 테라피, 노르딕 워킹, 숲치료(forest therapy)에 대해서 이론과 현장의 실제를 학습하고 실제적으로 경험해 보는 시간을 갖는다. 의료관광 환자의 심리적인 면을 케어하기 위한 접근방법 중의 하나가 될 수 있는 clinical art therapy의 활용에 대해서 학습하고 더 나아가 건강과 영양에 대한 학습과 전통 다도에 대해서도 이론과 실제를 경험한다. 또한 환자의 시야교정, 앉은 자세교정, 근육향상, 운동신경증진, 동물과의 스킨십을 통한 정서안정 등의 여러 목적을 가진 승마요법(animal therapy, horse riding therapy)에 대한 교육을 현장의 관련 기관과 협력하여 제공한다.

의료관광산업에 있어서 환자의 심각한 의료문제에 대한 수술 위주의 치료뿐 아니라, 다양한 치유, 건강증진에 대한 관심이 고조되고 있음에도 이에 적절한 라이프스타일 리모델러 직종에 대한 구체적인 역할과 그를 위한 훈련 프로그램이 미약한 현 시점에서 동북복지대학 해외 현장실습 프로그램은 이론과 실제를 겸한 좋은 교육경험이 된다.

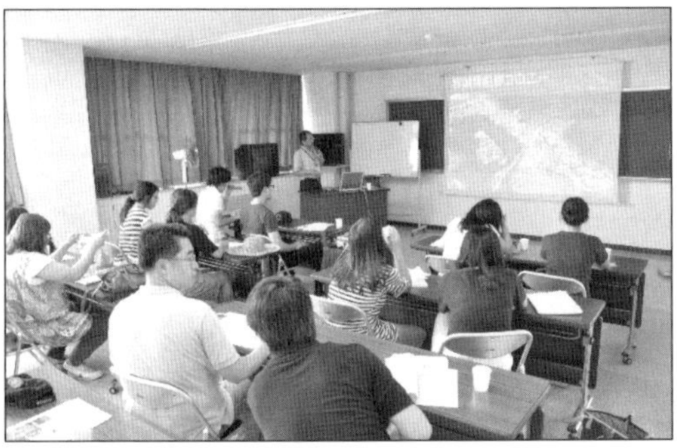
동북복지대에서의 강의참여

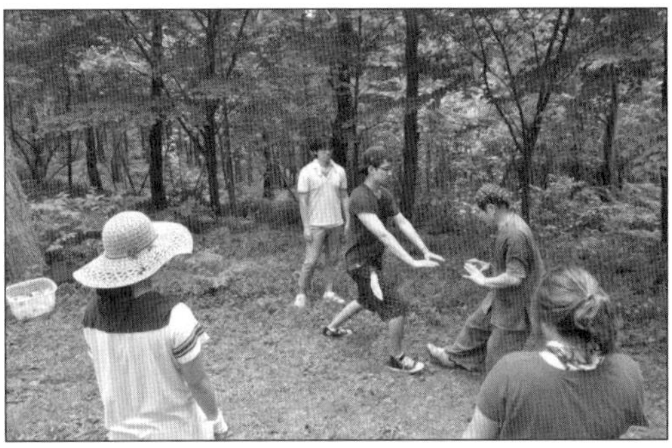
숲치료 활동 실습

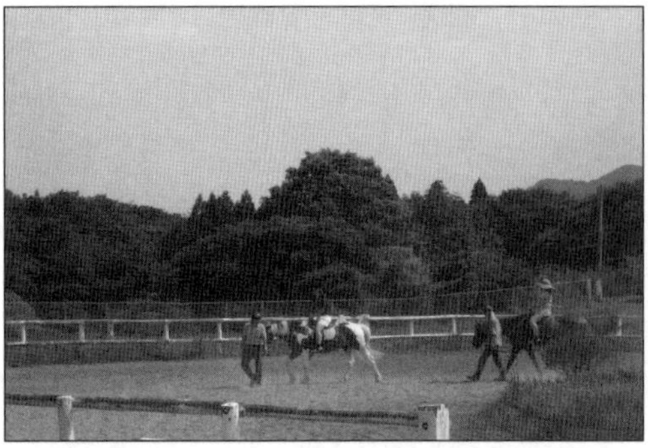

승마요법 체험

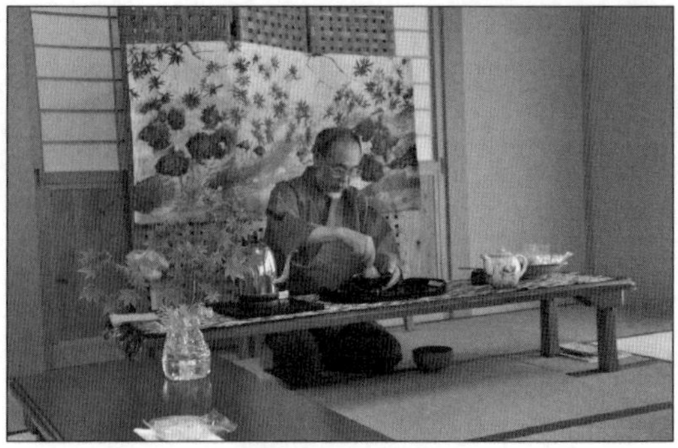

일본 다도 체험

의료관광 라이프스타일 리모델러 해외 현장실습을 위하여 개발된 일본 동북복지대학 프로그램을 간략히 소개하면 다음과 같다(〈표 3-16〉).

〈표 3-16〉 의료관광 라이프스타일 리모델러 해외 현장실습 프로그램 – 일본 동북복지대학

	Sun(8/1)	Mon(8/2)	Tue(8/3)	Wed(8/4)
AM	센다이 공항 도착 후 호텔 이동 Welcome Party	온천(산사테이: 도오갓타온천) 강의: 일본 사회와 문화의 이해 (윤영수 교수)	동북복지대학 강의/실습 「운동요법」 (스즈키 레이코 교수)	숲치료(삼림테라피) 참가, 체험, 제안, 실습 1. 강의 2. 숲치료 실습+ 노르딕워킹 실습 3. 공동취사 등
PM		강의/실습 「온천테라피+아로마테라피」	강의/실습 「노르딕워킹」 (가와무라 다카유키 교수) 삼림공원/숯 공예체험	
	Thu(8/5)	**Fri(8/6)**	**Sat(8/7)**	**Sun(8/8)**
AM	후나타카 콜로니 강의/실습 「승마요법」	강의/실습 「클리니컬 아트」 (오오시로 다이조 교수)	강의/실습 「푸드 테라피」 (하타케야마 에이코 교수)	센다이 공항 이동 후 한국으로 출국
PM		「일본 전통차 체험」 (가자마 노리아키 교수) 식문화를 통한 다문화공생의 이해(한국식당)	동북복지대학 학생과 함께 국제교류 프로그램	

* 2010년 하계방학 중 운영

8. 의료관광 통번역사 프로그램

의료관광 통번역사 해외 현장실습은 의료관광인재양성센터의 통번역사 전문인력 분야인 영어, 일본어, 중국어, 러시아어 현장실습 프로그램이 있다. 각 분야별로 그간 개발되어 운영된 곳은 영어권은 미국의 시에라국제대학(Sierra International College) 프로그램과 몬태나주립대학교(Montana State University Billings) 프로그램, 일본어권은 일본의 다문화공생센터 교토 프로그램이 있다. 중국어권은 옌벤대학교 프로그램이 있고, 러시아어권은 국립 고리키문학대학교 프로그램과 2011년에 개발된 우즈베키스탄 프로그램이 있다. 통번역사 해외 현장실습・인턴십 프로그램은 하계방학과 동계방학 중에 운영된다.

일정은 미국의 경우 16일(15박 16일), 일본 16일(15박 16일), 중국 10일(9박 10일) 그리고 러시아 28일(27박 28일)이다. 각 언어별 통번역사 해외 현장실습은 '현지 언어문화실습'으로 명칭되고 있는데 예를 들어 영어통역사의 경우 '영어권 현지 언어문화실습'이다. 의료관광 통번역사의 경우 집단 해외 현장실습 외에 해외 인턴십 프로그램도 개발되어 운영되고 있다. 의료관광 통번역사 해외 인턴십 프로그램은 해외 현장실습(현지 언어문화실습)과 비슷한 기관들과의 협력으로 이루어지나, 해외 현장실습 프로그램보다 기간이 길어 2주~2개월이고 좀 더 여유 있는 시간 속에서 집중적인 통번역 교육을 받게 되며 '해외 인턴십'으로 불린다. 학생선발 과정, Global Learning Fair에의 참여와 발표, 추후 학과목 개설과 운영은 통번역사 해외 현장실습과 동일하다.

참여 학생은 영어 통번역사 프로그램은 영문학과 학생 중에서, 중국어 통번역사 프로그램은 중국어학과 학생 중에서, 일본어 통번역사 프로그램은 일본어학과 학생 중에서 그리고 러시아어 통번역사 프로그램은 러시아학과 학생 중에서 선발한다. 각 프로그램은 해외 현장실습이나 해외 인턴십을 신청한 학생 중에 전 학기 성적, 센터 마일리지, 관련 선수 과목 이수, 해당 언어 과목 이수/언어능력을 고려하여 참여 학생을 선발하고, 각 해당 언어학과 교수가 인솔교수로 참여하여 현장실습을 지도한다.

이처럼 의료관광 통번역사 양성에 참여하는 학과에서 선발된 학생들이 참여하고, 직종 담당교수가 인솔교수로 함께 참여하여, 실습 준비, 실습 과정 중 교육과 중재, 실습 후 추후 지도를 담당한다. 실습 후 다음 학기에 학과목으로 개설될 경우, 실습 참여 학생들이 수강하게 되고 인솔교수가 담당교수로 추가 심화학습을 진행하게 된다.

각 언어별 해외 현장실습・인턴십 프로그램을 간략히 설명하면 다음과 같다.

1) 영어권 통번역사 실습 프로그램

(1) Sierra국제대학 프로그램

영어권 통번역사 해외 현장실습을 위해 개발된 미국 프로그램의 경우 캘리포니아주 로스앤젤레스 소재 Sierra국제대학의 주관으로 로스앤젤레스 시내에서 협력병원과 관련 의료시설에서 이루어진다. 영어 통번역 실습 학생은 의료 서비스 전달 과정에서 통번역사의 역할을 관찰, 경험하게 된다. 의료현장의 실제적인 상황 하에서 생생한 의료영어를 학습하게 되므로 의료관광 통번역사로서 의료관광산업에서 글로벌 경쟁력을 갖춘 인재로 양성된다. 2010년 하계방학 영어권 통번역사 해외 현장실습 프로그램의 경우, 의료관광 인재양성사업에 참여하는 영어영문학과 학생 11명이 참여하였고, 센터의 영어 통번역사 프로그램 교수가 인솔교수로 참여하였다.

미국 Sierra국제대학 중심의 영어통역사 현지 언어문화실습은 Sierra국제대학과 관련 기관들의 협력으로 운영된다. 실습교육은 대학에서의 영어 통번역교육과 현장기관 견학과 연습으로 이루어진다. 협력하는 의료, 간호, 재활시설에서 다양한 의료 서비스를 참관하고 그 상황에 맞는 언어교육과 통번역 연습을 할 수 있게 구성되어 있다. 참여하는 기관으로는 Sierra Home Health Care Center와 로스앤젤레스의 H & A Hospice가 중심기관이다. 추가적인 협력기관으로는 Huntington Health Care Center, Brentwood Nursing and Rehabilitation Center가 있다. 2010년 동계방학 인턴십 프로그램의 경우, 영어영문과 학생 8명과 인솔교수로 센터의 영어 통번역사 프로그램 교수가 참여하였다.

Sierra국제대학에서의 실습 프로그램을 요약하면 다음과 같다(〈표 3-17〉).

〈표 3-17〉 의료관광 영어 통번역사 해외 현장실습 – 미국 Sierra국제대학

	Fri(6/25)	Mon(6/28)	Tue(6/29)	Wed(6/30)	Thu(7/1)
AM	Arrival in LA & Hotel Check-in	Medical English	Medical English	Medical English	Medical English
PM	Orientation & Placement Test Sierra Lecture Room 2064 Marengo St. LA, CA 90033 UCLA Campus Tour	Lecture on Insurance System in US Sierra College Lecture Room 2064 Marengo St. LA, CA 90033 Tel. 323-225-1200	Berkley Convalescent 2021 Arizona Ave. Santa Monica, CA 90404 Tel. 310-829-5377	Lecture on Hospital System & Social Worker Services in US Sierra College Lecture Room 2064 Marengo St. LA, CA 90033 Tel. 323-225-1200	Social Worker Service Observation in Hospital
	Fri(7/2)	Mon(7/5)	Tue(7/6)	Wed(7/7)	Thu(7/8)
AM	Medical English	Medical English	Medical English	Lecture on Medical Tourism (General)	Lecture on Medical Tourism (Korea)
PM	CPR Sierra College Lecture Room 2064 Marengo St. LA, CA 90033 Tel. 323-225-1200	Medical Document Translation: Physical Assessment Sierra College Lecture Room 2064 Marengo St. LA, CA 90033 Tel. 323-225-1200 USC Campus Tour	LAC+USC Medical Center(2-4pm) 1200 N. State LA, CA 90033 Tel. 323-226-2622 Patient Communication & International Manner (4-6pm) Sierra College Lecture Room 2064 Marengo St. LA, CA 90033 Tel. 323-225-1200	Lecture on U.S. Dental System Sierra College Lecture Room 2064 Marengo St. LA, CA 90033 Tel. 323-225-1200	

* 2009년 하계방학 중 운영

(2) Montana주립대학교 프로그램

영어권 통번역사 현지 문화언어실습의 두 번째 프로그램은 빌링스(Billings)에 소재한 Montana주립대학교에서 진행된다. Montana주립대학교(빌링스)는 1927년에 설립된 주립대학교이고 Montana주립대학교 시스템 중 세 번째로 큰 대학이다. 빌링스는 몬태나주 남쪽 중심부에 자리 잡고 있으며, 인구는 10만이 넘고 몬태나 주에서는 가장 큰 중심도시이다. 상업, 물류, 교육, 행정의 중심도시로, 인근지역에서는 지속적으로 가장 빠르게 성장하고 있는 도시이다.

영어 통번역사 현지실습을 위한 Montana주립대학교 프로그램은 의료관광 전문 통번역사로서의 지식과 기술을 습득하기 위한 의료 서비스 전달 과정에 대한 특강, 영어 능력 향상을 위한 교육 그리고 의료현장교육으로 구성되어 있다. 이를 위한 일일 교육활동은 병원에서의 임상훈련(Bedside Training), ESL/의료영어 통번역 학습 그리고 의료기관의 방문 견학으로 이루어진다. 임상훈련교육의 내용은 환자/의사 인터뷰, History & Physical Intake, 의료기록작성 등을 포함한다. 영어 강의는 영문법, Reading 그리고 영어회화로 구성되어 영어 통번역사의 영어 능력을 종합적으로 향상시키고자 계획되어 있다. 의료기관의 방문관찰수업은 St. Vincents Billings Clinic에서 주로 이루어진다. 문화체험은 Montana주립대학교, 빌링스 시내, Yellowstone National Park, 래프팅 등으로 이루어진다.

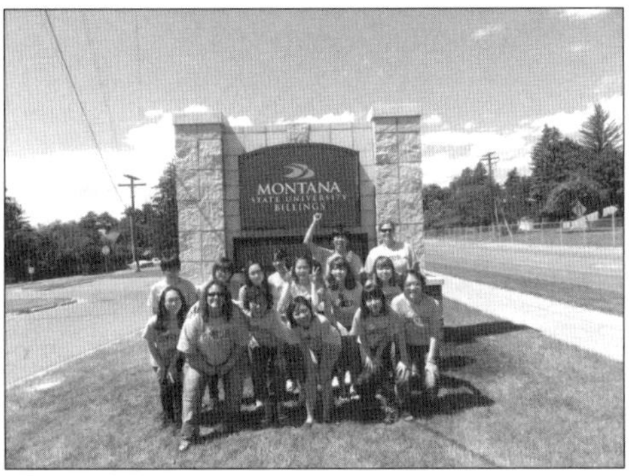

몬태나 주립대 정문에서 실습생들

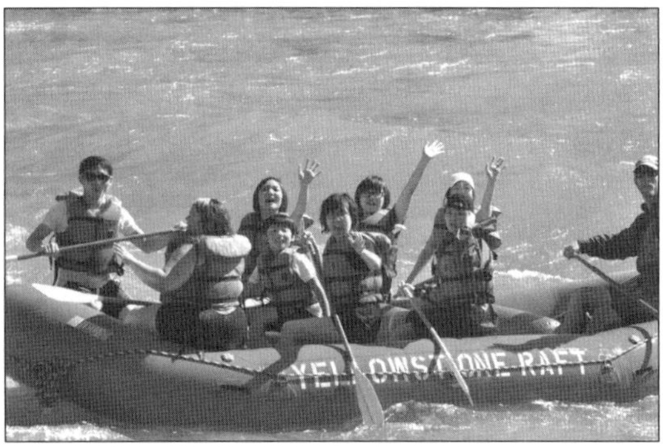

래프팅 문화체험

Montana주립대학교에서의 현지실습은 2011년 하계방학 중 2주 동안 운영되었으며 영문과 학생들과, 센터의 영어 프로그램 담당교수가 인솔교수로 참여하였는데 그 내용을 요약하면 다음과 같다(〈표 3-18〉).

〈표 3-18〉 의료관광 영어 통번역사 해외 현장실습 프로그램 예－미국 Montana주립대학교

Fri(7/30)	Sat(7/31)	Sun(8/1)	Mon(8/2)	Tue(8/3)	Wed(8/4)	Thu(8/5)	Fri(8/6)
Arrival & Get Settled Welcome BBQ (Depend on Arrival Time)	Tour of Billings Area. Inside Activities or River Float (Weather Dependent)	Introduction to Bedside Training with COT Instructor. English Conversation with ESL Instructor. Volunteer Paperwork and Tour of Hospitals	Bedside Training with COT Instructor. English Grammar/Reading with ESL Instructor. Hospital Observations at St. Vincents, Billings Clinic, Riverstone Health	Bedside Training with COT Instructor. English Conversation with ESL Instructor. Hospital Observations at St. Vincents, Billings Clinic, Riverstone Health	Introduction to Patient/Physician. Interviews with COT Instructor. English Grammar/Reading with ESL Instructor. Hospital Observations at St. Vincents, Billings Clinic, Riverstone Health	Patient/Physician Interviews with COT Instructor. English Conversation with ESL Instructor. Leave for Yellowstone National Park	Yellowstone National Park Yellowstone National Park

* 2011년 하계방학 중 운영

〈표 3-18〉 의료관광 영어 통번역사 해외 현장실습 프로그램 예 – 미국 Montana주립대학교(계속)

Sat(8/7)	Sun(8/8)	Mon(8/9)	Tue(8/10)	Wed(8/11)	Thu(8/12)	Fri(8/13)
Yellowstone National Park Leave for Billings	History & Physical Intake with COT Instructor. English Grammar/Reading with ESL Instructor. Afternoon Off for Local Activities	History & Physical Intake with COT Instructor. English Conversation with ESL Instructor. Hospital Observations at St. Vincents Billings Clinic Riverstone Health	Medical Record Writing with COT Instructor. English Grammar/Reading with ESL Instructo. Hospital Observations at St. Vincents Billings Clinic Riverstone Health	Medical Record Writing with COT Instructor. English Conversation with ESL Instructor. Hospital Observations at St. Vincents Billings Clinic Riverstone Health	Final Presentations by Student. Awarding Certificates of Completion. Final Shopping Opportunity. Fairwell BBQ	Leave Billings for Korea

* 2011년 하계방학 중 운영

2) 일본어권 통번역사 프로그램

일본어권 통번역사 현지문화 언어실습 프로그램은 그간 일본 교토에 소재한 다문화공생센터 교토와 관련 협력기관들이 협력하여 운영되어 왔다. 교토(京都, Kyoto)는 일본 교토부 남부에 있는 부청소재지로 일본의 고도(古都)로 교육, 문화의 중심도시이고 인구는 140만 정도이다. 다문화공생문화센터 교토는 다문화공생사회 실현을 목적으로 1998년 설립되어 교토를 중심으로 활동하였다. 이 센터는 다양한 문화와 가치가 존중받는 사회적 분위기와 제도를 구축하려는 것이다. 이를 위하여 소수자 옹호, 타문화연구, 외국어 서비스 등의 여러 가지 사업을 수행하고 있으며 또한 의료통역사를 양성하고 훈련한다.

일본어통번역사 현지실습을 위한 다문화공생센터 교토의 프로그램은 의료관광 전문 통번역사로서의 지식과 기술을 습득하기 위한 의료관광에 대한 특강, 의료통역과 통역사의 역할, 통역실무 연습, 의료(관광)기관 방문, 문화체험으로 이루어진다. 의료통역에 대한 이해를 위해서 의료통역사의 역할과 자질, 의료통역 현장의 이해에 대한 특강이 있다. 일본어 의료통역 훈련을 위해서 팀별로 현장실무 통역시뮬레이션과 의료통역 role-play 교육활동을 하게 된다. 관련 의료기관으로는 진료소, 대학병원, 시립병원 등을 방문한다. 특히 간사이국제공항의 공항재해 대응 프로그램이 잘 갖추어진 린쿠종합의료센터와 협력하여 교육을 진행한다. 린쿠종합의료센터는 348병상에 의사 90여 명, 간호사 300여 명의 의료진을 갖추고 있으며, 2006년부터 국제의료센터를 오픈하여 운영 중이며, 외국인을 위한 통역 서비스를 제공하고 있는 국제적인 병원이다. 문화체험으로는 오사카대학교를 포함하여 국립, 사립대학교 방문과 교토시가 가지고 있는 풍부한 역사유적지(신사, 궁궐, 박물관 등)와 일본 전통문화 프로그램(음식, 다도문화, 부채 만들기 등)을 체험한다.

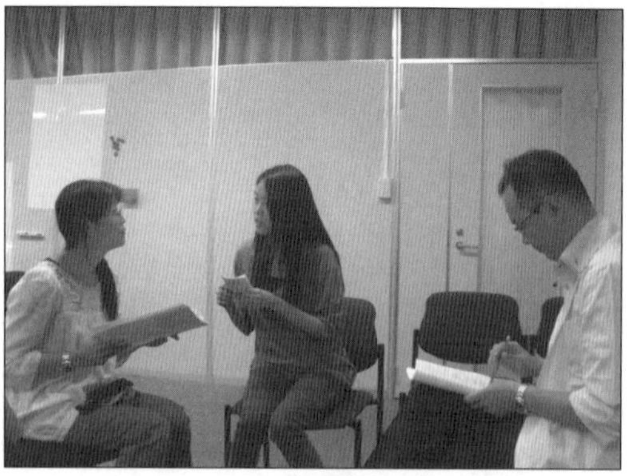

의료현장에서 일본어 통역 연습

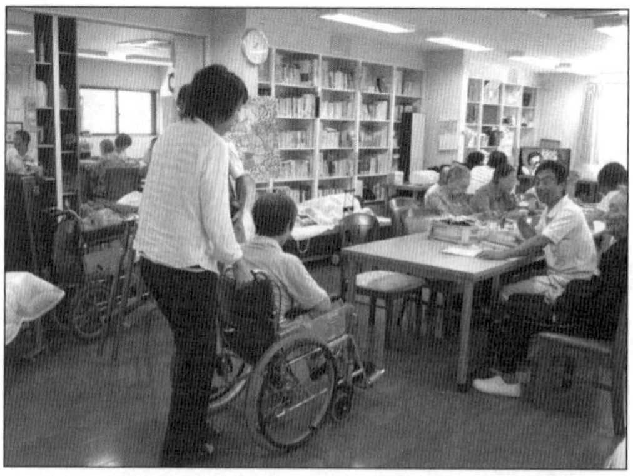

에루화 케어 센터에서의 실습

다문화공생센터 교토 프로그램의 일정과 내용을 요약하면 다음과 같다(〈표 3-19〉).

〈표 3-19〉 의료관광 일본어 통번역사 해외 현장실습 - 일본 다문화공생센터 교토

Fri(7/23)	Sat(7/24)	Sun(7/25)	Mon(7/26)	Tue(7/27)	Wed(7/28)	Thu(7/29)	Fri(7/30)
출국/김포 12:25~14:10 숙소로 이동 체크인 후 저녁식사	일본 의료현장 체험 국립대학병원 및 대학교 방문	일본 의료현장 체험 시립대학병원 및 대학교 방문	의료관광 강의 '일본의 다문화공생 1'	의료관광 강의 '일본의 다문화공생 2'	의료관광 강의 '일본의 의료 현황 1'	의료관광 강의 '일본의 의료 현황 2'	의료관광 강의 팀별 현장실무 통역 시뮬레이션 1
Sat(7/31)	**Sun(8/1)**	**Mon(8/2)**	**Tue(8/3)**	**Wed(8/4)**	**Thu(8/5)**	**Fri(8/6)**	**Sat(8/7)**
일본 의료현장 체험 의료관광 관련, 진료소 방문 1	일본 의료현장 체험 의료관광 관련, 진료소 방문 2	의료관광 강의 '의료통역사의 역할과 갖춰야 할 자질'	의료관광 강의 '의료통역 현장의 이해'	의료관광 강의 의료통역 롤플레이	의료관광 강의 팀별 현장실무 통역 시뮬레이션 2	의료관광 강의 의료통역 롤플레이	귀국/김포 15:15~17:05

* 2010년 하계방학 중 운영

2010년 하계방학의 경우 일본어과 학생 16명이 다문화공생센터 교토에 배치되고, 2011년 하계방학에는 16명이 학생들이 다문화공생센터 교토를 포함한 4개 기관과 협력하여 일본 현지 언어문화실습에 참여하였다. 그러나 현장실습 평가 결과 많은 학생을 한 곳에 보낼 경우 충분한 의료통역을 연습하기기 힘들고 업무 전념도가 떨어지므로 여러 기관에 나누어 보내는 것이 좋겠다는 제언이 있었다. 그리하여 2011년 동계방학 중에는 그간 협력해 온 기관과 추가적으로 개발된 기관들에 실습생들을 나누어서 배치하도록 개선하였다. 그 결과 일본 프로그램의 참여기관, 실습생수, 주 업무 내용을 살펴보면 다음과 같다(〈표 3-20〉).

〈표 3-20〉 일본어 통번역사 현지언어문화 실습기관(2012년 겨울)

실습기관	수용인원	실습 내용	웹사이트
교토시 시민활동 종합센터	2	방문자에 대한 창구대응, 사무/상담 보조 등	http://shimin.hitomachi-kyoto.jp/
NPO법인 교토 코리안생활센터 에루화	4	장애자 보조, 재일한국인 커뮤니티 활동 참가, 간호	http://lfa-kyoto.org/
NPO법인 다문화공생센터 교토	1	website페이지 번역, 의료통역 강좌 개최 관련 사무작업, 강좌 보조	http://www.tabunkakyoto.org/
사회복지법인 교토복지 서비스협회 도난노소노 아동관	2	방문자 대응 및 사무 보조 등	http://tounan-no-sono.sakura.ne.jp/ http://blog.canpan.info/npointern/category_8/
사회복지법인 마음의 가족 고향의 집 교토	3	재일한국인 커뮤니티 활동 참가, 간호 보조	http://www.kokorono.or.jp/kyoto/kyoto.html
NPO법인 판게아	1	번역업무, 활동에 관한 사무 보조	http://www.pangaean.org/
교토시 지역 다문화 교류네트워크살롱, 교토희망의집	2	다문화 지원활동 보조 및 사무 보조	http://www016.upp.so-net.ne.jp/k_salon/
유한회사 히노데야 에코라이프 연구소	1	사무 보조 및 컴퓨터 지원 업무	http://www.hinodeya-ecolife.com/

* 2011년 동계방학 중(2012년 1~2월)

3) 중국어권 통번역사 실습 프로그램

중국어권 통번역사 현지 언어문화실습 프로그램으로는 북경 프로그램, 광주 프로그램, 화메이병원 프로그램이 있다.

(1) 북경 프로그램

중국 북경 해외 인턴십 프로그램은 라파의원, 아나클리닉, 하나투어, 연세세브란스성형외과, iface, 혜인당한의원을 중심으로 다양한 의료, 의료관광 관련 기관에서의 현장체험과 중국어 통번역교육 프로그램으로 구성되어 있다. 2010년 하계방학 중에 한 달 기간으로 운영되었다.

(2) 광주 프로그램

중국 광주 해외 인턴십 프로그램은 한국관광공사, 광주총영사관, 아시아나 항공사와의 협력으로 개발된 프로그램으로 의료관광 현황과 관련 에이전시를 통해서 실제적인 의료관광환자를 위한 중국어 통번역의 능력을 향상시키도록 구성되어 있다. 2010년 하계방학 중에 한 달 기간으로 운영되었다.

(3) 화메이병원 프로그램

화메이병원은 중국에서 최대의 성형외과 체인 병원으로 다양한 성형, 피부과 서비스를 제공하고 있다. 우리나라에 의료관광으로 입국하는 중국인들이 최근 증가하고 있고 그들이 대부분 성형과 피부미용을 목적으로 하고 있으므로 중국 현지에서 이 분야에 선도적인 병원에서 실습을 하게 됨은 큰 의미가 있다. 중국어 학습뿐만 아니라 중국인들의 성형욕구와 성형 서비스의 현황을 함께 학습할 수 있기 때문이다. 실습생들은 광주 화메이병원 내에서 성형의료에 대한 기본적인 교육을 받은 후 2명이 한 조가 되어 안내, 고객센터, 인터넷관리, 회원관리, 성형외과, 피부과, 치과, 간호팀으로 로테이션하면서 실습을 하게 된다. 2010년 하계방학 프로그램의 경우, 사업에 참여하는 중국어학과 16명의 학생이 3주간 현장실습에 참여하였다.

화메이병원의 현지실습 프로그램의 내용을 간략히 정리하면 다음과 같다(〈표 3-21〉).

〈표 3-21〉 의료관광 중국어 통번역사 해외 현장실습-중국 화메이병원

<table>
<tr><td>제1일
12. 27</td><td>09:00~10:00 환영식 및 수여식
화메이병원 견학
10:30~12:00 화메이병원 각 부서 및 의료미용 서비스 부서 소개
12:00~14:00 중식
오후 일정은 자유 일정으로 구체적인 일정은 한국 측에서 준비</td></tr>
<tr><td>제2일
12. 28</td><td>08:30~09:30 〈중국 의료 성형/미용 업계 정책과 형태〉강의
10:00~11:00 〈중국에서 성행하는 성형과 시술 원리〉 강의
11:00~11:30 교육생 부서 배정(16명의 학생 로테이션)
11:30~12:30 중식
12:30~14:00 배정된 부서 직원들과 인사
14:00~18:00 각 부서의 계획에 따라 실습(교육)이 진행되며, 구체적인 실습 내용은 각 부서에서 정함</td></tr>
<tr><td>제3일~제14일
12. 29~1. 9</td><td>- 각 부서에서 실습(교육): 8조로 나뉘어 로테이션 교육
<table>
<tr><th></th><th>실습생</th><th>부서</th><th>부서책임인</th><th>실습시간</th></tr>
<tr><td>1</td><td>2명</td><td>안내</td><td></td><td>8시간</td></tr>
<tr><td>2</td><td>2명</td><td>고객센터</td><td></td><td>8시간</td></tr>
<tr><td>3</td><td>2명</td><td>인터넷관리팀</td><td></td><td>8시간</td></tr>
<tr><td>4</td><td>2명</td><td>회원관리팀</td><td></td><td>8시간</td></tr>
<tr><td>5</td><td>2명</td><td>성형외과</td><td></td><td>8시간</td></tr>
<tr><td>6</td><td>2명</td><td>피부과</td><td></td><td>8시간</td></tr>
<tr><td>7</td><td>2명</td><td>치과</td><td></td><td>8시간</td></tr>
<tr><td>8</td><td>2명</td><td>간호팀</td><td></td><td>8시간</td></tr>
</table>
- 교육 중간에 일정에 따라 강의 및 지역 내 관련 기관(병원) 방문이 있으며, 중간평가도 실시</td></tr>
<tr><td>제15일~제20일
1. 10~1. 15</td><td>- 현지 문화관광교육</td></tr>
</table>

4) 러시아어권 통번역사 프로그램

(1) 고리키문학대학교 프로그램

러시아권 통번역사 해외 현장실습을 위한 러시아 프로그램의 경우 러시아의 모스크바 소재 고리키문학대학교 중심으로 프로그램이 운영된다. 모스크바는 러시아의 수도로 인구 1,100만이 넘는 러시아 최대의 도시이고, 세계에서 네 번째로 크고 행정, 교육, 문화의 중심도시이다. 냉전시대에는 세계공산당의 본부이기도 하였고, 1980년에 올림픽을 개최하기도 하였다. 고리키문학대학교는 1933년 러시아의 대작가 고리키의 주도로 설립된 명문 문학대학교이다. 이 대학교는 차콥스키, 돌마토프스키, 루코닌 등 유명 러시아 작가를 배출하였고 유수한 유명 작가와 학자들이 교편을 잡아왔다. 고리키문학대학교는 모스크바의 명동이라 불리는 트베르스코이 불바르, 푸슈킨 광장 옆에 위치해 있다. 이 대학에 입학하기 위해서는 창작경연대회와 러시아어, 문학, 외국어 등의 입학시험을 통과해야 한다.

고리키문학대학교에서의 러시아어권 언어문화실습 프로그램은 의료 러시아어 학습, 러시아 의료관광, 의료현장견학, 문화체험으로 구성되어 있다. 의료 러시아어 학습이 많은 시간을 차지하고, 레벨 테스트를 거쳐 두 개 반으로 나누어서 오전과 오후수업으로 진행된다. 병원부서명칭, 의사명칭, 의사와 환자 사이의 대화를 익히고 짝을 지어 연습하는 시간을 가진다. 의료용어 학습과 함께 의료관광에 대한 학습도 겸해진다. 러시아 병원 시스템이 어떻게 되어 있는지 그리고 이용방법에 대해서도 학습한다. 기관 방문은 학교 주변에 있는 병원에 견학을 하게 된다. 모스크바에 있는 유적지, 박물관, 대학 등 풍성한 문화유적지를 방문하는 문화체험시간을 가진다. 전체적으로 러시아의 의료 서비스 수준은 전문인력의 부족, 병원시설의 낙후로 인해 러시아인의 다양한 의료문제를 해결하기에는 역부족이어서, 실습생들은 어떤 의료욕구가 있고 어떻게 서비스를 계획할 것인지 생각하고 토론하는 시간을 가질 수 있다. 수질오염으로 인한 건강문제, 알코올을 포함한 약물남용과 흡연으로 인한 문제, AIDS, 심혈관 질환 등이 주요한 의료문제로 드러나 있어 학생들은 이에 대한 서비스 개발을 염두에 두고 준비할 필요가 있다.

2010년 하계방학 프로그램의 경우, 러시아학과의 학생 11명이 센터의 러시아 통번역사 프로그램 교수가 인솔교수로 한 달간 참여하였는데 그 내용을 요약하면 다음과 같다(〈표 3-22〉). 2011년 하계방학 중에도 같은 곳에서 현지실습을 가졌다.

〈표 3-22〉 의료관광 러시아어 통번역사 현지 언어문화실습 – 러시아 고리키문학대학교

	Wed(6/30)	Thu(7/1)	Fri(7/2)	Sat(7/3)	Sun(7/4)
AM	모스크바 도착(17:15)	오리엔테이션/레벨 테스트	의료 러시아어	현지문화 탐방 학습 (담당교수)	자유시간
PM			특강: 러시아의 문화의 이해 (담당교수)		
	Mon(7/5)	**Tue(7/6)**	**Wed(7/7)**	**Thu(7/8)**	**Fri(7/9)**
AM	의료 러시아어	의료 러시아어	의료 러시아어	의료 러시아어	의료 러시아어
PM	의료 러시아어	현장견학: "Семейный доктор" Поликлиника No.7	선택활동	의료 러시아어	특강: 러시아 의료관광 현황 (현지업계 종사자)
	Sat(7/10)	**Sun(7/11)**	**Mon(7/12)**	**Tue(7/13)**	**Wed(7/14)**
AM	문화답사: 톨스토이 생가 야스나야 빨랴나	자유시간	의료 러시아어	의료 러시아어	의료 러시아어
PM			의료 러시아어	현장견학: Европейский медицинский центр	선택활동

〈표 3-22〉 의료관광 러시아어 통번역사 현지 언어문화실습 – 러시아 고리키문학대학교(계속)

	Thurs(7/15)	Fri(7/16)	Sat(7/17)	Sun(7/18)	Mon(7/19)
AM	의료 러시아어	의료 러시아어	문화답사: 세르게예프파사드 스몰렌스카야교회	자유시간	의료 러시아어
PM	의료 러시아어	의료 러시아어			의료 러시아어
	Tue(7/20)	**Wed(7/21)**	**Thurs(7/22)**	**Fri(7/23)**	**Sat(7/24)**
AM	의료 러시아어	의료 러시아어	의료 러시아어	의료 러시아어	현지문화 탐방 학습 (담당교수)
PM	현장견학: Городская клиническая больница No.24	선택활동	의료 러시아어	현장 견학: 모스크바 국립 의대 의학사 박물관	
	Sun(7/25)	**Mon(7/26)**	**Tue(7/27)**		
AM	자유시간	종합 테스트/ 프로그램 종합평가/ 간담회	귀국 준비		
PM			출국(21:35)		

* 2010년 하계방학 중 운영

(2) 우즈베키스탄 프로그램

러시아어권 언어문화 현지 인턴십으로 개발된 또 하나는 우즈베키스탄 프로그램이다. 우즈베키스탄 프로그램은 타슈켄트에 있는 여러 의료기관, 관광기관, 관광 에이전시와 협력하여 운영한다.

우즈베키스탄은 중앙아시아 중부에 있는 국가로서 19세기 후반 제정러시아의 속국이 되었다가 1924년 10월 구소련의 일원으로 우즈베크소비에트 사회주의공화국을 수립하였다. 그 후 구소련의 붕괴와 함께 1991년 9월 완전 독립하였고 면적은 남한의 3배 정도에 인구는 2,500만 정도이다. 타슈켄트는 우즈베키스탄의 수도로서 중앙아시아의 수도라 불리며 인구는 약 200만 명으로 행정, 교육, 문화의 중심도시이다. 언어는 우즈베크어, 러시아어를 사용한다.

우즈베키스탄 프로그램에 협력하는 관광 에이전시로는 Great Silkroad Tourism LTD, DVMTK, Silkroad Tour, Orexca가 있고, 호텔로는 Markaziy Hotel, UZBEKISTAN이 있다. 현지의료 관련 협력기관으로는 Tashkent Medical Academy가 있다.

2010년 하계방학 중 한 달 기간으로 운영되어 10명의 러시아학과 학생들과, 센터의 러시아어 프로그램 담당교수가 인솔교수로 참여하였다. 이 프로그램은 현지 인턴십의 효율을 극대화하기 위해 실습기관 당 1명의 학생을 배치하려고 계속해서 노력해 왔다. 그러나 현지 실습기관 섭외에 어려움이 있어 2012년 현지 인턴십에 참여하려는 러시아학과 학생 10명 중 6명은 6개의 업체에 1명씩 배치하여 1 : 1의 충분한 교육을 받도록 하였고, 4명은 타슈켄트 의대에 배치하도록 계획하였다. 예를 들어 호텔에 배치되는 실습생의 경우 호텔 리셉션 센터에서 일하도록 계획되어 있어, 현지에서 러시아어 학습과 연습에 효과적일 것이다. 실습 학생은 배정된 실습기관에서 담당직원이 실습지도자로 교육에 임하게 되어 러시아어 교육과 관광산업교육에 효율적일 것으로 기대하고 있다.

우즈베키스탄 현지 인턴십 프로그램에 참여하는 현지기관에 대한 정보를 정리하면 다음과 같다(〈표 3-23〉).

〈표 3-23〉 의료관광 러시아어 통번역사 현지 인턴십 실습기관(2011년 겨울방학)

참여 기관명	기관 성격, 교육자/대표	주소, 연락처
GREAT SILKROAD Tourism Ltd. (Joint with Korea)	Tour & Travel SIMON S. Y. GHIONG	Address: 2F., Isiobol St., Tashkent, Uzbekistan Tel. (+998-71) 233-6272
DVMTK-1 PAX (Working at Public Relation)	International Express Service Z. H. SAIDALIYEV	Address: 3a, Saraboston St., Yakkasaray, Tashkent, Uzbekistan Tel. (+998-71) 154-2724
SILKROAD TOUR	Tour & Travel Javlon Kasimkhodjaev	Address: 107B, Amir Temur St., Tashkent, Uzbekistan Tel. (+998-71) 902-0500
OREXCA (Joint with UK)	Tour & Travel MIKHAIL SHAMSHIDOV	Address: Apt. 50/7, Center-5 block, Tashkent 100017, Republic of Uzbekistan Tel. (+998-71) 235-7098 - Reservation Department (+998-71) 235-7650 - Tourism Department (+998-71) 235-9082 - Administrative Department Fax. (+998-71) 234-5024
MARKAZIY Hotel(*) (Working at Reception)	Hotel (Former SHERATON Chain) SAIDOV BAKHROM GANIEVICH	Address: 15, Amir Temur St., Tashkent Tel. (+998-71) 238-3000
UZBEKISTAN(*) (Working at Reception)	Hotel NAZAROV FAKHRIDDIN NURIDDINOVICH	Address: 45, Musahanova St., Tashkent Tel. (+998-71) 113-1111
Tashkent Medical Academy	Medical Academy, Hospitals, Medical Institutes TESHAEV OKTYABR RUKHILLAEVICH	Tel. (+998-71) 150-7801

III. 해외 현장실습 평가와 욕구반영

1. 현장실습평가회

해외 현장실습에 있어서 현장실습의 평가는 실습 프로그램의 발전과 실습교육의 질 향상을 위해서 매우 중요하다(고윤순, 2006). 실습 일정이 끝나면 현지 교육기관 담당자(교육 책임자, 교육 코디네이터 등), 인솔교수, 참여 학생이 함께 실습간담회·평가회를 가져야 한다. 이를 위해서 현지 교육 담당자와 상의해서 평가회를 실습교육의 중요한 일부로 계획해 놓고 실습 마지막 단계에서 간담회를 개최해야 한다.

1) 현장실습평가회 목적

실습 참여 관련자 상호간의 평가, 욕구파악, 개선방안을 계획하는 현장실습평가회는 다음과 같은 구체적이고 다양한 목적을 가지고 있다.

첫째, 실습생의 현지 교육 프로그램에 대한 평가와 욕구이다(학생 욕구, students needs). 현장실습 프로그램의 장단점에 대해 현장 교육기관에 피드백을 줌으로써, 현지 교육기관이 추후 프로그램을 향상시키는 데 도움이 된다. 이때, 참여 학생뿐만 아니라 인솔교수의 견해도 전함으로써 현지 실습교육기관에 유익한 피드백을 제공한다(인솔교수 욕구, educator's needs). 둘째는 현지 교육기관의 실습생에 대한 평가와 욕구이다(기관 욕구, agency needs).

교육기관은 실습생들의 교육태도, 교육결과는 어떻게 하였는지 잘한 점과 부족한 점에 대한 피드백을 제공한다. 이는 추후 실습생 선발, 준비교육뿐만 아니라 HiMTEC이 직종별로 어떤 교육 프로그램으로 학생들을 교육시킨 후 해외 실습 현장에 보낼 것인지에 대한 유익한 피드백을 제공한다. 셋째, 현지 교육기관과 참여 학생의 입장에서 대학의 지원(행정적 지원)에 대하여 피드백을 줌으로써, 추후 대학이 어떻게 해외 현장실습 프로그램을 지원할 것인지 유익한 정보를 제공한다.

2) 현장실습평가회 구성

실습 평가간담회를 진행절차와 영역은 다음과 같다. 첫째, 실습 프로그램 운영 중 잘된 점에 대해서 살펴본다. 교육 프로그램의 내용, 대학의 행정 지원, 학생 준비 및 실습활동으로 나누어 잘된 점에 대해서 살펴본다. 둘째, 실습 프로그램 운영 중 개선이 필요한 분야(현지 교육기관이 개선을 요구하는 분야 포함)에 대해서 논의한다. 개선 필요 분야도 마찬가지로, 교육 프로그램의 내용, 대학의 행정 지원, 학생 준비 및 실습활동 분야로 나누어서 살펴보면 도움이 될 것이다.

2. 해외 현장실습 평가 및 처리

1) 현장실습평가서 작성

HiMTEC 의료관광해외 현장실습・인턴십이 끝나고 현지 기관 교육자, 인솔교수, 학생이 참여하여 실습 평가 간담회를 가진 후, 인솔교수는 해외 현장실습평가서(제6부 해외 현장실습・인턴십 평가서 양식 참조)를 작성한다. 특히 개선이 요구되는 분야에 대해서 어떻게 개선할 것인지에 대해서 함께 논의하고, 필요하면 계속 협력하여 개선하기로, 또한 그 과정에서 누가 책임자가 될 것인지 결정한다.

2) 실습평가서 처리 및 반영

인솔교수는 실습평가회에 파악된 기관의 제안, 욕구(needs) 사항, 학생의 제안이 반영된 실습평가서를 대학에 제출한다. 필요 시 인솔교수는 대학(HiMTEC)의 해당 프로그램 담당자, 직종 책임교수와 함께 회의를 열고 제시된 기관의 욕구 사항, 실습생의 제안사항을 향후 프로그램에 어떻게 반영하여 개선할 것인지 논의한다. 또한 필요 시 해외 현장 교육기관에 반영결과를 보고하고 추후 필요한 사항을 논의한다.

3. 직종별 해외 현장실습 평가 및 욕구반영

그간 HiMTEC에서는 해외 현장실습과 인턴십을 운영한 직종에서는 현장실습을 마친 후 해외 현장에서 실습평가회를 가진 후 그 결과를 향후 프로그램 운영에 반영하여 왔다. 또한 해외 현장실습의 준비와 운영에 안내가 될 본 교재 '해외 현장실습·인턴십 매뉴얼'은 해당 영역에 그 주요 내용을 반영하였다. 직종별 해외 현장실습 평가서의 내용과 그에 따른 기관의 제언, 욕구(needs), 실습생의 제언을 반영한 내용을 간략히 정리해 보면 다음과 같다.

1) 진료 코디네이터 현장실습 평가 및 반영

진료 코디네이터는 2011년 여름하계 방학 중 미국 로스앤젤레스 소재 Sierra국제대학에서 해외 현장실습을 실시하였다. 학생 8명과 간호학부 교수가 인솔교수로 참여하였다. 현지실습평가회를 통해 파악된 현장실습 프로그램의 장점, 개선 필요 분야 및 기관 욕구 사항, 제언결과 반영 내용을 정리하면 다음과 같다.

(1) 프로그램의 장점

여러 협력의료기관에서 다양한 경험을 할 수 있었고, 한국에는 없는 발 전문 클리닉의 견학이 도움이 되었다. 명상센터와 방송국의 토크쇼 관람을 통해 문화적으로도 다양한 경험을 할 수 있었다. 전문간호사(NP)의 직무와 법적 권한에 대하여 학습한 것이 좋았다. 미국의 지역 특성상 기관 방문으로 장거리이동의 경우 전용차량을 준비하고, 프로그램 진행 중 인솔교수의 제안 내용이 신속히 반영되었다.

(2) 욕구(needs) 및 개선 필요 사항

교육 프로그램 분야에서는 LAC＋USC병원의 안내자가 사무직이라 간호나 의료에 필요한 지식을 충분히 얻지 못하였다. 치과 분야에 대해 학생의 지식이 적어서 한국과 비교하기가 어려웠다. 또한 홈 헬스케어 방문에서 좀 더 많은 사례를 다루면 좋을 것 같다. 행정 지원 부분에서는 실습일정을 미리 알려주면 현지 교육기관, 학생이 스케줄을 계획하는 데 도움이 될 것이다. 학생 준비 및 활동 분야에서는 의사소통과 질문방법에 대한 사전 준비가 부족하였다. 실습보고서 작성에도 시간제약 및 어려움이 있었다.

(3) 결과반영 및 논의

현지 의료기관 안내자와 홈 헬스케어 사례에 대해서는 현지 교육기관에 제안하여 적절한 전문가가 담당하고 사례를 강화하도록 제안하였다. 실습일정을 충분한 시간을 두고 공지하는 것은 실습일정결정과 학생 선발에 체계적인 계획이 필요하므로 본 매뉴얼에 구체화하였다(제2부 I장). 의사소통, 보고서작성 문제해결을 위해 본 매뉴얼에서 그 방법에 대해서 구체적으로 제시하고 또한 인솔교수, 학생의 오리엔테이션에서 준비하도록 강조하였다(제2부 II-4, 5).

(4) 진료 코디네이터 평가서

해외 현장실습·인턴십 평가서

직종 및 참여 학생수	진료 코디네이터, 8명	인솔교수	안수연
실습·인턴십 기관	미국 Sierra국제대학, LA	실습·인턴십 기간	2011. 7. 3~7. 17
현지 교육자	운영총괄 Young Han	작성일시	2011. 7. 15

프로그램의 장점

분야	장점
교육 프로그램, 행정 지원, 학생 준비 및 활동 등	- 다양한 세팅에서 전문간호사(NP)의 업무와 법적 권한에 대하여 확인할 수 있었던 기회였음. 의료기관도 역할별로 다양하였을 뿐만 아니라 한국에는 없는 발 전문 클리닉에서의 진료관찰과 강의, 명상센터와 방송국 토크쇼 관람을 통하여 의료적으로뿐만 아니라 문화적으로 다양한 측면을 경험토록 세심히 배려함. - 지역 특성 상 이동거리가 길 경우에도 전용차량으로 신속하고 안전하게 이동할 수 있었으며, 지도교수의 개선안이나 제안을 신속히 반영하여 보완함.

욕구(needs) 및 개선 필요 분야

분야	욕구(needs) 및 개선 필요 사항
교육 프로그램	- LAC+USC Medical Center에서 안내자가 일반 사무직이라 간호나 의료적으로 필요한 지식을 충분히 얻지 못함(학생 욕구). - Dental System in US: 치과에 대해 학생의 지식이 별로 없어서 한국과 차이점이나 비교점을 찾기 어려웠음(학생 욕구). - Home Health Care 방문에서 한 사례만 접해 아쉬움이 남음.
행정 지원	- 조기에 프로그램 일정을 알려 줌으로써 현지의 다른 팀과 교육기간이 겹치지 않았으면 함(기관 욕구).
학생 준비 및 활동	- 사전 의사소통과 질문에 대한 준비가 미흡(학생, 기관 욕구). - 시간제약으로 매일 보고서 작성에 어려움이 있었으므로 좀 더 체계적인 준비가 요함(학생, 교수 욕구). - 본교에서 조기에 프로그램을 확정, 고시하여 직장에서 원활한 휴가신청이 될 수 있도록 해 주었으면 함(학생 욕구).

2) 일본어 통번역사 현장실습 평가 및 반영

일본어권 통번역사는 2010년 동계방학 중 일본 다문화공생센터 교토 외 3개 기관에서 해외 현장실습을 실시하였다. 학생 16명과 센터 일본어 전공교수가 인솔교수로 참여하였다. 현지실습평가회를 통해 파악된 현장실습 프로그램의 장점, 개선 필요 분야 및 기관 욕구 사항, 제언결과 반영 내용을 정리하면 다음과 같다.

(1) 프로그램의 장점

일본어권 인턴십은 일본 산업체에서 현지인들과 일을 하고, 산업체 문화를 직접경험 할 수 있었던 것이 가장 큰 장점이었다. 관련 산업체서 일하면서 주민들과 직접 의사소통을 하고 일본어를 사용할 수 있어서 효과적인 통역학습이 되었다.

(2) 욕구(needs) 및 개선 필요 사항

교육 프로그램 분야에서는 현지 교육기관이 인턴십 중간평가방법에 부담을 느낀다는 의견과 구체적으로 5단계로 늘려달라는 의견도 있었다. 또한 많은 학생을 한 기관에 보내서 기관이 학생지도에 부담이 되므로 개선을 요구하였다. 행정 지원 분야에서는 실습 중 학생이 질병(신경성 위장염, 체함, 감기 등)에 걸리는 경우가 많아서 이에 대비하여 체계적인 대비책의 필요성을 지적하였다. 학생 준비 분야에서는 실습 관련 기관에 대해 미리 충분히 공부하는 것이 필요하다고 기관과 인솔교수가 지적하였다.

(3) 결과반영 및 논의

현지 일본어권 해외 현지 인턴십 중간 평가방법에 대해서는 직종 담당교수가 현지 기관들과 논의하여 기관들의 욕구에 적합하게 개선하기로 하였다. 실습기관의 교육 부담을 줄이고 실습 학생이 충분한 실습기회를 갖도록 더 많은 실습기관을 확보하여 기관 당 적은 수의 학생이 배치되도록 조정하였다. 학생들의 질병대처에 대해서는 비상약 준비, 해외여행보험 준비, 스트레스 대처법, 의료 서비스 사용 후 보험처리법 등의 내용에 대한 가이드를 구체적으로 준비하여 매뉴얼에 명시하고, 인솔교수, 학생 오리엔테이션을 통해 준비하도록 하였다(제2부 I-4). 학생 준비 분야에서 관련 기관에 대한 사전학습은 학생의 소그룹 스터디와 특강을 통해서 준비하도록 본 매뉴얼에 명시하고, 오리엔테이션에서 확인하고 현지 학습전략으로 강조하였다(제2부 I-4, II-1).

(4) 일본어 통번역사 평가서

해외 현장실습·인턴십 평가서

직종 및 참여 학생수	통번역사(일본어), 16명	인솔교수	최수나
인턴십 기관	1) 일본 다문화공생센터 교토 2) NPO법인 교토코리안생활센터 에루화 3) 교토복지 서비스협회 도난노소노아동관 4) 교토시 시민활동종합센터	인턴십 기간	2011. 1. 16~1. 31
현지 교육자	시게노아구리(重野亜久里)	작성일시	2011. 1. 29

프로그램의 장점

분야	장점
교육 프로그램, 행정 지원, 학생 준비 및 활동 등	- 산업체에서 현지인들과 일을 할 수 있었음. - 산업체 문화를 경험할 수 있었음. - 주민들과 의사소통할 수 있는 기회가 있었음.

욕구(needs) 및 개선 필요 분야

분야	욕구(needs) 및 개선 필요 사항
교육 프로그램	- 수용기관으로부터 인턴십 평가표가 3단계로 되어 있어서 평가에 부담을 느낀다는 의견 있었음. 5단계로 늘려달라는 의견도 있었음(기관 욕구). - 많은 학생을 한 곳에 보내기보다는 여러 기관에 보내는 것이 좋을 듯. 한곳에 학생들이 몰릴 경우 업무전념도가 떨어지는 듯(기관, 교수 욕구).
행정 지원	- 인턴십 실습 중에 스트레스를 받아 신경성 위장염에 걸리는 학생들이 있었고, 많은 학생들이 수시로 체하였음. 또한 겨울철이어서 감기에 걸리는 학생들도 많았음. - 증상이 심한 학생이 있었고 급히 택시를 타고 병원 진찰을 받았으며, 장염이 의심된다 하여 각종 검사를 받음. 검사, 진료, 약값 등으로 많은 돈이 지불되었고 임시로 학교 카드를 사용함. - 귀국 후 정산 과정에서 보험적용이 안 되는 부분이 의외로 많다는 것을 알았고, 학생이 수십만 원에 이르는 비용을 자비로 부담해야 했음. 그러나 학생에게 그만한 여유가 없어서 인솔교수가 임시로 지급하였고 수개월 후에 학생이 전액 반환함. - 센터 차원에서 사고를 대비하여 예비비 등을 준비해 두는 것이 좋을 듯(학생 욕구).
학생 준비 및 활동	- 사전에 인턴십 기관에 대해 충분히 스터디하는 것이 좋을 듯(기관 욕구). - 인솔교수의 설명이나 에이전시의 소개뿐만 아니라 인터넷을 통해 기관에 대해 적극적으로 알아보는 자세로 사전 준비를 하는 것이 좋을 듯(교수 욕구). - 또한 건강을 위해 건강보조제나 상비약을 준비하도록 종용하는 것이 좋을 듯(현지 언어 문화실습에 비해 많은 학생이 감기, 체통 등을 호소함)(학생, 교수 욕구).

3) 국제임상간호사 현장실습 평가 및 반영

국제임상간호사는 2011년 하계방학 중 몽골 울란바토르대학과 협력기관에서 해외 현장실습을 실시하였다. 학생 18명과 간호학과 전공교수가 인솔교수로 참여하였다. 현지실습 평가회를 통해 파악된 현장실습 프로그램의 장점, 개선 필요 분야 및 기관 욕구 사항, 제언 결과 반영 내용을 정리하면 다음과 같다.

(1) 프로그램의 장점

몽골의 역사, 문화, 회화, 의료 현황 등 전 분야의 강의를 듣고 의료기관 견학을 통해 몽골 현지에서 다양한 학습을 할 수 있었다. 몽골 학생과 하루를 보내며 몽골문화의 진면목을 경험할 수 있어 좋았다. 또한 실습 전 몽골 전공 교수님의 특강이 실습에 크게 도움이 되었다.

(2) 욕구(needs) 및 개선 필요 사항

교육 프로그램 분야에서는 의료관광에 관심 있는 환자그룹과 의료관광 에이전시를 직접 체험하기가 어려웠다. 행정 지원 분야에서는 교육비가 늦게 입금된 점과 항공편과 실습일정 사이에 이틀 차이가 생겨서 불편함이 있었다는 기관의 지적이 있었다. 학생 준비 분야에서 실습 학생들이 몽골어에 취약하여 통역 없이는 활동하기가 어려웠다.

(3) 결과반영 및 논의

아직은 몽골로부터 많은 환자가 의료관광객으로 입국하지는 않으므로 관심 있는 환자그룹과 관광 에이전시를 직접 체험하기는 쉽지 않겠으나, 담당교수와 대학이 계속적으로 현지 교육기관과 협력하여 이 부분을 보충하기로 하였다. 현장실습교육비 입금, 항공편 준비가 적절하게 되도록 대학에 제언하였고 매뉴얼의 현장실습 준비 과정의 행정 지원 분야에 구체적인 방법을 제시하고 강조하였다(제2부 II-3). 몽골 언어 준비에 대해서는 실습 해당 국가 언어 준비에 대하여 실습생 선발과 준비 과정에서 강화하도록 명시하였다(제2부 I장).

(4) 국제임상간호사 평가서

해외 현장실습·인턴십 평가서

직종 및 참여 학생수	국제임상간호사, 18명	인솔교수	신동수
실습·인턴십 기관	몽골 울란바토르대학교	실습·인턴십 기간	2011. 7. 16~7. 27
현지 교육자	오가실 학장	작성일시	2011. 7. 25

프로그램의 장점

분야	장점
교육 프로그램, 행정 지원, 학생 준비 및 활동 등	- 몽골 역사, 문화, 간단 회화와 의료 현황 등 전 분야에서 강의를 듣고 병원 견학, 몽골(한국어 가능) 학생과 같이 하루 보내기를 함. 특히 몽골 학생과 하루를 보내며 몽골의 문화를 체험하면서 몽골의 진면목을 알 수 있었음. - 몽골 연수 전 몽골 전공 교수님을 초빙하여 강의를 들은 것이 크게 도움이 되었음.

욕구(needs) 및 개선 필요 분야

분야	욕구(needs) 및 개선 필요 사항
교육 프로그램	- 몽골에서 의료관광을 할 수 있는 그룹의 환자들은 직접 관찰하기는 어려웠음. 또한 아직은 몽골에서 합법적으로 의료관광을 주선하기 어려워 그런 기관은 견학 대상에 포함되지 않았음.
행정 지원	- 실습교육비는 교육 종료 전까지 입금되어야 함(기관 욕구). - 비행기 예약이 연수날짜보다 이틀 연장되어(하루 전, 하루 후) 숙소를 옮겨 다님(기관 욕구).
학생 준비 및 활동	- 몽골어에 취약하여 통역 없이 활동하기 어려움(기관, 교수 욕구).

4) 국제전문의사 현장실습 평가 및 반영

국제전문의사는 2011년 하계방학 중 미국 뉴욕주립대학교 스토니 브룩 메디컬센터에서 해외 현장실습을 실시하였다. 의과대학 학생 16명과 의대 전공교수가 인솔교수로 참여하였다. 현지실습평가회를 통해 파악된 현장실습 프로그램의 장점, 개선 필요 분야 및 기관 욕구 사항, 제언결과 반영 내용을 정리하면 다음과 같다.

(1) 프로그램의 장점

국제전문의사는 응급구조교육과 의료 서비스에 권위가 있는 메디컬센터에서 강의와 실습을 받고, 응급구조사 자격시험인 BLS, ACLS시험에 실습생 16명 전원이 합격하여 자격증을 받았다.

(2) 욕구(needs) 및 개선 필요 사항

교육 프로그램 분야에서는 반복학습이 지루했지만 외울 수 있는 시간이 되므로 필요한 것 같다. 행정 지원 분야에서는 숙소와 병원이 멀어서 차량을 렌트하였는데, 학생들이 출국 전에 미리 국제운전면허를 발급받으면 기관에도 부담이 적고 운전에 도움이 될 것이다. 학생 준비 분야에서는 매일 숙소에 돌아와서 배운 내용을 조별로 복습하는 시간이 필요해서 그에 대한 준비가 필요했다.

(3) 결과반영 및 논의

현지실습 준비 과정에서 학생들이 국제운전면허를 발급받도록 매뉴얼에 명시하였다. 또한 실습보고서 작성과 복습을 위해 학생들이 소그룹별로 스터디 그룹을 구성하여 학습하도록 실습 준비기간에 안내하여 연습하고, 인솔교수도 그룹 구성과 지도를 준비하도록 매뉴얼에 명시하고(제2부 I-4), 오리엔테이션의 내용으로 제안하였다.

(4) 국제전문의사 평가서

해외 현장실습 · 인턴십 평가서

직종 및 참여 학생수	국제의사, 16명	인솔교수	이종호
실습 · 인턴십 기관	미국 SUNY-Stony Brook Medical Center	실습 · 인턴십 기간	2011. 7. 8~7. 23
현지 교육자	Edward Stapleton, EMT-P	작성일시	2011. 7. 21

프로그램의 장점

분야	장점
교육 프로그램, 행정 지원, 학생 준비 및 활동 등	2주간 응급구조에 대한 강의와 실습을 받고, 응급구조사 자격시험인 BLS, ACLS시험을 16명 모두 통과하여 BLS, ACLS 자격증을 받음.

욕구(needs) 및 개선 필요 분야

분야	욕구(needs) 및 개선 필요 사항
교육 프로그램	- 반복학습이 지루했지만 외울 수 있는 시간이 되므로 필요한 것 같았음. 효과적 시간활용방법 필요(학생 욕구).
행정 지원	- 숙소와 병원이 거리가 있어서 차량을 렌트하였음. 학생들에게 운전면허가 있는 학생들을 출국 전에 미리 파악하여 국제운전면허증을 발급받게 해두는 것이 필요함(기관 욕구).
학생 준비 및 활동	- 매일 숙소에 들어와서 그날 배운 내용을 조별로 복습하는 시간이 필요함(교수 욕구).

5) 영어권 통번역사 현장실습 평가 및 반영

영어권 통번역사는 2011년 하계방학 중 미국 Montana주립대학교와 협력기관에서 해외 현장실습을 실시하였다. 영문과 학생 11명과 센터 영어 전공교수가 인솔교수로 참여하였다. 현지실습평가회를 통해 파악된 현장실습 프로그램의 장점, 개선 필요 분야 및 기관 욕구 사항, 제언결과 반영 내용을 정리하면 다음과 같다.

(1) 프로그램의 장점

대학교와 협력기관이 긴밀히 협조하여 강의교육과 현장실습이 조화를 이루었다. 강의에서는 영어교육과 학생의 발표, 오후에는 의료기관에서의 임상실습이 균형 있게 이루어졌다. 실습생들은 서로의 경험을 나누고, 미국의 문화 및 의료현장에서의 업무를 계속 기록하면서 토론에 참여하여 좋은 학습효과를 거두었다.

(2) 욕구(needs) 및 개선 필요 사항

교육 프로그램 분야에서는 프로그램의 기간을 늘리면 좀 더 효과적으로 실습 과정을 운영할 수 있을 것이다. 행정 지원 분야에서는 학생들의 입출국 관련 사항, 오리엔테이션, 제출서류에 대한 충분한 설명회가 필요하다고 여겨진다. 학생 준비 면에서는 기본적 의료상식(의료용어 등)의 선수학습이 필요하다. 또한 국내 의료현장을 미리 견학하여 의료현장을 이해하고, 국가 간 비교연구를 할 준비가 필요하다.

(3) 결과반영 및 논의

미국 해외 현장실습 프로그램의 기간을 늘리는 것은 실습교육비와 밀접한 관련이 있는 사항이므로 대학과 협의하도록 하였다. 대학의 추가 지원 여부, 실습생의 교육비 추가 부담 가능성 여부, 실습비 중 절약 가능성 여부를 전체적으로 평가하여 조정하도록 하였다. 학생들 입출국 관련, 제출서류, 오리엔테이션 지원에 대해서는 명확한 안내 내용을 매뉴얼에 명시하고 오리엔테이션에서 교육하도록 명시하였다(제2부 I-4). 실습 전 의료기관 견학과 의료용어 공부에 대해서도 현지실습 준비 내용으로 매뉴얼과 오리엔테이션 내용에 구체적으로 제시하였다.

(4) 영어권 통번역사 평가서

해외 현장실습 · 인턴십 평가서

직종 및 참여 학생수	통번역사(영어), 11명	인솔교수	주영탁
실습 · 인턴십 기관	미국 Montana State University	실습 · 인턴십 기간	2011. 7. 30~8. 14
현지 교육자	Janese Carstens	작성일시	2011. 8. 12

프로그램의 장점

분야	장점
교육 프로그램, 행정 지원, 학생 준비 및 활동 등	- 학교와 커뮤니티가 협력하여 운영되어 학습과 현장실습의 조화가 적절하고 효과적으로 이루어질 수 있었음. - 오전 중의 교실 수업은 언어적인 면, 현장실습에 대한 보고 등으로 이루어졌고, 여러 의료기관의 적극적인 참여로 학생들이 다양한 과목의 의료 분야와 실제적 임상현장을 체험할 수 있었음. - 학생들은 서로의 경험을 보고하고, 비교 분석하면서, 의료 문화 및 미국의 문화, 실제 현장에서의 업무 상황 등을 보다 잘 이해할 수 있도록 계속 기록하고 토론에 참여하였음.

욕구(needs) 및 개선 필요 분야

분야	욕구(needs) 및 개선 필요 사항
교육 프로그램	- 기간이 적어도 4주 이상이어야 좀 더 효과적인 커리큘럼 운영과 학습 성취도를 높일 수 있음(기관 욕구, 교수 욕구).
행정 지원	- 학생들의 입출국 관련 사항, 오리엔테이션, 제출 서류에 대한 내용 설명회 등의 행정적 지원이 필요함(학생, 교수 욕구).
학생 준비 및 활동	- 의료 용어 및 의료 서류에 대한 내용 학습이 먼저 철저히 이루어져서 기본적 의료 상식 및 지식이 습득되어야 함(기관 욕구). - 국내 의료시설 경험을 통해(견학, 특강) 의료현장을 이해하고 국가 간 차이점과 동일한 면 등을 비교 분석할 수 있어야 함(학생, 교수 욕구).

6) 러시아어권 통번역사 현장실습 평가 및 반영

러시아어권 통번역사는 2011년 하계방학 중 러시아 고리키문학대학과 협력기관에서 해외 현장실습을 실시하였다. 러시아학과 학생 11명과 센터 러시아어 전공교수가 인솔교수로 참여하였다. 현지실습평가회를 통해 파악된 현장실습 프로그램의 장점, 개선 필요 분야 및 기관 욕구 사항, 제언결과 반영 내용을 정리하면 다음과 같다.

(1) 프로그램의 장점

러시아어권 인턴십은 연수 위주로 진행되었는데, 팀별로 과제를 주어 의료기관을 방문하는 등 학생들이 적극적으로 참여하여 학습의 효과가 있었다. 러시아는 비자가 필요하나, 고리키대학의 배려로 일반 관광비자로 거주 등록이 가능하였다.

(2) 욕구(needs) 및 개선 필요 사항

행정 지원 분야는 러시아의 경우 비자발급이 요구되므로 이에 대한 대학의 체계적인 행정적 지원이 요구된다. 실습교육지도 분야는 인솔교수가 현지에서 학생과 한 달을 체류하며 언어실습지도, 생활지도, 체험학습 인솔을 해야 하는 부담이 있다.

(3) 결과반영 및 논의

해외 현장실습 프로그램에서 러시아 프로그램은 몽골과 더불어 비자가 필요한 국가이므로(다른 국가의 경우 단기에는 무비자 혹은 관광비자로 가능), 여권과 비자 준비에 대한 좀 더 체계적인 행정 지원이 필요하다. 이를 위해서 여권과 비자발급 지원을 위한 정보와 과정을 상세하게 매뉴얼에 명시하고 오리엔테이션을 통해 관리하도록 구체화하였다(제2부 I-4). 비자발급 수수료가 부담이 되는 학생에 대해서 특별한 장학금을 개발할 수 있는지 연구하기로 했다. 인솔교수의 장기간 인솔에 따르는 부담을 줄이고 효과적인 현지지도를 위해서 해당 언어권 직종 책임자와 관련 교수들이 논의하여 지원방법을 개발하기로 하였다(두 명의 교수가 나누어서 지도하는 방법 등).

(4) 러시아어권 통번역사 평가서

해외 현장실습 · 인턴십 평가서

직종 및 참여 학생수	통번역사(러시아어), 11명	인솔교수	원석범
실습 · 인턴십 기관	러시아 고리키문학대학	실습 · 인턴십 기간	2011. 7. 27~8. 26
현지 교육자	발렌찌나, 따찌아나, 이고리	작성일시	2011. 8. 23

프로그램의 장점

분야	장점
교육 프로그램, 행정 지원, 학생 준비 및 활동 등	- 러시아는 비자발급이 요구되나, 고리키대학의 배려로 일반 관광비자로 거주등록이 가능했음. - 연수 위주로 진행된 프로그램이지만 과제를 주어 팀별로 의료기관을 방문하는 등 학생들의 적극적인 활동이 있었음.

욕구(needs) 및 개선 필요 분야

분야	욕구(needs) 및 개선 필요 사항
교육 프로그램	- 담당교수 과목임에 불구하고 현지에서 학생들과 한 달을 체류하는 것이 현실적으로 불가능해 언어실습 외에 현지지도, 체험학습 인솔에 어려움이 있음(기관, 교수 욕구).
행정 지원	- 러시아의 경우 비자발급이 요구되며 그 비용도 만만치 않음에도 불구하고 원칙적으로 지원이 안 되는 부분은 납득하기 어려움(학생 욕구).

7) 홍보 전문가 현장실습 평가 및 반영

홍보 전문가는 2010년 동계방학 중 중국 상하이에서 우리들병원과 대홍기획을 중심으로 해외 현장실습을 실시하였다. 의료관광 홍보 전문가 참여 학과 학생 17명과 전공교수 2명이 인솔교수로 참여하였다. 현지실습평가회를 통해 파악된 현장실습 프로그램의 장점, 개선 필요 분야 및 기관 욕구 사항, 제언결과반영 내용을 정리하면 다음과 같다.

(1) 프로그램의 장점

현실감 있는 중국의 광고홍보와 의료부분을 직접 접함으로써 수업시간에만 배운 내용 외에 중국 문화 등 다양한 부분을 학생들이 체득할 수 있었다. 행정 지원면에서도 학생들의 편의를 최대한 반영하여 수용하였다.

(2) 욕구(needs) 및 개선 필요 사항

교육 프로그램 분야에서는 현지 동화대학을 중심으로 향후 체계적인 중국 의료관광 프로그램을 개발할 필요성의 욕구가 파악되었다. 행정적 지원으로는 실습 학생들이 장기적으로 투숙 가능한 숙소자원을 구축하는 것이 필요하다. 학생들은 현지실습에 가기 전에 현지 학습활동의 목적, 과제, 평가방식에 대해서 세심한 준비를 하는 것이 필요하다.

(3) 결과반영 및 논의

홍보 전문가 직종 책임교수, 인솔교수, 현지기관이 협력하여 동화대학을 중심으로 중국 의료관광 실습 프로그램을 개발하도록 하였다. 또한 학생들의 향후 실습을 위하여 현지 관련 기관과 협력하여 숙소자원에 대한 정보를 강화하였다. 현지실습 전 학습 준비로 학생 준비 분야와 인솔교수 준비 사항을 구체적으로 매뉴얼에 명시하였다. 인솔교수의 준비는 현지학생지도, 소그룹지도, 보고서 작성지도는 제2부(I-3, II-4)에서 학과목 개설 후 지도에 대해서는 제4부(III, IV장)에서 제시하였다.

(4) 의료관광홍보 전문가 평가서

해외 현장실습·인턴십 평가서

직종 및 참여 학생수	의료관광홍보 전문가, 17명	인솔교수	손영석, 박동진
실습·인턴십 기관	중국 상하이	실습·인턴십 기간	2011. 1. 14~1. 20
현지 교육자	상하이 우리들병원 행정과장, 대홍기획 상하이 지사장, 광동성광고공사 사장, 상하이 동화대학 교수	작성일시	2011. 1. 18

프로그램의 장점

분야	장점
교육 프로그램, 행정 지원, 학생 준비 및 활동 등	- 현실감 있는 중국의 광고홍보와 의료 부분을 직접 접함으로써 수업시간에만 배운 내용 이외에 다양한 부분을 학생들이 체득할 수 있었음. - 행정 지원 분야에서도 학생들의 편의를 최대한 수용하였음.

욕구(needs) 및 개선 필요 분야

분야	욕구(needs) 및 개선 필요 사항
교육 프로그램	- 향후 상대 동화대학을 중심으로 체계적인 중국 의료관광 프로그램을 개발할 필요성이 있음(기관, 교수 욕구).
행정 지원	- 행정적 지원으로서는 학생들이 장기적으로 투숙 가능한 숙소를 구축하는 것이 중요할 것으로 판단됨(학생 욕구).
학생 준비 및 활동	- 현지에 가기 전에 학생들의 활동목적과 과제 그리고 평가 방식에 대해서 면밀한 프로세스를 설정하고 난 뒤에 현지에 가면 더욱 더 좋은 결과를 얻을 것으로 판단됨(학생, 교수 욕구).

8) 코디네이터·마케터 현장실습 평가 및 반영

의료관광 코디네이터와 마케터는 2010년 동계방학 중 싱가포르 Parkway대학과 병원에서 해외 현장실습을 실시하였다. 의료관광 코디네이터 참여 학과 학생 15명, 마케터 참여 학과 학생 15명, 참여 학과 전공교수 2명이 인솔교수로 참여하였다. 현지실습평가회를 통해 파악된 현장실습 프로그램의 장점, 개선 필요 분야 및 기관 욕구 사항, 제언결과 반영 내용을 정리하면 다음과 같다.

(1) 프로그램의 장점

의료관광 선진국 싱가포르의 대표 병원그룹에서 권위 있는 의료관광 전문가에 의하여 코디네이팅, 마케팅 강의와 role-play로 효과적인 실습이 되었다. 강의, role-play, 병원견학 실습, 문화체험이 균형을 이루었다. 코디네이터와 마케터 두 직종이 많은 시간 함께 교육에 참여하여 다학제적 학습이 용이했고, 인솔교수 간의 지지와 학생지도에 도움이 되었다.

(2) 욕구(needs) 및 개선 필요 사항

코디네이터는 현장과 더 연결되고, 마케팅 실습도 실제 케이스를 늘리고, 한국 상황을 고려한 연습이 좀 더 추가되었으면 좋겠다. 한편, 현지 교육자는 한국의 의료관광 현황과 문화를 소개해 주면 한국 학생들의 교육계획에 도움이 되겠다고 피력했다. 응급 상황 시 대처방안교육과 행정 지원체계의 준비가 필요하고, 실습보고서 작성에 관한 구체적 안내와 교육도 필요하다. 현지 전문가에 의한 한국에서의 추가교육요구가 있고, 현지 교육기관과 교육 연구협력협정에 관한 행정 지원도 필요하다.

(3) 결과반영 및 논의

현장연계를 강화하고, 한국 상황을 고려한 교육강화를 현지 교육자와 논의하여 보충하였다. 현지 문화와 의료관광 현황에 관하여 소그룹별로 사전에 학습하도록 하고(제2부 I-4), 응급 상황 대처방안을 연구하여 매뉴얼에 제시하고 교수, 학생 오리엔테이션 내용으로 구성하였다(제2부 II-7). 우리나라 현장에서 의료관광 코디네이터, 마케터 교육의 시급성과 의료관광 선진 병원과의 연구·교육의 중요성을 고려하여 현지 전문가를 초청하여 추후 교육을 실시하고, 협력에 관한 MOU를 체결하였다.

(4) 의료관광 코디네이터·마케터 평가서

해외 현장실습·인턴십 평가서

직종 및 참여 학생수	의료관광 코디네이터, 15명 의료관광 마케터, 15명	인솔교수	김영화, 고윤순
실습·인턴십 기관	싱가포르 Parkway대학·병원	실습·인턴십 기간	2010. 1. 24~1. 31
현지 교육자	Nelly Tang, Samuel Tan, Sharon Kim	작성일시	2010. 1. 29

프로그램의 장점

분야	장점
교육 프로그램, 행정 지원, 학생 준비 및 활동 등	- 의료관광의 선진국 싱가포르의 대표 병원그룹에서 실습함. - 강의, role-play, 병원견학실습이 잘 균형을 이룸. - 권위적인 의료관광 전문가의 마케팅, 코디네이팅 강의와 role-play로 효과적인 실습이 됨. - 두 직종이 함께 교육에 참여하여 다학제적 학습이 용이하고, 인솔교수 간의 지지와 학생지도에 도움이 됨.

욕구(needs) 및 개선 필요 분야

분야	욕구(needs) 및 개선 필요 사항
교육 프로그램	- 한국의 의료관광 현황, 문화를 현지 교육자에게 소개해 주면 한국 학생들의 교육에 도움 될 듯 함(기관 욕구). - 코디네이터 실습을 의료관광 현장과 더 연결되거나 연습량을 늘렸으면 함(학생, 교수 욕구). - 마케팅 실습에 실제 마케팅 케이스와 한국 상황을 고려한 연습이 좀 더 추가되면 좋겠음(학생, 교수 욕구). - 현지 전문가가 추가 교육을 한국에서 해주었으면 좋겠음(학생, 교수 욕구).
행정 지원	- 현지 교육기관과 교육, 연구 협력에 관한 지원이 필요함(기관 욕구). - 응급 상황대처 시 지원체계가 좀 더 준비되어야 함(학생, 교수 욕구).
학생 준비 및 활동	- 현지의 의료관광, 문화에 대한 사전교육이 좀 더 필요함(학생, 기관 욕구). - 응급 상황대처방안에 대한 준비와 교육 필요함(학생, 교수 욕구). - 실습보고서 작성에 관한 구체적 안내와 교육 필요함(학생 욕구).

4. 해외 현지 교육기관의 욕구

지금까지 직종별 해외 현장실습 평가에서 드러난 개선 필요 분야와 현지기관을 포함한 실습 관련자들의 요구 그리고 제언을 어떻게 반영하였는지 논의하였다. 해외 현장실습은 해외 현지 교육기관과의 긴밀한 협력이 필수적이고 교육 내용이나 운영방안을 향상시키기 위해서는 현지 교육기관의 욕구에 특별히 관심을 기울일 필요가 있다. 여기서는 실습 평가에서 드러난 현지 교육기관들의 공통욕구와 특별욕구를 정리하고, 그것이 HiMTEC의 해외 현장실습교육에 어떤 함의가 있는지 그리고 본 매뉴얼은 어떻게 반영하고 있는지 간단히 논의하고자 한다.

(1) 현지 기관들의 공통욕구(common needs)

공통욕구는 여러 현지 교육기관들이 해외 현장실습 학생과 HiMTEC에 기대하는 공통된 요구이다. 공통욕구는 다음과 같이 크게 세 가지로 요약되는데, 이 욕구들을 어떻게 충족시킬 것인지 준비하고 본 매뉴얼에 제시한 내용은 함께 논의한다.

첫째, 현지 교육기관은 실습 학생들이 실습 지역, 문화, 언어, 교육 프로그램에 대해서 사전에 준비되어 있기를 원한다. 학생들이 해외현지 실습 준비를 잘하기 위해서는 참여 학생, 대학, 인솔교수 간의 긴밀한 협력이 필요하다. 특히 해외실습을 위한 오리엔테이션과 준비기간 중에 이러한 내용이 구체적으로 준비되어야 하고 여기에서 인솔교수의 역할이 무엇보다도 중요하다. 본 매뉴얼에서는 학생의 실습 전 교육 준비 내용에 대해서 상세한 안내를 하였고(제2부 I-4), 특히 실습 전과 실습 전 인솔교수의 교육, 인솔에 대한 역할에 대해서 제시하였다(제2부 II-4, 5). 학생과 인솔교수의 해외 현장실습 준비 과정을 모니터하고 지원하기 위해서 오리엔테이션 결과보고서를 의무화하였다(제6부 첨부양식 1-3 인솔교수의 오리엔테이션 결과보고서 참조).

둘째, 실습교육에 필요한 좀 더 체계적인 행정적 지원을 원한다(일정 준비, 비자 준비, 응급대처, 교육비 입금 등). 현장실습 준비에 대한 행정적 지원은 학생선발로부터 해외 현장실습에 이르는 일정이 충분한 시간적 여유를 가지고 행해져야 한다. 본 매뉴얼에서는 해외 현장실습 준비 과정을 적절한 일정표와 관련 부서(학교, 인솔교수, 책임교수 등)의 역할, 필요정보(여권, 비자서류 및 신청절차 등)를 제시하면서 상세히 설명하였다(제2부 I장). 특히 그간 해외 현장실습 중 발생했던 응급 상황과 발생 가능한 응급 상황을 고려하여 유익한 응급대처방안에 대해서 논의하여 실습 학생과 인솔교수에게 도움이 되게 하였다(제2부 II-7).

셋째, 현지기관은 일시적인 프로그램 운영이 아니라 한림대학교와 계속적으로 협력하여 프로그램을 향상시키고 교육・연구활동에 협력하기를 원한다(실습 후 follow-up, MOU체결, 의료관광에 관한 공동포럼 개최 등). 현지기관과의 협력을 위해서는 인솔교수, 직종책임교수, 대학이 긴밀히 협력하되 특히 현장에서 직접 관찰하고 협력을 한 인솔교수의 역할이 중요하다. 본 매뉴얼에서는 해외 현장실습 중 대학, 인솔교수, 현지 교육기관의 역할과 협력방안에 대해서 상세히 다루고(제2부 II-1~4), 또한 실습 종료 후 follow-up 방안에 대해서도 제시하였다(제2부 II-5-6).

(2) 현지 기관의 특별욕구(special needs)

직종, 국가, 실습 프로그램에 따라서 그 교육기관만이 가지는 특별욕구(special needs)가 있을 수 있다. 이러한 욕구 중 어떤 것은 일시적인 것으로 정상적인 행정 지원으로 쉽게 해결이 될 것도 있고(예: 몽골 프로그램 교육비 납부), 계속적으로 개별 기관과 협의하여 대처해야 할 내용도 있다(일본어 통번역사 프로그램의 중간평가방법에 대한 조정욕구). 또한 몽골, 러시아 프로그램에 참여하는 학생들의 비자 문제는 프로그램의 기간과 현지의 협력 정도를 고려하면서 융통성 있게 접근해야 할 것이다. 또한 현지기관의 특별욕구는 상황에 따라서 추후에 다양하게 나타날 수 있다. 이때 중요한 것은 대학, 직종책임교수, 인솔교수 사이에 이러한 욕구들에 대한 책임영역이 어떻게 되는지 어떤 협력 과정을 통해서 대응해야 하는지 프로토콜이 필요하다. 그러므로 본 매뉴얼에서는 현지현장실습 준비 과정(제2부 I-3, 4)뿐만 아니라 실습 중 관련 부서의 역할과 협력에 대한 원칙을 구체적으로 제시하여(제2부 II-2~4) 이러한 욕구에 능동적으로 대처하도록 준비하였다.

제4부

해외 현장실습 · 인턴십 교과목 운영

I. 해외 현장실습·인턴십 교과목 개발과 운영

1. 교과목 개발의 필요성

제3부에서 살펴본 바와 같이 한림대학교 의료관광인재양성센터에서는 다양한 해외 현장실습 프로그램을 개발하여 운영하였으나, 2010년 가을학기까지 그간 해외 현장실습에 참여한 학생들은 진료 코디네이터 직종을 제외하고는 방학 중에 현장에서 실습한 것에 대한 학점을 취득하지 못하였다. 즉, 그간 많은 해외 현장실습이 학생들의 교육에 도움이 되는 프로그램으로 개발, 운영되었으나 학과목으로 발전되어 운영되지 못한 면이 있다. 해외 현장실습 프로그램을 방학 중에 실시하고, 다음 학기에 학과목으로 개설하여 참여한 학생들이 등록하여 학점취득을 하도록 '해외 현장실습 학과목'을 개발하는 것이 다음과 같은 다양한 이유로 시급히 필요하다.

첫째, 의료관광 해외 현장실습 프로그램은 방학 중 1~2주 동안 집중적으로 진행되므로, 프로그램 참여 후에 좀 더 시간을 가지고 해외 현장에서 배운 내용에 대해서 정리하고 심화학습을 하는 것이 필요하다.

둘째, 해외의 의료관광 실제가 우리나라에서는 어떻게 적용될 수 있는지 추후 학습활동을 하면 우리나라에 필요한 의료관광 전문 분야의 기술을 향상시킬 수 있다.

셋째, 의료관광 전문직의 특성상 해외 현장실습은 매우 필요한 학습활동의 하나이므로,

이를 학과목으로 개발하면 해외 현장실습이 좀 더 활성화되고 좀 더 체계적으로 운영될 수 있을 것이다.

넷째, 현재 해외 현장실습이 경제적 그리고 시간상 많은 투자가 있음에도 불구하고 학과목으로 연결되지 않아, 일회성 프로그램일 될 가능성도 배제할 수 없다. 학과목으로 연결할 경우, 학생들의 참여정도와 학습효과도 증진될 것이다. 또한 인솔교수가 담당교수가 되어 책임감이 증가되고, 학생지도에 대한 강의시수를 인정받을 수 있어 교수의 적극적인 참여도 유도할 수 있다.

다섯째, 해외 현장실습 프로그램의 특성, 의료관광 전문직종의 특성 등을 고려하여, 다양하고 융통성 있는 형태의 해외 현장실습 학과목을 개발 운영하면, 교육의 효과는 증진될 것이다.

해외 현장실습보다 현지에서의 학습기간이 긴(1~2개월) 해외 현장 인턴십은 2010년 동계방학 중에 홍보 전문가 직종이 운영한 것 외에는 현재까지는 의료관광 통번역사 직종에서 주로 운영되었다. 2011년 봄학기 현재, 대개의 의료관광 해외 인턴십은 방학 중에 해외 현장에서 학습 후, 학과목 개설은 다음 학기에 이루어졌다. 예를 들어 2010년 동계방학(2011년 1~2월) 중에 현장에서 인턴십을 했을 경우, 2011년 봄학기에 인턴십 학과목을 개설하여 참여한 학생들이 학점을 이수하도록 하고 있다.

2. 해외 현장실습의 절차

제2부에서 설명한 바와 같이 해외 현장실습의 구성과 절차는 실습 준비, 해외 현장실습, Global Learning Fair 그리고 해외 현장실습의 교과목 이수로 이루어진다. 각 단계에서의 학습활동을 도표로 정리하면 다음의 [그림 4-1]과 같다.

실습 준비	해외 현장실습	Global Learning Fair	해외 현장실습 교과목 이수(학기 중*)
1. 실습의 준비 2. 관련 학습활동 3. 실습 오리엔테이션	⇒ 1. 강의 2. 기관 방문 3. 토론과 과제 4. 문화학습활동	⇒ 1. 결과발표회 2. 전시회 3. 전문가 특강	⇒ 1. 강의 및 토론 2. 현장 방문 3. 특강 4. 포럼/워크숍 참여

* 해외 현장실습 교과목 이수는 프로그램에 따라서 현지실습 중인 하계/동계방학 중에 계절학기로, 혹은 다음 학기 중에 별도로 이수할 수 있음.

[그림 4-1] 해외 현장실습의 절차와 내용

II. 해외 현장실습·인턴십 교과목 운영 현황

HiMTEC에서 운영해 온 해외 현장실습·인턴십 프로그램 중 라이프스타일 리모델러와 국제전문의사 직종을 제외한 모든 직종은 실습 후 교과목을 개설하여 운영하고 있다. 해외 현장실습·인턴십 학과목 개설 현황을 정리하면 다음과 같다(〈표 4-1〉).

〈표 4-1〉 해외 현장실습·인턴십 학과목 개설 현황*

양성인력		학과목명	학점 (학점-수업-실습)	학기 중 수업 시간수	담당교수	개설 학기	현지실습 (장소, 기간-주)
의료관광 코디네이터	의료관광 코디네이터	의료관광 코디네이터 인턴십	3-0-6	0	고태규	11-2	국내 업체 하계방학 3주 Purdue대학교
	진료 코디네이터	국제간호 서비스실습	3-0-6	0	안수연	11-1	10하계, Sierra, 2주
의료관광 마케터	의료관광 마케터	의료관광 마케터 인턴십	3-0-6	0	고태규	11-1	국내업체 하계방학 3주 Drake대학
	의료관광 홍보 전문가 (IAA-Med)	홍보 인턴십	3-3-6	3	최정화	11-1	10동계, 상하이, 1주 (실습) 10동계, 상하이, 2개월 (인턴십)

<table>
<tr><td rowspan="4">의료관광
통번역사</td><td>영어</td><td>현지언어
문화실습
해외 인턴십</td><td>3-2-2
3-0-6</td><td>2
0</td><td>주영탁, 권은경
주영탁, 권은경</td><td>11-1
12-1</td><td>10하계, Sierra, 2주
10동계, LA, 2주
11동계, LA, 2주</td></tr>
<tr><td>중국어</td><td>현지언어
문화실습
해외 인턴십</td><td>3-2-2
3-2-2
3-0-6</td><td>2
2
0</td><td>조정래
조정래, 김남이
조정래</td><td>09-
동계절
11-1
11-2</td><td>09동계, 천진중의약대, 4주;
10동계, 화메이병원, 3주;
10하계, 북경, 1개월
11하계, 북경, 광주 1개월</td></tr>
<tr><td>일본어</td><td>현지언어
문화실습
해외 인턴십</td><td>3-2-2
3-0-6</td><td>2
0</td><td>최수나
최수나</td><td>11-1
12-1</td><td>10하계, 다문화공생센터, 2주;
10동계, 교토 3주
11동계, 교토 3주</td></tr>
<tr><td>러시아어</td><td>현지언어
문화실습
현지 인턴십</td><td>3-2-2
3-0-6</td><td>2
0</td><td>원석범
원석범</td><td>11-1
12-1</td><td>10하계, 고리키문대, 1개월
10동계, 우즈베크, 1개월
11동계, 우즈베크, 1개월</td></tr>
<tr><td colspan="2">국제전문의사</td><td>학과목
개설 안함</td><td>n/a</td><td>n/a</td><td>n/a</td><td>n/a</td><td>10하계, SUNY, 2주</td></tr>
<tr><td colspan="2">국제임상간호사</td><td>국제간호실습 II</td><td>1-0-3</td><td>0</td><td>신동수</td><td>10-2</td><td>10하계(미국, 싱가포르, 몽골, 중국)</td></tr>
<tr><td colspan="2">라이프스타일
리모델러</td><td>학과목
개설 안함</td><td>n/a</td><td>n/a</td><td>n/a</td><td>n/a</td><td>10하계, 동북복지대학, 10일</td></tr>
<tr><td colspan="2">임상 메디케어 제품
개발 전문가</td><td>해외 현장실습,
인턴십 없음,
학과목
개설 안함</td><td>n/a</td><td>n/a</td><td>n/a</td><td>n/a</td><td>없음</td></tr>
</table>

* 2011년 가을학기 현재

III. 의료관광 해외 현장실습 교과목 구성

의료관광 해외현장 실습 학과목을 개발할 때에는 해외 현장실습 학과목의 특성상 몇 가지 고려할 사항들을 논의하는 것이 필요하다. 그 이유는 의료관광 직종 간의 특성이 다르고 또한 해외 현장실습의 기간과 내용이 다르므로, 학과목을 개발하면서 현재의 해외 현장실습 프로그램의 내용점검도 함께 수행하는 것이 필요하기 때문이다. 또한 개발되어 운영될 해외 현장실습 학과목이 어떤 내용과 형식으로 운영되는 것이 바람직한지에 대한 안내가 필요하다고 여겨진다. 이에 해외 현장실습이 프로그램이 아닌 학과목으로서 최소한 갖추어야 할 형식과 내용이 무엇인지, 더 나아가 효율적인 해외 현장실습 학습활동을 위하여 어떻게 교과목을 구성하고 운영할 것인지 논의해 보고자 한다. 여기서는 방학 중에 해외 현지실습을 하고 다음 학기 중에 학과목으로 개설하는 형식을 중심으로 논의하겠다.

1. 교과목 학습활동 구성

1) 팀티칭(Team Teaching)

해외 현장실습을 방학 중에 수행한 후 학과목으로 개설하여 학기 중에 수업을 하는 경우, 해외 현장실습을 인솔한 교수가 학과목 담당교수가 되는 것을 원칙으로 한다. 방학 중 해외 현장실습 장소가 한 곳 이상이어서 인솔교수가 1인 이상일 경우에는 인솔교수가 함께 팀티칭을 하는 것이 바람직하다. 이는 담당교수의 강의에 대한 부담을 덜어 줄 뿐만 아니라, 1인 이상의 담당교수가 학생들에게 다양한 경험과 시각을 제공할 수 있기 때문이다.

2) 발표와 토론을 통한 심화학습

학기 중 학습은 방학 중에 현지에서 실습한 내용에 대한 학생들의 개별, 혹은 소그룹 발표와 참여 학생들의 토론방식을 활용하여 서로의 의견을 나눈다. 이때는 해외 현장에서 배운 구체적인 지식과 기술을 어떻게 한국의 해당 의료관광 전문직 활동에 적용할 수 있을지에 대한 의견을 나눔으로써 실용적인 심화학습을 할 수 있다. 또한 해외 현장실습 후 센터에서 주관하는 Global Learning Fair에서 함께 준비하고 발표함으로써 참여한 학생들과 관심 있는 학생 간의 상호적 학습활동도 의미가 있다. 현장실습을 다른 기관에서 했거나, 타 직종 학생들과 함께 교과목을 운영할 경우, 발표와 토론을 통해서 의료관광에 관련된 타 직종에 대한 이해를 높이고, 팀으로 서비스를 제공하는 방법에 대해서 함께 논의할 수 있을 것이다.

3) 현장 방문

학습활동은 학생들이 해외 현지에서 배운 내용에 대한 발표와 토론뿐 아니라, 필요하다고 여겨질 때는 병원, 의료기관, 관광 에이전시, 관광 정부 관련 부처 등 국내 의료관광 관련기관을 현장 방문한다. 그리하여 우리나라의 의료관광 현황에 대해 공부하고 의료관광 서비스 전달체계 내에서의 본인의 역할에 대해 살펴보고 해외 현장실습에서 배운 내용을 우리나라 현장에 적용가능한지 탐색하는 기회를 가질 수 있을 것이다.

4) 현장 전문가 특강

국내 기관 현장 방문과 함께 유용한 학습활동은 현장의 관련 전문가 초빙특강이다. 현장 전문가 특강은 국내 전문가 특강과 해외 전문가 특강으로 나눌 수 있다. 이를 통해 학생들은 구체적으로 우리나라에서의 해당 의료관광 전문가의 역할과 현황에 대해서 심화학습하는 기회를 가질 수 있다.

5) 국제 컨퍼런스, 전시회 참여

해외 현장실습 학과목을 운영함에 있어서, 국내에서 개최되는 의료관광 관련 국제컨퍼런스, 국제포럼, 전시회에 참여하는 것도 좋은 학습활동이다. 이를 통해 학생들은 다른 나라의 의료관광 현황과 해당 직종의 역할에 대하여 좀 더 공부할 수 있는 기회를 가지게 될 것이다. 현재 국내에서 개최되는 의료관광 국제 컨퍼런스/전시회는 한국관광공사 주관으로 매년 열리는 KIMTC(Korea International Medical Tourism Convention)와 한국보건산업진흥원과 한국관광공사가 공동주최하는 Global Health Care & Medical Tourism Conference, 부산국제의료관광 컨벤션 등이 있다. KIMTC의 경우 매년 새로운 주제로 열리는데 2011년의 경우 최근 관심이 많아지고 있는 '한방의료관광'을 주제로 하여, 이 분야의 상품 개발에 노력하고 있는 강원도 의료관광산업에도 유익한 컨벤션이었다.

6) HiMTEC 국제포럼, 특강

HiMTEC에서는 연중 의료관광 국제포럼과 특강을 마련하는데 이는 해외 선진의료관광국의 현황을 학습할 수 있는 매우 중요한 기회이다. 직종별 국제 전문가 특강도 행해지므로 이런 국제포럼과 특강에 참여하여 학습하고 토론하면 유익하다. 그간 HiMTEC이 개최한 다양한 국제포럼, 특강을 정리하면 다음과 같다(〈표 4-2〉, 〈표 4-3〉).

〈표 4-2〉 HiMTEC 국제포럼 특강 현황(1)

국제포럼명, 주제	발표자(국가, 소속, 직위)	일시
Medical Tourism in Japan 주제: 일본의 관광정책과 숲치유 (Forest Therapy)	- Takashi Shimakawa(일본 도요대학교, 교수) - Takeshi Asahara(나가노현 Shinano-town Office Tourism Department) - Kazuhiro Takariki(메디컬 트레이너)	2009. 12. 11 (1회)
Medical Tourism in Japan 주제: 일본의료관광산업의 현황–행정적 지원과 의료 통역	- Ikeda Mitsuho(오사카대학 인류학과 교수) - Nishimura Akio(NGO법인 다문화언어사회 리소스 가나카와 고문) - Nishioka Aguri(다문화공생센터 교토 대표)	2010. 3. 22 (2회)
Medical Tourism in the Philippines 주제: Challenges and Opportunities	- Ms. Joyce S. Alumno(필리핀 정부 관광성 국제의료관광 프로그램 컨설턴트) - Dr. Anthony P. Calibo(필리핀 정부 보건성 국제의료관광 프로그램 책임자)	2010. 4. 10 (3회)

Medical Tourism in Singapore 주제: International Marketing for Medical Tourism	- Nelly Tang(Parkway College of Nursing & Allied Health, Singapore, CEO) - Samuel Tan(Parkway Hospital Group, Marketing Division, Vice President)	2010. 4. 29 (4회)
특강: Global Learning Fair 주제: 숲 치유	- Takenaka Masaharu(일본 도요마마치 삼림조합, 과장)	2010. 9. 16
Medical Tourism in Germany 주제: Medical Cluster and Complex	- Dr. Robert Gerl(Deggedorf University, Germany)	2010. 10. 7 (5회)
Medical Tourism in Germany 주제: Kneipp Therapy	- German M. Schleinkofer(크나이프요법 치료사 · 강사)	2010. 12. 1 (6회)
특강: 홍보 전문가 직종 주제: 일본인의 한국으로의 의료 관광	- Yoshihiko Kuribayashi(일본 나고야 Bunri University 교수)	2011. 2. 25

〈표 4-3〉 HiMTEC 국제포럼 특강 현황(2)

국제포럼명, 주제	발표자(국가, 소속, 직위)	일시
주제: 韓国と日本の医療通訳者教育 (한국과 일본의 의료통역사 교육)	- 시게노 아구리, 다카시마 아이리(일본 다문화공생교토, 의료통역 코디네이터) - 모리타 사치코(지방자치체 국제교류협회 MIC가나가와, 의료통역 코디네이터) - 미나미타니 가오리(린쿠종합의료센터 시립 이즈미사컬 트레이너)	2011. 3.28 (7회)
ICES 2011(International Covention & Expo Summit) 주제: International Symposium for Marine Medical Tourism	- Melanie Smith(헝가리 코르비너스대 교수) - 진수남(한국관광공사 의료관광사업단장) - John Connell(호주 시드니대학교 교수) - 어재선(경동대 교수) - Tomiyori Maruyama(미쓰이지식산업연구소)	2011. 4.1
주제: Marketing Communications Approach and Automation	- Mr. Davis Blair(Marketing Director)	2011. 4.11
특강: 홍보 전문가 주제: The Sharp End of Medical Tourism; Service Sabotage and Co-creation	- Dr. Roger Marshall(Marketing at Auckland Univ. of Technology, 교수)	2011. 7.11
특강: 라이프스타일 리모델러 주제: Preparation of Adapted Physical Education Teachers	- Ronald W. Davis(Texas Woman's University, 교수)	2011. 8.23
특강: 국제의사	- Edward R. Stapleton(Emergency Medicine and Director	2011.

주제: Simulation-based Education SUNY-Stony Brook School of Medicine & MC	of Prehospital Education SUNY-Stony Brook Medical Center, 교수)	10.31
한림대-도요대 국제포럼 주제: Dealing with Trauma	- Prof. Ando(Toyo University) - 조용래 교수(한림대 심리학과) - Prof. Horike Toyo University) - 김진숙 교수(서울디지털대학교)	2011. 11.4 (8회)
주제: The Developement of Cross-boarder Healthcare in Europe	- Dr. Robert Gerl(Germany, German Healthcare Consulting)	2011. 11.22

7) 융·복합 과목과 연계

특정한 의료관광 전문직을 교육함에 있어서, 중요한 교육방법 중의 하나는 관련 타 전문직과 함께 협력 혹은 팀으로 일하는 실습의 기회를 가지는 것이다. 이를 위해 해외 현장실습을 한 의료관광 전문직 학생들이 함께 참여하는 해외 현장실습 학과목을 개발하면 큰 도움이 될 것이다. 해외 현장실습을 현장에서 인솔한 인솔교수들이 함께 팀티칭을 하게 되면 교수의 강의 부담도 줄고, 다양한 직종이 함께 팀으로 학습/실습하는 시너지 효과를 발휘할 수 있을 것이다. 이는 의료관광실습이 한 직종만으로만 독립적으로 하는 것이 아니므로, 현장에서와 같이 함께 일하는 연습을 함으로써, 학과목 간의 융·복합을 꾀하는 좋은 시도가 될 것이다. 이를 위해 직종 간 교수와 학생들의 협력은 물론, 융·복합 학습활동을 할 수 있는 분위기 조성, 필요 세미나, 포럼활동 등에 대한 센터의 적극적인 지원이 요구된다.

2. 해외 현장실습 학과목 계획과 운영

1) 수업계획서

의료관광 해외 현장실습을 방학 중에 한 후, 학기 중에 학과목으로 개설할 경우, 수업계획서는 방학 중 현지에서의 현장실습 내용을 포함, 구성하여야 한다. 수업계획서에는 구체적으로 다음의 내용이 포함되는 것이 바람직하다.

(1) 주별 학습계획

주별 학습계획은 현지 현장실습 내용의 리뷰, 토론, 발표, 우리나라 의료관광 현장에의 적용탐색 활동이 포함되어 현장실습의 심화학습을 유도한다. 현장실습의 특성상 담당교수의 강의 위주보다는 학생들의 경험을 나누고, 심화토론의 형식이 더 효율적일 것이다. 구체적인 학습활동은 앞에서 설명한 발표와 토론, 현장방문, 전문가(의료관광현장, 타 전문직종, 타 기관 실습경험교수 혹은 학생, 관련 기관 전문가 등) 특강, 국제 컨퍼런스 전시회 참여, Global Learning Fair 준비 및 참여 등으로 다양하게 구성할 수 있을 것이다. 방학 중 해외 현지실습을 하는 중에 계절학기로 학과목을 운영하는 경우는, 현지실습기간에 적절한 학습계획서를 작성하되, 담당교수(인솔교수)가 현장에서 적절한 학습지도를 추가하도록 계획하는 것이 필요하다.

(2) Global Learning Fair 준비 및 운영

해외 현장실습 학과목의 주요 학습활동 중의 하나는 학기 전 방학 중에 해외 현장실습을 마친 학생들이 모두 모여 그 결과를 나누는 Global Learnng Fair에서 경험을 발표하고 토론하는 것이다. 이 행사는 학기가 시작 후 2~4주 사이에 행해질 것이므로 이 준비를 하는 것을 수업계획서에 포함하고, 학기 초에는 학생들이 전시부스 준비, 발표 준비를 하도록 시간을 할애해 주는 것이 유익할 것이다. 이때 주의할 사항은 전시부스 준비와 현장실습경험을 파워포인트로 준비하고 발표하는 과정에 실습한 학생들이 모두 참여하도록 하는 것이 필수적이다. 준비와 발표를 잘하는 학생만 참여하고 나머지 학생은 무임승차하지 않도록 학생들을 유도함이 필요하다. 특히 이 행사에는 해외 현장실습을 다녀온 타 기관, 혹은 타 직종의 전시와 발표도 진행되어 풍성한 학습의 기회를 제공하므로, 학생들이 Fair 행사의 참여를 통해서 많은 것을 배울 수 있도록 하는 계획 자체가 수업계획에 포함되는 것이 필요하다. 또한 Fair 중에는 해외의 의료관광 전문가의 특강도 함께 행해지므로 이를 통한 학습도 함께 계획한다. 이 행사에는 아직 해외 현장실습을 다녀온 경험이 없는 학생들이 참여하여 필요정보를 습득하는 시간도 되므로 관심 있는 학생들에게 참여 학생들이 peer consultant로서의 역할을 하도록 준비시키는 것도 필요하다.

(3) 참고문헌 및 자료

심화학습을 위해서 해외 현장실습의 내용과 관련된 추가 자료나, 우리나라 의료관광 서비스 현장의 자료를 다양하게 제공하여 학생들의 심화학습을 돕는 것이 바람직하다.

2) 학생 평가

해외 현장실습 학과목을 수강하는 학생들의 평가는 각 직종의 특성에 따라 운영하는 현장실습 평가의 내용을 참조하되 출석과 토론참여 그리고 해외 현장실습의 주요 학습 내용인 다음의 영역에 대한 평가를 포함해야 한다.

(1) 해외 현지실습활동

학생들의 해외 현지에서의 실습활동은 해외 현장실습의 가장 중요하고, 기본적인 학습활동이다. 특별한 경우가 아니면, 해외 현장실습 학과목 담당교수는 현지 인솔교수이므로 현지실습 중에 학생에 대한 학습지도와 평가를 함께 수행하고 그 결과를 학과목 평가에 반영해야 한다. 이를 위해 출석, 학습활동 참여와 토론, 과제이행 등에 대한 점검과 평가가 이루어져야 한다. 현지 평가를 위해서 인솔교수는 각 학생에 대한 현장실습평가서(제6부의 학생현장실습평가서 참조)를 작성해야 한다. 이 영역에 대한 평가는 현지실습의 기간, 내용, 학과목의 특성을 고려하되 최종평가결과의 40～60%가 되도록 하는 것이 바람직하다고 여겨진다. 현지실습을 하는 중에 계절학기로 학과목을 개설하여 운영하는 경우에는 추가적인 과제와 심화학습을 포함하여 최종평가의 80～90%가 되도록 한다.

(2) Global Learning Fair 활동

해외 현지실습을 다녀온 학생들이 Global Learning Fair를 준비하고 그 경험을 나누는 것은 여러 가지 이유로 해외 현장실습 학과목의 주요한 학습활동이므로 평가에 포함되어야 한다. 첫째, 참여한 학생들은 전시와 발표 준비를 위하여 현지실습의 보고서를 최종으로 완성하고, 주요 내용을 정리하는 시간을 가짐으로써 현지실습의 내용을 재학습하게 된다. 둘째, 준비한 현지실습에 관한 전시활동, 발표와 토론을 통해 현지실습의 내용에 대해 심화학습과 우리나라에의 적용가능성에 대해서 탐색하게 된다. 셋째, Global Learning Fair는 전시, 발표와 토론, 해외 전문가 특강을 통해서 현지실습 참여 학생과 관심 있는 학생들 모두에게 주요한 교육기회가 되므로 이에 대한 적극적 참여는 의무적이다. 담당교수는 학생의 Global Learning Fair 활동을 평가하기 위해서 학생 Global Learning Fair 활동평가서(제6부에 수록된 평가서 참조)를 활용할 수 있다. 이 영역에 대한 평가는 학생들의 참여 내용과 학과목의 특성을 고려하되 최종평가결과의 10% 정도가 되도록 하는 것이 바람직하다. 현지실습 중에 학과목 운영을 동시에 하는 경우 Fair에서의 활동은 최종평가의 10～20%가 되도록 한다.

(3) 학기 중 계획된 학습활동

학습계획서에 준비되어 있는 다양한 학습활동에 수강하는 학생들의 평가는 필수불가결하다. 이를 위해 담당교수는 과목의 특성을 고려하여 출석, 토론 참여, 과제 수행 등을 종합적으로 평가하되, 구체적인 평가기준을 제시하는 것이 바람직하다. 이 영역에 대한 평가는 현지실습의 기간, 내용, 학과목의 특성을 고려하되 최종평가결과의 40～50%가 되도록 하는 것이 바람직하다.

3) 교수의 역할

의료관광 해외 현장실습에 있어서 교수는 해외 현장실습의 모든 학습 과정에 적극적으로 관여하고 학생들을 지도하고 교육함으로써 학생들이 해당 분야의 전문지식과 기술을 익히는 것을 돕는다. 해외 현장실습의 학습활동에 있어서 교수의 역할은 준비단계에서의 역할, 해외 현장현지실습 중의 역할, 학기 중 심화학습 중의 역할로 나눌 수 있으며 각 단계에서의 역할을 간단히 정리하면 다음과 같다.

(1) 준비단계에서의 역할

해외 현장현지실습을 준비하는 단계에서는 교수는 현지인솔교수로서 다음과 같은 역할을 담당한다. 첫째, 해외 현지실습에 참여하는 학생들의 개개인의 특성과 전체 학생그룹의 특성을 파악하여 학생지도의 계획을 수립한다. 특히 학생 중 특별한 욕구가 있는 학생이 있는지 파악하고 필요 시 이에 대해 준비한다. 둘째, 학생들이 효율적인 현지실습을 위해서 준비할 사항을 학생들과 함께 논의한다. 예를 들어 학생들을 미리 3~4명의 소그룹으로 나누어 서로가 친해지게 하고, 비상연락망, 대표 선정, 학습활동에 필요한 준비(예: 노트북, 카메라, 참고자료 등), 언어 학습 준비 등을 함께 논의한다. 셋째, 센터와 함께 참여 학생들이 해외 실습을 준비하는 데 필요한 오리엔테이션을 실시한다.

(2) 해외 현지실습단계에서의 역할

해외 현지실습단계에서 교수는 인솔교수의 역할을 담당하지만 이 과정의 학습활동이 학생 평가에 크게 반영되므로 학과목 담당교수의 역할을 동시에 수행해야 하는데 그 주요 역할을 간단히 요약하면 다음과 같다. 첫째, 현지실습의 인솔교수로서 학생들의 적응, 학습활동 진행, 사고 시 적절한 조치 등 전반적인 학생지도의 역할을 수행한다. 둘째, 해외 현지실습의 내용에 대한 교육, 슈퍼비전, 평가를 수행하여 학생들의 교육을 맡는다. 특히, 해외 현장실습 학과목이 방학 중 혹은 실습 후 학기 중에 개설되고, 인솔교수가 사정상 학과목 담당교수가 될 수 없을 경우, 현지실습 중의 학생 평가는 인솔교수의 영역이므로 세심한 주의를 기울일 필요가 있다. 셋째, 학생 개인, 학생 간, 학생과 현지기관 간의 문제가 발생했을 때에, 교수는 필요 시 상담, 중재, 학생 옹호자로서의 역할을 적극적으로 수행해야 한다.

(3) 학기 중 심화학습단계에서의 역할

학기 중 학과목으로 개설한 해외 현장실습 과목의 담당교수는 해외 현지실습을 마친 학생들이 배운 내용을 정리하고, 심화학습하는 것을 교육한다. 특히 이 단계에서는 해외 현지실습으로부터 배운 지식과 기술을 어떻게 우리나라 현장에 적용할 것인지 탐색하도록 학생들을 격려하고 지도하는 것이 중요하다.

해외 현장실습 과목의 운영형식에 따른 구성과 학생평가를 간략히 정리하면 다음과 같다(〈표 4-4〉).

〈표 4-4〉 해외 현장실습 구성과 평가

실습형식	해외 현지실습	Global Learning Fair	학기 중 심화학습
방학 중 해외 현지실습 + 학기 중 학과목 개설	- 강의 및 토론 - 기관 방문 - 현장학습활동 - 역할 연습 및 과제 - 보고서 작성 - 최종평가의 40~50%	- 전시부스 준비, 운영 - 발표 준비, 발표, 토론 - 전문가 특강 참여 - 최종평가의 10% 내외	- 발표와 토론, 강의 - 현장견학 - 전문가 특강 - 국제 컨퍼런스, 전시회 참여 - 최종평가의 40~50%
방학 중 현지실습 시 계절학기 학과목으로 개설 운영	- 강의 및 토론 - 기관 방문 - 현장학습활동 - 역할 연습 및 과제 - 보고서 작성 - 담당교수의 심화 학습 과 과제 - 최종평가의 80~90%	- 전시부스 준비, 운영 - 발표 준비, 발표, 토론 - 전문가 특강 참여 - 최종평가의 10~20%	- 없음

Ⅳ. 해외 현장실습·인턴십 교과목 운영모델 제언

1. 해외 현장실습 교과목 운영모델

1) 해외 현장실습 교과목 운영모델

의료관광 해외 현장실습은 하계방학과 동계방학 중에 이루어진다. 해외 현장실습 교과목 운영방식은 현지실습 후 다음 학기에 학과목을 개설할 것인지, 아니면 현지실습이 진행되는 방학 중에 동시에 계절학기로 학과목을 개설할 것인지 크게 두 가지로 나눌 수 있다. 방학 중 현지실습 후 다음 학기 중에 학과목으로 개설할 경우, 의료관광 전문직종, 인솔/담당교수의 학습목표, 현지실습기간과 실습 내용에 따라서 다양한 해외 현장실습 학과목 운영모델을 개발할 수 있다. 다음은 해외 현장실습 학과목 개설시기를 고려하여 운영 가능한 해외 현장실습 교과목 모델들로, 학습목표, 인솔교수의 팀티칭 가능성, 융·복합목적 등에 의거하여 논의한다.

(1) 방학 중+학기모델들

하계방학 중에 현지실습을 하고 다음 학기 중에 학과목으로 개설 운영하는 해외 현장실습은 학습목표에 따라 다음과 같이 직종모델, 기관모델, 융합모델, 정리모델로 다양하게 운영할 수 있다.

① 모델 I(직종모델)

직종모델에서는 해외 현지실습을 다녀온 같은 직종 학생들이 수강한다. 기관과 국가는 하나일 수도 있고, 두 개 이상일 수도 있다. 두 개 이상일 경우, 인솔교수가 2인 이상이므로 팀티칭이 가능하고, 학생 간에 다른 기관에서 경험한 내용을 나눌 수 있다. 같은 직종의 학생과 담당교수로 구성되어 학과목 개설이 편리하고, 학생 간에 이미 유대감이 형성되어 있어서 학습진행이 순조로울 것이다. 그러나 같은 직종으로만 한정되어 있어, 직종 간 협력을 통한 학습의 효과는 제한적이다. 운영 가능한 예로, 국제임상간호사의 경우 Parkway 대학, Sierra국제대학, 중국 옌볜대학교, 몽골 해외 현장실습 프로그램에 참여한 학생들이 국가(기관)별로 별도의 학과목을 개설할 수도 있고, 두 개 이상의 국가(기관)를 합쳐서 학과목을 개설할 수 있다. 라이프스타일 리모델러의 일본 동북복지대학 해외 현지실습에 참여한 학생들로 학과목을 구성할 수도 있다. 이 모델은 대개 인솔교수가 다음 학기 학과목 개설 시 곧 학과목 담당교수가 되고 이미 친숙한 참여 학생들이 수강하므로, 가장 편리하면서도 운영이 효율적인 모델이 될 수 있다.

② 모델 II(기관모델)

기관모델에서는 같은 실습기간 동안 같은 기관에서 해외 현지실습을 한 학생을 대상으로 학과목을 개설하여 운영하는 것이다. 현지실습기관의 교육 커리큘럼, 의료관광 전문인력 간의 협력을 강조하는 HiMTEC의 교육목적을 고려하여 같은 실습기관에 두 가지 이상의 직종이 함께 참여하여 실습하는 것이 가능하다. 두 가지 이상의 직종이 참여하므로 인솔교수가 2명 이상이라 팀티칭이 가능하고, 학생 간에 다른 직종이 경험한 것을 나눌 수 있는 큰 장점이 있다. 또한 수강하는 학생들과 담당교수들도 현지실습을 통해 이미 친숙한 상태이므로 함께 계속적인 심화학습활동을 진행하는 것이 편리하다. 이 모델은 다른 직종이 함께 참여하므로 학제 간 융·복합학습과 협력을 경험하는 데 유리한 것이 큰 장점이다. 운영 가능한 예로, Parkway 대학에서 현지실습을 한 의료관광 코디네이터, 의료관광 마케터 학생들이 함께 수강하고, 직종 인솔교수들이 학과목을 담당한다. 간호사와 통번역사의 협력이 중요한 학습목표가 된다면, Sierra국제대학에서 현지 실습한 임상간호사직종 학생들과 영어 통번역사 학생들이 함께 수강하는 학과목으로 개발할 수도 있다. 이 모델도 같은 현지 기관에서 함께 실습한 학생들과 담당교수가 참여하게 되므로 학과목 개설이 용이하면서도 직종 간 경험 나눔과 협력까지 도모할 수 있는 유용한 모델이다.

③ 모델 III(융합모델)

융합모델에서는 두 가지 이상의 다른 기관에서 실습한 다른 직종의 학생들이 함께 수강하도록 계획한다. 의료관광 서비스 전달체계와 HiMTEC의 학제 간 융합/협력교육을 강조하는 학습목적을 고려할 때 이론적으로 가장 이상적이 학과목모델이 될 수 있다. 그러나 다른 국가 혹은 기관에서 현지실습한 타 직종의 학생들이 이해하며 함께 학습하는 것이 쉬운 일은 아니다. 잘 알지 못하는 타 직종 학생들과 친숙해지는 데에 학기 초에 상당부분의 시간이 소요될 수도 있다. 또한 각자의 직종에서 현지실습에 참여했던 인솔교수들이 함께 담당교수로 팀티칭을 하는 것도 용이한 일이 아닐 수 있다. 그러나 인솔교수 간에 협력의 동기가 높고 학제 간 협력/융합의 필요가 큰 학과목의 경우 좋은 모델이다. 이 모델의 개발운영을 위해서는 담당교수 간에 학습목표와 계획서 수립단계에서 충분한 논의가 필요하고, 수강할 학생들에게도 현지실습 시에 필요성을 강조해 두면 도움이 될 것이다. 운영 가능한 예로, 중국의 홍보 전문가 프로그램, Parkway대학의 코디네이터와 마케터 프로그램, Sierra국제대학의 임상간호사 프로그램 중 관심 있는 두 개 이상의 직종이 함께 수강하는 학과목이다. 이 모델은 개발과 운영에 담당교수들의 더 세심한 추가 노력이 소요되는 부담이 있기는 하나, 해외 현장실습 학과목을 통해서 직종 간 좀 더 실제적인 협력과 팀워크를 연습하는 데에 가장 효과적이고 임팩트가 큰 모델이 될 수 있다. 또한 학기 중 심화학습이 해외 현장에서 이미 자신들이 배운 것을 재복습함을 벗어나 타 기관, 타 직종의 경험을 새롭게 배울 수 있어서 학생들의 흥미와 참여를 유도하는 데에 도움이 될 수 있다.

④ 모델 IV(정리모델)

정리모델에서는 방학 중에 현지실습을 하고, 학기 중에 학과목을 개설하여 학생들에게 학점은 부여하나 학기 중 학습활동은 현지실습을 정리하는 정도의 간단한 형식을 취한다. 정리학습은 Global Learning Fair를 준비하고 참여하는 것으로 대체되거나 학습목표에 따라 담당교수가 계획하여 몇 번의 수업을 더 할 수도 있다. 방학 중 현지실습 후, 학기 중 학과목으로 개설하는 데에 담당교수나 실습 참여 학생이 큰 부담이 있을 경우에 활용할 수 있는 모델로 학습시간수를 고려할 때, 1학점의 학과목으로 개설하는 것을 고려할 수 있다. 한 기관에서 현지실습한 단일 직종의 학생들이 수강하도록 구성하는 것이 무리가 없을 것이다. 그러나 해외 현장실습의 목적과 심화학습의 필요성을 고려할 때, 꼭 필요한 경우가 아닌 한 이 모델의 사용은 제한적인 것이라고 여겨진다.

(2) 방학 중 모델

방학 중에 현지실습을 하면서 동시에 학과목으로 운영하는 방식이다.

① 모델 V(계절학기모델)

이 모델에서는 현지실습을 하는 방학 중에 해외 현장실습 학과목을 계절학기로 개설하여 현지실습 중에 인솔교수가 학과목 담당교수로 학습활동을 지도한다. 해외 현지실습의 기간이 계절학기 시수를 충족할 만큼 긴 경우(최소 3주), 3학점을 위해 다음 학기에 학과목을 개설하고 추가로 학습활동은 하는 것은 참여 학생과 담당교수에게 부담이 될 수 있다. 이 모델은 현지실습 시 계절학기 과목으로 집중적으로 학과목을 운영하고 학생평가도 완료하므로, 담당교수와의 추가적인 학습/슈퍼비전 시간을 계획하여 현지에서 필요한 심화학습을 진행하는 점이 장점이다. 현지에서의 추가적인 학습/슈퍼비전은 해외 현장실습보고서 작성을 통해서 학생들의 정리학습과 협력을 증진하는 데에도 효율적일 것이다. 그러나 많은 것을 짧은 시간에 집중적으로 배워야 하고, 현지실습활동 외에 담당교수와의 추가적인 학습활동을 해야 하는 부담이 있을 수 있다. 또한 해외 현지에서 배운 전문지식과 기술을 어떻게 우리나라 의료관광 서비스 해당 분야에 적용해 볼 수 있을지 충분히 탐색해 볼 수 있는 기회가 충분치 않을 수 있다. 그럼에도 불구하고 학생들에게는 계절학기 동안 집중적인 학습으로 학점취득이 가능하므로 해외 현장실습 참여를 높이는 데 유리한 모델이 될 것이다(예: 코디네이터, 마케터의 미국 2011 하계 해외 현장실습).

2) 해외 현장실습 학과목 개발과 운영에 대한 제언

위에서 해외 현장실습 학과목 운영 가능 모델에 대해서 정리하였는데, 실제적으로 어떻게 해외 현장실습 학과목을 개발 운영할 것인지 다음과 같이 제언하고자 한다.

첫째, 위에서 제시한 '해외 현장실습 운영모델'은 학과목을 어떻게 운영할 것인지에 대한 논의이므로, 각 직종에서는 '해외 현장실습'으로 일관성 있는 명칭을 사용하는 것이 좋을 것이다. 통번역사의 경우 현재 해외 현장실습을 '해외 현지문화실습'의 명칭을 사용하고 있으나, 운영상 혼란을 줄 가능성이 있으므로, 타 직종과 같이 '해외 현장실습'으로 통일하는 것을 고려할 필요가 있다.

둘째, 해외 현장실습 학과목을 개발함에 있어서 해외 현지실습기간에 대한 분명한 기준 제시가 필요하다. 해외 현장실습과 해외 인턴십이 별개의 학과목으로 학습목표도 다르므로 현지실습기간에서 차별성 있게 구성하는 것이 필요하다. 또한 직종별 해외 현장실습의 기간은 가능하면 비슷하게 구성하는 것이, 운영이나 센터의 지원 면에서 합리적일 것으로 여겨진다. 즉, 해외 현장실습은 현지실습기간을 1~3주로 하고 해외 인턴십은 4주 이상으로 정하는 것이 필요하다. 현재 영어 통번역사의 경우 해외 현장실습(현지문화실습) 2주, 해외 인턴십도 2주이기 때문에 차별성이 없어 프로그램을 수정할 필요가 있다고 여겨진다.

셋째, 현장실습 학과목은 현장에서의 최소한의 실습과 추후 담당교수에 의한 추가적인 교육시수를 충족하도록 계획되어야 한다. 예를 들면 3학점 해외 현장실습 학과목의 경우, 현장실습을 운영하는 학과의 예와 직종의 특수성을 고려하되, 현지실습이 1주일이었을 경우, 학기 중 주당 수업시간은 3시간이 되어야 한다. 현지실습이 2, 3주였을 경우, 직종의 특성을 고려하고 센터 교육사업부의 심의를 거쳐 학기 중 주당 수업시간은 1~3시간이 될 수 있을 것이다.

넷째, 해외 현장실습 학과목은 현재 1학점과 3학점을 제공하는 두 가지가 있으나, 해외 현장실습의 중요성을 고려할 때, 3학점 학과목으로 운영하도록 심의할 필요가 있다. 직종과 학과의 특성, 현지실습의 내용을 감안하여 1~2학점 학과목을 허용할 수는 있겠지만 이는 교육사업부의 커리큘럼 운영에도 어렵고 학생들이 심화된 해외 현장실습을 하기에는 부족한 면이 있다.

다섯째, 해외 현장실습 학과목의 효율적인 운영을 위해서 학교와 센터에서는 교수자를 위한 지원 서비스를 강화하는 것이 필요하다. 예를 들면 해외 현장실습 학과목 운영수례사례/워크숍 개최, 국제 컨퍼런스 참여에 대한 지원, 의료관광 에이전시와 전문가 초빙에 대한 지원, 국내 현장실습 학생들과의 교류 지원 등으로 심화학습이 이루어지도록 지원하는 것이 필요하다.

위에서 설명한 해외 현장실습 교과목 운영모델들의 주요 내용과 모델의 장단점을 전체적으로 그리고 세부적으로 간략히 정리하면 다음과 같다(〈표 4-5〉, 〈표 4-6〉, 〈표 4-7〉).

〈표 4-5〉 의료관광 해외 현장실습 학과목 운영모델과 장단점 – 전체적

모델		내용	학점 학점-수업-실습	장점	단점	운영 가능 예
방학 + 학기	모델 I (직종모델)	- 방학 중 현지실습 후 - 학기 중 매주 수업 - 현장 관련 학습활동 활용 - 같은 직종 학생만 수강 - 다른 기관 실습 학생 가능 - 인솔교수 팀티칭 권장	3학점: 3-3-2 (현지 1주 실습) 3학점: 3-2-4 (현지 2주 실습)	- 개설의 편리함(같은 직종) - 이미 학생 간의 유대감 조성 - 팀티칭이 매우 용이함	- 심화학습 내용이 이미 경험한 직종의 실습에 한정될 수 있음	국제임상간호사 - Parkway, Sierra, 몽골, 중국 실습 학생 - 국가별 별도 - 여러 국가 함께 라이프스타일 리모델러, 의료관광 통번역사
	모델 II (기관모델)	- 방학 중 현지실습 후 - 학기 중 매주 수업 - 현장 관련 학습활동 활용 - 다른 직종 학생 통합수업 - 같은 기관 현지실습 학생 - 인솔교수 팀티칭 권장	3학점: 3-3-2 (현지 1주 실습) 3학점: 3-2-4 (현지 2주 실습)	- 개설의 편리함(같은 기관) - 이미 학생 간 유대감 조성 - 팀티칭이 비교적 용이 - 타 직종에 대한 이해 증진 - 직종 간 교과융합 가능/높음	- 심화학습 내용이 이미 경험한 기관의 실습에 한정될 수 있음	의료관광 코디네이터, 의료관광 마케터 (Parkway 실습 학생수강)
	모델 III (융합모델)	- 방학 중 현지실습 후 - 학기 중 매주 수업 - 현장 관련 학습활동 활용 - 다른 직종 학생 통합수업 - 다른 기관 현지실습 학생 - 인솔교수 팀티칭 권장	3학점: 3-3-2 (현지 1주 실습) 3학점: 3-2-4 (현지 2주 실습)	- 타 직종에 대한 이해증진, - 여러 직종 간 서비스 협력 연습 - 직종 간 교과융합 높음	- 개설 어려움 - 타 직종 학생과의 유대감증진에 시간 필요 - 팀티칭 교수 간의 교육, 평가에 대한 협력이 어려울 수 있음	같은 방학기간 중 현지 실습한 3개 이상의 직종이 함께
	모델 IV (정리모델)	- 방학 중 현지실습 후 - 학기 중 정리수업(2~4주) - 같은 직종/기관 학생 수강 - 인솔교수 팀티칭 가능	1학점: 1-1-2 (현지 1주 실습)	- 개설, 운영의 편리함 - 이미 학생 간의 유대감 조성	- 심화학습 내용이 이미 경험한 실습에 매우 한정될 수 있음	같은 직종 간이 바람직할 듯
방학	모델 V (계절학기 모델)	- 계절학기로 현지실습과 학과목 동시운영 - 인솔교수=담당교수	1학점: 1-0-2 (현지 1주 실습) 3학점: 3-2-6 (현지 3주 실습)	- 개설, 운영의 편리함 - 학생의 참여 높음	- 심화학습의 한계가 있음 - 별도의 담당교수 학습 활동 시간 확보 필요	- 국제간호실습II* - 마케터 Drake대학교 - 코디 Purdue대학교

* 현재까지 국제임상간호사, 진료 코디네이터는 방학 중 현지실습을 하고, 다음 학기 중에 학과목을 개설하여 학점 부여(학기 중 수업은 하지 않음).

〈표 4-6〉 의료관광 해외 현장실습 학과목 운영모델의 장단점 – 세부적

모델		내용	학점 학점-수업-실습	개설의 용이함	학생유대감 조성	심화학습	교과융합	팀티칭 편리함	운영 가능 예
방학 + 학기	모델 I (직종모델)	- 방학 중 현지실습 후 - 학기 중 매주 수업 - 현장 관련 학습활동 활용 - 같은 직종 학생만 수강 - 다른 기관 현지실습 학생 가능 - 인솔교수 팀티칭 권장	3학점: 3-3-2 (현지 1주 실습) 3학점: 3-2-4 (현지 2주 실습)	+++	+++	+++	+	++++	국제임상간호사 - Parkway, Sierra, 몽골, 중국실습 - 국가별 별도 - 여러 국가 함께 라이프스타일 리모델러, 홍보 전문가, 의료관광 통번역사
	모델 II (기관모델)	- 방학 중 현지실습 후 - 학기 중 매주 수업 - 현장 관련 학습활동 활용 - 다른 직종 학생 통합수업 - 같은 기관 현지실습 학생 - 인솔교수 팀티칭 권장	3학점: 3-3-2 (현지 1주 실습) 3학점: 3-2-4 (현지 2주 실습)	+++	+++	+++	+++	+++	의료관광 코디네이터, 의료관광 마케터 (Parkway 실습 학생수강)
	모델 III (융합모델)	- 방학 중 현지실습 후 - 학기 중 매주 수업 - 현장 관련 학습활동 활용 - 다른 직종 학생 통합수업 - 다른 기관 현지실습 학생 - 인솔교수 팀티칭 권장	3학점: 3-3-2 (현지 1주 실습) 3학점: 3-2-4 (현지 2주 실습)	+	++	++	++++	++	같은 방학기간 중 현지실습한 3개 이상의 직종이 함께
	모델 IV (정리모델)	- 방학 중 현지실습 후 - 학기 중 정리수업(2~4주) - 같은 직종/기관 학생 수강 - 인솔교수 팀티칭 가능	1~2학점 1-1-2 (현지 1주 실습)	++++	+++	+	+	++++	
방학	모델 V (계절학기 모델)	- 계절학기로 현지실습과 학과목 동시운영 - 인솔교수=담당교수	1학점: 1-0-2 (현지 1주 실습) 3학점: 3-2-6 (현지 3주 실습)	+++++	++++	+++	+	+++	- 국제간호실습II* - 마케터 Drake대학교 - 코디 Purdue대학교

* 현재까지 임상간호사, 진료 코디네이터는 방학 중 현지실습을 하고, 다음 학기 중에 학과목을 개설하여 학점 부여(학기 중 수업은 하지 않음).

〈표 4-7〉 의료관광 해외 현장실습 학과목 개발과 운영제언 요약

구분	내용
해외 현장실습 운영 방향	1. 모든 해외 현장실습 프로그램은 해외 현장실습 학과목으로 개설하여 학점 부여함 2. 학과목 개설은 현지실습이 진행되는 방학 중이나 그 다음 학기에 개설함 3. 학점은 현지실습기간, 강의시간, 직종 특성을 고려 1~3학점으로 개설 4. 학과목 학습활동은 강의 외에 다양한 관련 활동을 활용할 수 있음 5. 학과목 운영방식은 수업목표, 실습의 특성, 직종 특성, 담당교수의 상황을 고려하여 다양한 운영모델을 활용
해외 현장실습 교과목 학습활동 구성 시 활용 가능한 활동 (학기 중 운영 시)	1. 팀티칭(Team Teaching) 2. 발표와 토론을 통한 심화학습 3. Global Learning Fair(필수 활동) 4. 현장 방문 5. 현장 전문가 특강 6. 국제 컨퍼런스, 포럼, 전시회 7. 융·복합 과목과 연계
해외 현장실습 학과목 운영 방식 (운영모델)	직종, 학습목표, 담당교수 상황을 고려하여 적절한 방식으로 운영: 방학+학기중(1~4모델), 방학 중(5모델) 1. 직종모델-같은 직종의 학생이 수강 2. 기관모델-같은 기관에서 실습한 학생이 수강 3. 융합모델-다른 기관, 다른 직종의 학생이 함께 수강(팀티칭) 4. 정리모델-학기 중 정리수업, 같은 기관과 직종 바람직 5. 계절학기모델-방학 중 현지실습, 학과목 개설(인솔교수=담당교수)
기타 고려 사항	1. 해외 현장 인턴십과 차별적으로 프로그램과 학과목 개발운영함. 2. 해외 현장실습은 1~3주, 해외 인턴십은 4주 이상으로 개발운영 제언 3. 직종별로 필요 시 해외 현장실습 학생과 국내 현장실습 학생이 함께 참여하는 학과목 개설도 바람직(적절한 학과목 명칭 필요)

2. 해외 인턴십 교과목 운영모델

1) 해외 인턴십 교과목 운영모델

의료관광 해외 현지 인턴십도 해외 현장실습과 마찬가지로 동계, 하계방학 중에 주로 이루어지고 있다. 현재까지는 주로 의료관광 통번역사 직종에서 해외 인턴십 프로그램을 운영하여 왔고, 2010년 동계방학 중에 홍보 전문가 직종에서 해외 인턴십을 운영하고 학점 부여를 위해 그에 따른 학과목을 개설하였다. 의료관광 전문직종의 학습목표에 따라서 다양한 해외 인턴십 프로그램과 학과목을 운영할 수 있을 것이다. 의료관광 해외 인턴십 학과목을 개발 운영함에 있어서, 현지 인턴십 기간, 학습목표, 심화학습과 직종 간 융・복합의 필요성 등에 따라 다양한 운영모델을 개발할 수 있다. 해외 인턴십 학과목을 개발하여 운영할 때 고려할 수 있는 방학 중 모델, 학기 중 모델, 방학 중+학기 중 모델에 대해서 간단히 설명하면 다음과 같다.

(1) 방학 중 모델

① 모델 I(방학 중 모델)

이 모델에서는 방학 중 현지 인턴십을 시행하고 다음 학기 중에는 수업을 하지 않는 형태이다. 학과목 개설은 현지 인턴십이 진행되는 방학 중에 계절학기 학과목으로 개설할 수도 있고, 인턴십의 기간이 1개월 이상 계속되어서 계절학기 학사일정에 맞게 성적 평가를 할 수 없으므로 다음 학기에 학과목을 개설하여 학점을 부여하는 방법이 현실적일 것이다. 현재 통번역사 해외 인턴십 프로그램/학과목들이 이렇게 운영되고 있으며 이는 통번역사의 역할을 고려할 때 적절한 것으로 여겨진다.

이 모델에서는 현지 인턴십 기간 동안의 학습활동이 학생 평가에 있어서 절대적이다. 참여 학생들은 다음 학기 초에 개최되는 Global Learning Fair에서 발표하고 이것이 전체 평가에 포함되어야 한다. 방학 중 인턴십을 하고, 다음 학기에 사정상 휴학하는 학생에게 학점을 어떻게 부여할 것인지에 대한 논의가 필요하다. 방학 중에 집중적으로 인턴십에 참여하고 다음 학기에는 학습활동에 대한 부담이 없으므로 학생들에게 해외 인턴십에 대한 참여를 증진시킬 수 있는 장점이 있다.

(2) 학기 중 모델

① 모델 II(학기 중 모델)

학기 중에 해외 현지에서 1~2개월 동안 인턴십을 하는 경우이다. 현재 한국관광공사 해외지사 파견 인턴십의 경우 각 직종별로 학생 1~2명이 다양한 해외 현장(블라디보스토크, 홍콩, 싱가포르, 도쿄, 나고야, 뉴욕, 토론토, 프랑크푸르트 등)에서 인턴십을 하고 있다. 이 경우 파견된 학생들은 본교에서 학과목을 듣지는 못하고 해외 의료관광 현장에서 집중적인 인턴십을 하고 있으므로, 직종별로 해외 인턴십 담당교수를 배정하여 지도하고, 해외 현장 인턴십 학과목과 연계하여 학점을 부여하는 것이 필요하다. 가능하면 학생이 해외 현장 인턴십을 실시한 학기에 학과목을 개설하고 학점을 부여하는 것이 이상적이나, 직종 특성상 다음 학기에 해외 인턴십 학과목을 개설하여 학점을 부여할 수 있을 것이다(이럴 경우, Global Learning Fair를 제외하고 별도의 추가학습활동은 하지 않아도 무방하다).

(3) 방학 중+학기 중 모델들

방학 중에 해외 현지 인턴십을 시행하고 다음 학기에 학과목으로 개설하여 추가적인 심화학습을 하는 모델을 고려할 수 있는데 이는 직종 담당교수의 학습계획에 따른 학기 중 학습활동의 정도에 따라 '방학 중+학기 정리모델'과 '방학 중+학기 심화모델'의 두 가지로 구상할 수 있다.

① 모델 III(방학 중+학기 정리모델)

현지에서 방학 중 최소한 1개월의 인턴십을 한 후 다음 학기 중에 주당 1시간 정도 심화학습을 실시하여 현지에서 학습한 내용을 정리한다. 학기 초에는 센터가 주관하는 Global Learning Fair를 위한 준비와 발표, 토론시간을 수업시간으로 활용하는 것도 좋다. 담당교수는 학기 중 수업에서 실습 내용의 정리와 함께 실습 학생이 우리나라 현장에서의 적용을 탐색해 보도록 격려함이 중요하다. 학생 평가는 현지 인턴십(70~80%), Fair(10% 정도), 학기 중 학습활동(10~20%)으로 구성한다. 추가학습의 필요가 있는 직종의 해외 인턴십 후에 주당 최소한의 수업으로 학생과 담당교수의 부담이 적으면서도 필요한 심화학습활동을 할 수 있다는 장점이 있다. 담당교수는 인턴십의 내용을 심화학습할 수 있도록 우리나라 의료관광 현장과 연결하여 다양한 학습활동을 진행하도록 한다.

② 모델 IV(방학 중+학기 심화모델)

현지에서 최소한 1개월 이상의 해외 인턴십을 한 후 학기 중에 주당 2~3시간의 학습활동으로 필요한 내용을 심화학습한다. 인턴십의 내용이 추가적인 집중학습활동을 필요로 하는 경우 적절한 모델이다. 마찬가지로 학기 초에는 Global Learning Fair의 준비와 참여 시간을 학습활동으로 활용할 수 있다. 학생평가는 현지 인턴십(50~60%), Fair(10% 정도), 학기 중 학습활동(30~40%)로 구성한다. 해외 인턴십 후에 학기 중 부가적으로 집중수업을 하는 것이 학생과 담당교수에게 부담이 되는 단점이 있는 반면에 필요한 심화학습을 충분히 할 수 있다는 장점이 있다.

해외 인턴십 과목의 운영형식에 따른 구성과 학생 평가를 간략히 정리하면 다음과 같다(〈표 4-8〉).

〈표 4-8〉 해외 인턴십 구성과 평가

인턴십 형식		해외 현지실습	Global Learning Fair	학기 중 심화학습
방학 중 인턴십	방학 중 현지 인턴십 + 학기 중 수업 없음 (모델 I)	- 강의 및 토론 - 현지 인턴십 활동 - 역할 연습 및 과제 - 보고서 작성 - 담당교수의 심화 학습과 과제 - 최종평가의 90%	- 전시부스 준비 및 운영 - 발표 준비, 발표, 토론 - 전문가 특강 참여 - 최종평가의 10% 정도	- 없음
학기 중 인턴십	학기 중 현지 인턴십 (모델 II)	- 강의 및 토론 - 현지 인턴십 활동 - 역할 연습 및 과제 - 보고서 작성 - 담당교수의 지도 - 최종평가의 90~100%	- 전시부스 준비 및 운영 - 발표 준비, 발표, 토론 - 전문가 특강 참여 - 최종평가의 10% 정도(다음 학기에 과목으로 개설될 경우)	- 모두 해외 현지에서 진행됨(한국관광공사 해외지사 인턴십)
방학 중 인턴십 + 학기 중 수업	방학 중 현지 인턴십+ 학기 중 정리수업 (모델 III)	- 강의 및 토론 - 기관 방문 - 현장학습활동 - 역할 연습 및 과제 - 보고서 작성 - 최종평가의 70~80%	- 전시부스 준비 및 운영 - 발표 준비, 발표, 토론 - 전문가 특강 참여 - 최종평가의 10% 정도	- 발표, 토론, 강의 - 우리나라 현장 적용 - 정리학습활동, 과제 - 최종평가의 10~20%
	방학 중 현지 인턴십+ 학기 중 심화수업 (모델 IV)	- 강의 및 토론 - 기관 방문 - 현장학습활동 - 역할 연습 및 과제 - 보고서 작성 - 최종평가의 50~60%	- 전시부스 준비 및 운영 - 발표 준비, 발표, 토론 - 전문가 특강 참여 - 최종평가의 10% 내외	- 발표, 토론, 강의 - 우리나라 현장 적용 - 심화학습활동, 과제 - 최종평가의 30~40%

2) 해외 인턴십 학과목 개발과 운영에 대한 제언

해외 인턴십 학과목 운영 가능모델에 대해서 정리하였는데, 실제적으로 어떻게 해외 인턴십 학과목을 개발 운영할 것인지 다음과 같이 제언하고자 한다.

첫째, 각 직종에서 운영한 모든 해외 현지 인턴십 프로그램은 해외 인턴십 학과목으로 개발하여 운영하도록 한다. 각 직종에서 어떠한 '해외 인턴십 운영모델'을 사용할지는 직종의 담당교수들이 협의하여 결정하되(〈표 4-8〉 참조) 교육사업부의 심의를 통하여 결정하도록 하여 직종의 특수성도 고려함이 필요하다.

둘째, 해외 현지 인턴십은 해외 현장실습보다는 슈퍼비전을 받으면서 구체적인 직종훈련에 참여하고, 그 성격상 좀 더 긴 시간을 필요로 하므로, 가능하면 4주 이상으로 계획하여 해외 현장실습 학과목과 차별을 두는 것이 바람직하다고 여겨진다.

셋째, 해외 현지 인턴십의 기간과 학습활동을 고려할 때, 모든 직종의 해외 인턴십 학과목은 현재와 같이 최소 3학점으로 계획하는 것이 바람직하다.

넷째, 해외 현지 인턴십 중 집단형태가 아닌 개인, 혹은 1~2명이 학기 중 혹은 방학 중에 해외 인턴십에 참여하는 경우(예: 한국관광공사 해외지사 파견 해외 인턴십)에도 직종별 담당교수를 배정하여 현지 인턴십에 대한 지도를 하고, 방학 중 혹은 학기 중 해외 인턴십 학과목으로 연계하여 적절한 학점을 부여하도록 한다.

다섯째, 해외 인턴십 후 다음 학기에 학과목으로 개설할 경우, 직종에 따라서 필요한 경우 국내 인턴십 참여 학생과 공동으로 참여하는 '현장 인턴십' 학과목을 개설하여 운영하는 것도 필요하다(예: 홍보 전문가, 2011년 봄학기 현장 인턴십).

여섯째, 해외 현지 인턴십이 해외 전문기관과의 긴밀한 협력과 프로그램 운영에 많은 경비가 필요로 하므로 해외 인턴십 프로그램 개발에 학교와 센터의 적극적인 지원이 필요하다. 또한 해외 인턴십 교육을 받은 학생들이 우리나라 의료관광 전문 분야에서 계속적인 실습을 하고 취업과 연결될 수 있도록 사후관리 시스템의 개발과 운영이 필요하다.

위에서 설명한 해외 인턴십 교과목 운영모델들의 주요 내용과 모델의 장단점을 전체적으로 그리고 세부적으로 간략히 정리하면 다음과 같다(〈표 4-9〉, 〈표 4-10〉, 〈표 4-11〉).

〈표 4-9〉 의료관광 해외 인턴십 학과목 운영모델의 장단점-전체적

모델		내용	학점 학점-수업-실습	장점	단점	운영 가능 예
방학	모델 I (방학 중 모델)	- 방학 중 현지 인턴십 후 - 학기 중 수업 없음	3학점 3-0-6 (현지 최소 1개월 인턴십)	- 개설이 용이함 - 학생, 인솔교수 부담이 비교적 적음 - 현지 인턴십 중 지도와 평가 많음	- 심화학습의 한계	- 현재 모든 통번역사 해외 인턴십 프로그램/학과목
학기	모델 II (학기 중 모델)	- 학기 중 해외 현지 인턴십 - 해외 거주로 본교에서 다른 학과목은 수강하지 못함 - 현지 인턴십 학기 중 혹은 다음 학기 학과목 개설	3학점 3-0-6 (현지 최소 1개월 인턴십)	- 개설이 용이함 - 현지 인턴십 중 현지 슈퍼바이저의 지도가 많음 - 집중적 교육, 현지 심화학습이 가능	- 학생이 학기 중 해외 거주로 본교에서 다른 학과목을 수강하지 못하는 부담 - 직종별 본교 교수 지도시스템 필요	- 현재 한국관광공사 해외지사 인턴십 프로그램
방학 + 학기	모델 III (방학+학기 정리 모델)	- 방학 중 현지실습 후 - 학기 중 정리수업(2~4주) - 학기 중 센터 프로그램 활용 - 팀티칭 가능	3학점 3-1-6 (현지 최소 1개월 인턴십)	- 개설이 비교적 용이 - 학생, 인솔교수의 부담이 적음	- 제한적 심화학습	
	모델 IV (방학+학기 심화 모델)	- 방학 중 현지실습 후 - 학기 중 매주 수업 - 학기 중 센터 프로그램 활용 - 팀티칭 가능	3 학점 3-2/3-6 (현지 최소 1개월 인턴십)	- 심화학습이 가능	- 학생, 담당교수의 부담이 큼	- 홍보 전문가 인턴십 (학기 중 격주 수업)

〈표 4-10〉 의료관광 해외 인턴십 학과목 운영모델의 장단점 - 세부적

모델		내용	학점 학점-수업-실습	개설의 용이함	학생 유대감 조성	심화학습	교과융합	팀티칭 편리함	운영 가능 예
방학	모델 I (방학 중 모델)	- 방학 중 현지 인턴십 후 - 학기 중 수업 없음	3학점 3-0-6 (현지 최소 1개월 인턴십)	+++++	++++	++	+	+	- 모든 통번역사 인턴십 프로그램
방학	모델 II (학기 중 모델)	- 학기 중 해외 현지 인턴십 - 현지 인턴십 학기 중 혹은 다음 학기 학과목 개설	3학점 3-0-6 (현지 최소 1개월 인턴십)	+++++	++	++	+	+	- 한국관광공사 해외지사 인턴십 프로그램
방학 + 학기	모델 III (방학+학기 정리모델)	- 방학 중 현지실습 후 - 학기 중 정리수업(2~4주) - 학기 중 센터 프로그램 활용 - 팀 티칭 가능	3학점 3-1-6 (현지 최소 1개월 인턴십)	+++	+++	++	++	++	
	모델 IV (방학+학기 심화모델)	- 방학 중 현지실습 후 - 학기 중 매주 수업 - 학기 중 센터 프로그램 활용 - 팀티칭 가능	3학점 3-2/3-6 (현지 최소 1개월 인턴십)	+	+++	++++	+++	++	- 홍보 전문가 인턴십 (학기 중 격주수업)

〈표 4-11〉 의료관광 해외 인턴십 학과목 개발과 운영제언 요약

구분	내용
해외 인턴십 운영 방향	1. 모든 해외 인턴십 프로그램은 해외 인턴십 학과목으로 개설하여 학점 부여함 2. 현지 인턴십은 학기, 방학 중에 이루어지고 학과목으로의 개설은 해당 학기나 방학 후 다음 학기에 개설함 3. 학점은 해외 인턴십 기간, 강의시간, 직종 특성을 고려하되 최소한 3학점 부여 4. 학과목 학습활동은 강의 외에 다양한 관련 활동을 활용할 수 있음 5. 학과목 운영방식은 수업목표, 인턴십 특성을 고려하여 다양한 운영모델을 활용
해외 인턴십 학과목 운영 방식 (운영모델)	직종의 학습목표, 해외 인턴십 방법을 고려하여 적적한 방식으로 운영: **• 방학 중 운영** 1. 방학 중 모델－방학 중 현지 인턴십, 다음 학기에 학과목 개설하나 수업은 없음 (현재 모든 통번역사 해외 인턴십 학과목－학점 부여) **• 방학 중+학기 중 운영** 2. 방학+학기정리 모델－방학 중 현지 인턴십 후 학기 중 학과목 개설하여 정리학습 진행(학기 중 2~4회 수업) 3. 방학+학기심화모델－방학 중 현지 인턴십 후 학기 중 학과목 개설하여 심화학습 진행(최소한 1주/1시간 수업) (현재 홍보 전문가 인턴십－학점 부여) **• 학기 중 운영** 4. 학기 중 모델－학기 중 현지 인턴십 진행하고 학과목 운영하여 학점 부여(현재 학기 중에 진행되는 한국관광공사 해외지사 인턴십*－학점 부여계획은 분명치 않음) * 한국관광공사 해외지사 인턴십 프로그램은 현재 방학 중과 학기 중 두 가지로 진행되고 있으나 학생지도와 학점 부여계획은 분명치 않은 듯
기타 고려 사항	1. 해외 현장실습과 차별적으로 프로그램과 학과목 개발운영함 2. 해외 현장실습은 1~3주, 해외 인턴십은 4주 이상으로 개발운영 제언 3. 학기 중 해외에 거주하며 인솔교수 없이 인턴십에 참여하는 학생들에 대한 학점 부여와 담당지도 시스템 개발의 필요 4. 직종별로 필요 시 해외 인턴십과 국내 인턴십 학생이 함께 참여하는 학과목 개설도 바람직(적절한 학과목 명칭 필요, 현재 홍보 전문가 직종은 '광고홍보 인턴십'으로 개설)

V. 해외 현장실습 · 인턴십 교과목 운영의 예

현재 개발되어 운영되고 있는 국제임상간호사, 통번역사(현지 언어문화실습), 홍보 전문가 해외 현장실습 교과목 강의계획서의 예를 정리해 보면 다음과 같다.

1. 국제간호실습 II: 국제임상간호사 해외 현장실습

교과목명	국제간호실습 II	담당교수: 신동수
교과목 개요	This course aims to explore international culture, language, and health issues particularly those are related to medical tourism. Students will establish global healthcare perspectives. Topics includes acute & recovery care, rehabilitative care, home health care, and health care system in selected countries. During the international nursing practice, students will visit several health care facilities as well as cultural sites.	
교재	국제간호실습2 지침서	
평가항목별 평가기준	1) Practice in sites: 50%(Daily report 20%; Final report 30% 인솔교수 평가) 2) Pre-departure preparation: 5%(인솔교수 평가) 3) Group presentation: 5%(인솔교수 평가) 4) Integrated conference: 20%(대표교수 평가) 5) Case-study report: 20%(통합 컨퍼런스에서 발표함, 대표교수 평가)	
교육 내용		
1주차	실습 오티-실습 목표 검토, 실습 유의 사항 등	

2주차	해당 국가의 문화와 언어를 이해한다－미국
3주차	해당 국가의 문화와 언어를 이해한다－몽골, 옌벤
4주차	해당 국가의 문화와 언어를 이해한다－싱가포르
5주차	해당 국가의 보건의료제도의 전반적인 이해를 한다－보건의료제도
6주차	해당 국가의 보건의료제도의 전반적인 이해를 한다－의료자원, 의료조직
7주차	해당 국가의 보건의료제도의 전반적인 이해를 한다－보건의료전달체계
8주차	중간고사
9주차	해당 국가의 보건의료기관의 운영 현황과 실태를 파악한다
10주차	해당 국가의 주요 건강문제를 이해한다－생활양식과 건강
11주차	해당 국가의 주요 건강문제를 이해한다－건강관리
12주차	종합 토의 I: (1) 4개국의 보건의료제도와 보건의료기관의 운영 현황과 실태
13주차	종합 토의 II: (2) 2nd－옌벤과 몽골의 문화와 건강 관련 이슈
14주차	종합 토의 III: (3) 3rd－미국 문화와 건강 관련 이슈(home health care 중심)
15주차	기말고사

2. 영어권 현지 언어문화실습

교과목명	영어권 현지 언어문화실습	담당교수: 주영탁
교과목 개요	현지 대학에서 미국인 교수들에 의해 진행되는 수업을 경험하고, 의료에 관계되는 스태프들의 강의와 의료 시설 현장 탐방을 통해 미국 의료 서비스의 내용을 파악하도록 한다. 미국인 강사에게 의료용어를 배우는 것뿐만 아니라 토론방식의 수업을 진행함으로써 발음, Listening Skill을 향상시키고 학생들이 궁금했던 점을 질문할 수 있는 충분한 기회를 마련한다. 의료계통에서 일하는 스태프들에게 미국 의료계에 대한 의견과 경험을 들어보고, 직접 의료시설을 탐방한다.	
교재	Claudia V. Angelelli, Medical Interpreting and Cross-cultural Communication(2004), Cambridge	
평가항목별 평가기준	- 출석 20%, 시험40%, Quiz 20%, Report 20% - 시험 2회(before and after evaluation) - Quiz 매주 1회	
교육 내용		
1주차	Medical English: Lecture on Insurance	
2주차	Medical English: Lecture on Medical Tourism/by Medical Tour Agent	
3주차	Medical English: Medical Tourism/What People Looking for? / Medical Tourism as a Business	
4주차	Medical English: Social Worker/Service Observation in Hospital	
5주차	Medical English: Lecture on Social Worker, Their Various Job in the Hospital	
6주차	Medical English: CPR Course/Certificate Course	
7주차	Medical English: Lecture by the Medical Coordinator	
8주차	Mid-Term Exam	
9주차	Medical Interpreting: Communication and International Manner	
10주차	Medical Interpreting: Communication and International Manner	
11주차	Medical Interpreting: LAC+USC Medical Center Visit	
12주차	Medical Interpreting: Lecture on Hospital System	
13주차	Medical Interpreting: UCLA Campus Visit	
14주차	Medical Interpreting: Lecture on U.S. Dental System	
15주차	Final Exam	

3. 중국어권 현지 언어문화실습

교과목명	중국어권 현지 언어문화실습	담당교수: 조정래
교과목 개요	중국어권 국가들에 대한 전반적인 의료관광 지식은 물론 의료체계에 관련된 강의를 현지실습을 통해 의료관광 통번역사 과정에 참여하는 학생들의 통번역에 대한 질적 수준을 제고하는 현장 언어문화체험 중심의 수업이다.	
교재		
평가항목별 평가기준	- 출석 20% - 시험 40% - 퀴즈 20% - 리포트 20%	
교육 내용		
1주차	현지실습계획과 실습 내용에 대한 개관	
2주차	중국 의료 발전사 1	
3주차	중국 의료 발전사 2	
4주차	병원 각 진료과의 의료 과정 소개	
5주차	중국 각 의료항목과 치료 원리 1	
6주차	중국 각 의료항목과 치료 실무	
7주차	중국 의료 서비스와 고객관리 실무	
8주차	중간고사	
9주차	중국 의료 서비스와 고객자문 실무	
10주차	수술 전후 환자 관리 지식	
11주차	수술 전후 환자 관리 실무	
12주차	의료안전과 병력 기록과 관리 규범	
13주차	의료안전과 병력 기록과 관리 실무	
14주차	중국 의료 마케팅 지식과 실무	
15주차	기말고사	

4. 광고홍보 전문가 해외 인턴십

교과목명	광고홍보 인턴십	담당교수: 최정화
교과목 개요	- 2010~11 겨울 동안 인턴십을 수행한 학생들을 대상으로 인턴십 활동을 돌아보고 취업역량강화를 위한 각종 실습 및 준비를 한다. - 학과목의 특성상 학생의 토론과 실습으로 진행한다.	
교재		
평가항목별 평가기준	- 현장에서의 인턴 활동 평가(50%) - 수업 평가(50%)	
교육 내용		
1주차	수업 소개	
2주차	인턴활동 돌아보기 I	
3주차	인턴활동 돌아보기 II	
4주차	Resume 작성실습 I	
5주차	Resume 작성실습 II	
6주차	자기소개서 작성실습 I	
7주차	자기소개서 작성실습 II	
8주차	중간고사	
9주차	포트폴리오 작성실습 I	
10주차	포트폴리오 작성실습 II	
11주차	포트폴리오 작성실습 III	
12주차	인터뷰 및 Presentation I	
13주차	인터뷰 및 Presentation II	
14주차	수업 평가 및 마무리	
15주차	기말고사	

제5부
국가별 해외 현장실습지역의 이해

해외 현장실습에서는 현지실습이 이루어지는 해외 국가에 대해서 이해하는 것이 중요하다. 이 장에서는 해외 현장실습이 운영되는 국가에 대해서 간단히 논의한다. 현장실습이 행해지는 국가의 기초 정보, 지역, 기후, 의료환경, 현지 교육기관과 협력기관에 대해서 간략히 설명한다. 또한 해당 국가로 여행하기 위한 비자신청방법에 대해서 논의한다. 마지막으로 현지실습 중 문제가 발생하였을 경우(예: 여권분실, 사고 등) 도움을 신청하는 데 도움이 될 해당 국가 내 한국 대사관, 영사관의 정보를 소개한다.

첫째, 국가의 기초 정보에서는 정치, 인구, 수도, 면적, 종교에 대한 정보를 소개한다. 또한 현지로의 해외여행을 준비하는 데 필요한 환율과 전기제품 사용을 대비하기 위한 전압에 대한 정보를 제공한다. 시차를 미리 숙지하면 시차적응 및 한국의 가족과 연락을 취할 때 도움이 될 것이다.

둘째, 지역에 대한 기후정보이다. 이는 현지실습생활 중에 필요한 의복과 생활필수품을 미리 준비하는 데 도움이 된다.

셋째, 지역의 의료환경에 대한 간략한 소개이다. 의료관광 해외 현장실습을 효과적으로 수행하기 위해서는 실습 국가의 의료정책, 의료환경, 건강, 생활양태를 숙지하는 것은 필수적이다.

넷째, 현지 실습교육기관과 협력기관에 대한 정보이다. 해외 현장실습을 마친 실습생들과 인솔교수는 실습 전에 현지 실습교육기관에 대해서 미리 공부하는 것에 중요하다고 강조한다. 실습교육기관과 협력기관에 대한 자세한 정보는 해당 기관의 웹사이트를 통해서 찾는다.

다섯째, 해당 국가 여행을 위한 비자신청방법을 소개한다. 국가별 비자가 필요한 여행 종류, 구비서류, 신청방법, 해당 정보사이트가 소개된다.

여섯째, 해당 국가 주재 한국 대사관, 영사관의 정보이다. 주소, 전화번호, 팩스번호 등을 소개한다. 자세한 정보를 위해서는 해당 기관 웹사이트를 참고하면 된다.

여기에서는 HiMTEC에서 운영하는 직종별 해외 현장실습 · 인턴십 프로그램 중 그룹으로 현장실습이 이루어지는 국가들에 대한 정보를 소개한다. 소개되는 국가는 미국, 싱가포르, 일본, 중국, 러시아 그리고 몽골이다.

I. 미국

1. 기초 정보

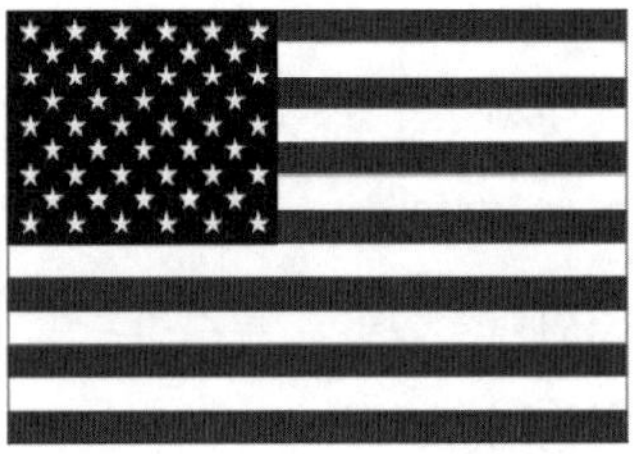

- 정치: 연방공화국(대통령 중심제)－50개 주
- 인구: 약 3억 875만 명(2010년)
- 수도: 워싱턴 D.C.(Washington D.C.)
- 면적: 982만km^2(한반도의 45배)
- 언어: 영어(공용어), 스페인어(공용어는 아니지만 많은 지역에서 사용)
- 종교: 개신교(51.3%), 가톨릭(23.9%), 몰몬(1.7%), 유태교(1.7%) 등
- 환율: 1$＝1096.5원(2011년 3월 기준)
- 시차(겨울에는 1시간 더 차이 남: 캘리포니아주는 17시간 느림)
  - 캘리포니아주 시차: 여름 16시간 느림(한국 밤 11시는 캘리포니아 오전 7시)
  - 뉴욕주 시차: 여름 13시간 느림(한국 밤 11시: 뉴욕 오전 10시)
  - 아이오와주 시차: 여름 14시간 느림(한국 밤 11시: 아이오와 오전 9시)
  - 인디애나주 시차: 여름 13시간 느림(한국 밤 11시: 인디애나 오전 10시)
- 전압: 전압은 120V, 콘센트에 꽂는 플러그는 끝이 납작한 것(두 갈래)으로 준비해야 한다.

2. 기후

미국은 넓은 면적을 가지고 있고 지역에 따라서 기후와 시간대가 다르므로 실습 지역에 따라 미리 지역정보를 숙지하여야 한다. 아래 미국의 모든 도시는 여름에는 몹시 덥고 햇볕이 강하므로 이에 대비한 적절한 준비가 필요하다.

1) 캘리포니아

캘리포니아주는 태평양에 근접한 지역으로 대체적으로 온화한 아열대성 기후이다. 1, 2월에는 비교적 비가 내리는 편이지만 1년 중 큰 비가 내리는 일은 많지 않다. 맑은 날씨가 계속되면서 공기가 건조하기 때문에 날이 저물면 갑자기 기온이 내려간다. 여름 낮에는 햇볕이 강하므로 자외선 차단제와 선글라스를 준비해야 한다. 여름이라도 밤에는 한기가 느껴지므로 얇은 스웨터를 준비하는 게 좋다. 산과 가까운 지역은 온도가 높다. 여름에는 충분한 수분을 섭취해야 한다.

2) 뉴욕

12~2월은 특히 추위가 심하고 눈도 많이 내리므로 두꺼운 코트, 귀를 덮을 수 있는 모자, 장갑 등을 준비한다. 여름에는 서울 날씨보다 덜 덥고 습도 또한 낮으므로 생활하기에 좋으나 태양빛이 강하므로 자외선 차단제를 준비해야 한다.

3) 몬태나

서부 산악지역의 기후로 겨울에는 매우 춥고 눈이 많이 내리므로 두꺼운 코트 등 방한복을 준비해야 한다. 추운 경우에는 섭씨 영하 15도를 오르내리는 경우가 많다. 여름에는 덥지만 습도는 높지 않아서 생활하기에 불편함은 없으나, 저녁에는 갑자기 기온이 떨어지고 일교차가 심하므로 두꺼운 점퍼나 스웨터를 준비해야 한다.

4) 아이오와

중서부 지역으로 주로 평야의 전원풍경을 볼 수 있다. 겨울에는 춥고 눈도 상당히 내리므로 두꺼운 옷을 준비해야 한다. 여름에는 건조하고 더우므로 적절한 의복을 준비한다. 여름에는 토네이도 강풍이 불기도 하므로 이에 대한 주의가 필요하다.

5) 인디애나

아이오와와 비슷한 중서부 지역으로 쉽게 평원의 전원풍경을 볼 수 있다. 겨울에는 춥고 눈도 상당히 내리므로 적절한 의복을 준비한다. 여름에는 건조하고 덥다. 여름에는 토네이도 강풍이 불기도 하므로 이에 대비한 주의가 필요하다.

3. 의료환경

미국은 의료기술은 세계 최고수준이지만, 공적 의료보장체계는 매우 취약하다. 공적 의료보장제도로는 메디케어(Medicare)와 메디케이드(Medicaid)가 있다. 메디케어는 65세 이상의 노인과 장애인을 위한 의료보장제도로 제1부(강제적용의 병원보험)와 제2부(임의가입의 보충적 의료보험, 의사 및 의료 서비스 대상)로 구성되어 있다. 재원은 1부의 경우 노사가 분담하며, 2부는 가입자가 내는 보험료와 국가의 보조금으로 충당된다. 메디케이드는 우리나라의 의료급여제도와 유사하며, 빈곤층을 대상으로 하는데, 운영은 주정부가 하지만 재원은 연방정부와 주정부가 함께 부담한다. 민간의료보장체계는 다양한 민간의료보험이 있으며 직장인의 경우 개인과 직장이 공동으로 보험료를 부담하며, 자영업자는 보험료의 전부를 본인이 부담해야 한다.

최근에는 선택의 폭이 좁은 HMO(Health Maintenance Organization)보다는 의료 서비스 제공자의 폭이 넓은 PPO(Preferred Provider Organization)로 전환하려는 추세이기는 하나, 전체적으로 미국 내의 의료비가 비싸고 빠른 추세로 증가하고 있는 것이 큰 문제이다. 오바마 정부가 전면적으로 확대된 범위의 의료보장제도를 추진하고 있기는 하나 큰 예산으로 인한 반대에 부딪혀 아직 그 전망이 불투명하다. 미국의 의료비는 의료관광 서비스 공급 국가들과 비교해 볼 때 최소 3~10배로 비싸고, 보험의 의료보장범위가 줄어들어 환자들은 외국으로 눈을 돌리고 있다. 그리하여 2007년에는 약 75만의 미국인이 의료 서비스를 받기 위해 외국으로 나갔고, 매년 100% 이상의 급속한 증가로 2010년에는 600만 명 이상이 해외로 나갈 것으로 예측되고 있다. 현재 미국의 민간 보험들은 급속히 증가하는 의료비에 대처하기 위해 의료관광국의 주요 병원들과 계약을 맺고 보험자들을 해외에서 의료 서비스를 받게 하는 것을 시도하고 있는 추세는 계속 증가할 것으로 예측된다.

미국에서의 해외 현장실습은 선진의료기술과 영어를 학습하기 위하여 국제의사, 국제임상간호사, 진료 코디네이터 그리고 영어권 통번역사 직종이 참여하여 왔다. 또한 마케팅기술, 의료관광 out-bound 국가인 미국에서의 의료관광 코디네이터 프로그램이 개발, 운영되었다.

4. 실습교육기관 및 협력기관

미국의 해외 현장실습 현지 교육기관인 Sierra국제대학, 뉴욕주립대학교 스토니 브룩, Drake대학교, Purdue대학교 그리고 Montana주립대학교(빌링스)와 각 대학교의 협력실습기관을 간단히 소개한다. 각 기관에 대한 자세한 정보는 기관의 웹사이트를 참조하기 바란다.

1) Sierra국제대학(Sierra International College)

Sierra국제대학(SIC, Sierra International College)은 캘리포니아주 로스앤젤레스 중심에 위치한 학교로 미국 내 대학 진학을 원하는 학생들에게 수준 높은 영어 프로그램들(ESL, Business English, TOEFL, IELTS 등)을 제공하며, 영어가 모국어가 아닌 학생들을 위한 special study tour program을 함께 제공하고 있다. 또한 healthcare internship, short-term internship, hospital coordinator program, nursing program 등을 통해 미국 내 의료 시스템을 경험할 수 있는 폭넓은 교육을 제공하고 있다. SIC는 LAC+USC라는 큰 병원과 주택가에 둘러싸여 면학 분위기에도 적합하다. 학교 설립자는 변호사로 알려져 있으며 학교 자체에 법률상담가가 있어 비자문제와 같은 각종 법률문제에 대해 원활히 해결할 수 있도록 도와주고 있다. 또한 비효율적이고 비싼 미국의 의료보험제도 앞에 어려워하지 않고 의료 서비스를 받을 수 있도록 학교에서 의료보험 서비스도 일부분 지원하고 있다. 수업 외의 각종 체험학습이나 타 학교, 각종 기관 방문 등을 통해 문화적인 면에도 세심한 배려를 하고 있다. Sierra국제대학은 2009년부터 국제임상간호사의 미국 해외 현장실습 프로그램을 운영한 이래, 영어 통번역사, 진료 코디네이터의 실습도 운영하여 왔다. Sierra국제대학의 웹사이트는 www.sierraesl.com이다.

로스앤젤레스는 미국에서 뉴욕 시에 이어 2번째로 인구가 많은 도시이며 대도시권이다. 아열대기후, 야자나무, 수영장, 텔레비전 방송국, 항공우주산업체 등으로 대표되는 곳이기도 하다. 약 1,202km^{2}에 달하는 연안평야지대에 위치한 이 도시는 서쪽으로는 태평양에 면하고 동쪽으로는 St. Gabriel산맥과 접하는 좋은 입지조건을 갖추고 있다. 로스앤젤레스와 샌프란시스코 사이는 태평양 연안을 따라 펼쳐진 아름다운 자연환경과 기후조건으로 휴양(특히 은퇴노인을 위한)과 거주지역으로 꼽힌다.

(1) 버클리요양원(Berkley Convalescent Center)

산타모니카시에 있는 nursing home으로 207개 병상을 가지고 있다. 이 요양원에 입원하는 환자는 대개 65살 이상이고, 병원의 중환자실(ICU, Intensive Care Unit)이나 응급실(ER, Emergency Room)에서 중환에 대한 처치를 받은 환자가 회복하기 위해서 입원한다. 8개의 개인병실이 있고, 나머지 병실은 semi-private으로 운영되고 있다. 주로 Medicare, Medicaid 환자들이고 필요에 따라서 사립보험으로 보충한다. 의료사회복지사와 간호인력이 협력하여 team care를 제공하면서 환자의 입・퇴원을 준비하고, 환자의 회복에 필요한 다양한 therapy 프로그램을 운영한다.

(2) City of Hope Medical Center

암환자를 위한 치료센터로 주변환경이 암환자를 위하여 넓은 장미정원과 일본식 정원으로 꾸며져 있다. 2010년 현재 178병상에 160여 명의 의사들이 일하고 있고 이 의사 중 17%는 'America's Top Doctors for Cancer'에 등재되어 있다. 간호사들은 평균 26년의 임상경력을 가지고 있고, 환자와 간호사의 비율은 중환자실은 2 : 1, 병동은 3~4 : 1이다. 개인의 프라이버시를 중요시 여겨, 환자의 이송 및 입・퇴원 과정은 일반인에게 보이지 않는 경로로 이루어진다. 의료진 외에 가족이나 친지, 친구에게 지지 서비스를 제공하기 위하여 의료사회복지사가 함께 일한다. 환자와 병원 프로그램을 돕는 supporters 프로그램을 운영하고, 연 1조 원 정도의 자선기금을 모금하여 환자와 가족 지원에 활용한다. 상담, 음악요법, 요가, 명상법, 미술요법 등을 프로그램과 환자와 가족을 위한 지지 프로그램을 운영한다.

(3) UCLA Medical Center

로스앤젤레스 소재 캘리포니아주립대병원으로, 캘리포니아주립대학교 소속 5개의 병원 중 하나로 전 미 대통령이자 전 캘리포니아 주지사였던 레이건 대통령 이름을 따서 로널드 레이건 UCLA의료센터라고도 부른다. 이 병원은 의료진, 의료시설, 의료기술면에서 미국 내 최고 5위권 내, 서쪽 지역에서는 최고의 수준을 자랑한다(US News & World Report, October 17, 2010). 16개 전공진료과목 중 15개 과목이 미국 내 톱 20위에 들고, 2006년의 경우 그중 10개 과목은 톱 10위에 들 정도로 최고의 의료 수준이다. 1994년에 로스앤젤레스 지역에 일어난 Northridge 지진으로 손상을 입은 구 병원 건물을 대신해, 2008년 6월 525병상의 새 병원 건물을 오픈하였다. 공유 거버넌스(Shared governance: 말단 직원부터 병원 경영자까지 모든 의견을 들어서 의사결정을 해나가는 것) 체계를 갖추고 있으며, 세분화된 영역에서 일하는 직원은 총 7,000여 명에 달한다. 미국간호협회 산하의 평가기관에 의해서 간호환경을 평가한 후 일정 수준을 충족한 병원에 수여하는 Magnet Hospital로 지정되어 있고 보호자의 방문시간에 제한이 없다. 로스앤젤레스 도시의 인구가 인종이 다양하고 외국인도 많이 있으므로, 의료진과 직원이 다문화 역량을 기를 것을 강조하고 있다.

(4) 로스앤젤레스카운티병원(LAC+USC 메디컬센터)

로스앤젤레스의 카운티(county)병원으로 대개 저소득층의 환자들이 의료 서비스를 받는다. 1878년 설립되어 오랜 역사를 가지고 있고, 현재의 병원 건물은 2008년 신축되었는데 약 700병상을 보유하고 있다. 이 병원은 3개 빌딩(East, ER, West)으로 구성되어 있는데, ER은 5층이고 East, West빌딩은 8층으로 되어 있다. 이 병원 건물은 안전을 위하여 강도 9.0의 지진에도 견딜 수 있도록 특수 설계되어 있다. 이 병원에는 죄수를 위한 병상이 24개 마련되어 있는 것이 특징이다. 70% 정도의 환자가 스페인어를 사용하고 있어서 의료진과 직원이 스페인어를 함께 사용하는 이중언어 사용자이다. 총기 사고가 자주 발생하여, 이 병원에서는 11초 만에 전신촬영이 가능한 STAT CT를 보유하고 있는데, 이는 캘리포니아주에 한 대밖에 없는 것이다.

2) 뉴욕주립대학교, 스토니 브룩(SUNY-Stony Brook)

뉴욕주립대학교, 스토니 브룩은 뉴욕주 스토니 브룩에 소재하고 뉴욕주립대학교 64개 중의 하나인 주립대학교이다. 1957년에 개교하였고 최근에는 스토니 브룩대학교(Stony Brook University)로도 불린다. 25,000여 명의 학생이 재학하고 있고, 이 대학 출신으로 유명인은 미국 최초 여성 우주인 팻 코닝스(Patricia Cowings)가 있다(www.stonybrook.edu). 스토니 브룩시는 맨해튼으로부터 80km 정도 떨어져 있으며 인구 약 150만의 서폴크 카운티(Suffolk County) 내에 있는 작은 도시이다. SUNY는 2009년 한국 정부와 교육협력을 하기로 협약식을 가져 국내에서 프로그램을 운영하였고, 2011년 3월 교육인적자원부와 함께 교육계획을 세워 2012년 송도분교를 개설하여 운영하기로 공동추진하고 있다.

뉴욕주립대학교 스토니 브룩 메디컬센터는 동쪽 캠퍼스에 1980년에 완공되었고 스토니 브룩이 속해 있는 서폴크 카운티에서 가장 크고 유일한 3차 의료기관이다. 대표 분야는 트라우마센터이며 BLS, ACLS 시스템이 체계적이며 높은 수준으로 되어 있다. 병원과 의과대학을 위한 교육시설이 한 건물에 연결되어 있다. 2010년, 2011년 국제의사 해외 현장실습 장소로 실습 학생들은 BLS와 ACLS에 대해 교육받고 미국 자격증을 취득하였다.

3) Purdue대학교

Purdue대학교는 미국 인디애나주 웨스트 라피엣(West Lafayette)에 있는 주립대학교이다. 웨스트 라피엣은 주 수도 인디애나폴리스에서 북서쪽으로 100km 정도 떨어져 있으며 20여만의 인구를 가진 라피엣메트로의 일부 도시이다. 1869년에 사업가 John Purdue가 15만 달러를 주에 기부하여 Purdue대학교 설립에 도움을 주었다. 2008년 가을학기 현재 전체 학생수는 약 4만 명, 전임교수는 2,000여 명이고 한국인 유학생도 500명 정도 된다. 미국 내 가장 큰 공과대학을 가지고 있고 항공우주, 기계, 전기/전자공학과는 미국 내 대학평가에서 최상위권에 속한다. 달에 처음 착륙한 닐 암스트롱(Neil Armstrong)을 포함하여 22명의 우주인들과 에드워드 퍼셀(Edward Purcell)을 포함하여 여러 명의 노벨상 수상자를 배출하였다(www.purdue.edu). 이 대학교의 School of Health and Human Science에서 의료관광과 의료관광 코디네이터 프로그램을 여름 계절학기 중에 3주간 운영한다.

4) Drake대학교

Drake대학교는 미국 아이오와주 디모인(Des Moines)에 있는 사립대학교이다(www.drake.edu). 1881년에 전통적인 학문, 법학, 과학 분야에 초점을 두고 균형 있는 교육을 목표로 설립되었다. 학생 대 교수비율은 14 : 1이고 70여 가지의 전공학문이 개설되어 있다. 2007년 9월 현재 총 5,617명의 학생이 수학하고 270여 명의 전임교수가 연구와 교육에 참여하고 있다. 이 대학교의 경영행정대학(CBPA, College of Business and Public Administration)에는 1,100명의 학부생과 500여 명의 대학원생이 수학하고 있다. 대학원 과정에는 경영, 행정, 재무, 회계전공 프로그램이 설치되어 있다. CBPA의 Center for Professional Studies에서 의료관광 마케터 프로그램을 여름계절학기 중에 3주간 운영한다. 디모인은 아이오와주의 수도로 1857년 Fort Des Moines에서 줄여진 이름이 되었다. 미국 보험산업의 중심도시이고 1972년부터 미국 대통령선거 시 아이오와주가 대통령후보를 결정하는 선거(Caucus)를 전통적으로 가장 먼저 하는 주이므로 정치적으로도 의미 있는 도시이다.

(1) 웰마크보험회사(Wellmark Insurance Company)

보험산업이 왕성한 아이오와주 디모인에 소재한 사립의료보험회사이다. 미국에서 가장 큰 민간의료보험회사인 Blue Cross Blue Shield에 가입되어 있는 회사로, 아이오와주에서 가장 큰 보험회사이다. 블루실드는 병원 서비스를, 블루크로스는 의사의 서비스를 커버한다. 1,600여 명의 직원이 일하고 있으며, 1,784,230명이 가입되어 있다. 좋은 보험가격으로 질 좋은 의료 서비스를 고객에게 제공하려고 노력한다. 39가지의 다양한 보험 플랜이 있고 9,652개의 집단이 가입되어 있다. 아이오와주의 병원 중 약 90%와 그리고 의사의 80% 정도와 계약을 맺고 있다. 사우스다코타(South Dakota)주에서는 100% 49개 병원과 계약을 맺고 있다. 개인과 가족단위의 장단기 보험 상품이 있고, 65세 이상의 연금퇴직자 기업보험도 제공하고 있다. 아직 다른 나라에서의 의료 서비스까지 보험적용을 시켜 주지는 않으나, 의료 서비스에 대한 재정을 고려하면서 환자에게 선택권을 주기 위한 방안을 구상 중에 있다. 전반적인 미국 보험시장의 추세를 고려하여, 특히 미국 내에서 진료비가 아주 비싼 의료 서비스의 경우 HMO방식보다는 PPO방식으로 가입자들에게 선택의 폭을 넓혀 주고 있다. HMO방식은 지역 내에서 의사와 병원이 정해져 있는 반면 PPO방식은 장소의 폭을 넓혀서 가입자들에게 자유로운 선택을 확대하는 방식이다. 이 회사의 운영 현황을 보면 재정의 87.8%는 고객의 보험금, 8%는 회사 운영비, 4.2%는 보험설계사의 봉급 그리고 0.4%는 세금으로 쓰인다(www.wellmark.com).

(2) 아이오와감리교병원(Iowa Methodist Medical Center)

아이오와주에서 가장 큰 종합병원으로 비영리사립병원이다. 100년의 병원 역사를 가지고 있고, 많은 기부자들의 기부금이 경영에 도움이 된다. 시내 중심부에 위치하고 있고, 각종 중증환자를 위한 의료 서비스와 첨단의 수술까지 담당한다.

(3) 블랭크아동병원(Blank Children's Hospital)

아이오와주에서 극장사업 등 여러 사업을 하던 Blank 가족이 아들이 어렸을 때 죽자 그런 일을 예방하기 위해, 병원 건물을 기부하였고 이로 인해 Blank아동병원이 설립되었다. 이 병원은 설립취지에 충실하여 지역사회에서 경제적으로 어려운 아동들에게도 많은 무료 서비스를 제공하고 있다.

(4) 감리교서부병원(Methodist West Hospital)

이 병원은 고급 서비스와 시설을 갖추고 주로 성인과 노인들을 대상으로 의료 서비스를 제공하고 있다. 83개 병상을 갖추고, 응급 서비스, 무릎관절, 고관절수술을 전문으로 하고 있는 노인 전문병원이다. 상류층을 대상으로 하여 병원 내부도 고급으로 준비되어 있다. 병원에 도착하면 전문발레파킹회사가 제공하는 파킹 서비스를 받게 되며, 환자가 병원에 머무르는 동안, 드라이클리닝 서비스, 애완동물 케어 서비스, 호텔식 룸서비스도 제공한다. 방은 모두 1인 개인실이며 자동온도 시스템, 26개 언어통역기 설치 등 각종 최고급 편의시설이 준비되어 있다.

5) 몬태나(빌링스)주립대학교(Montana State University, Billings)

Montana(빌링스)주립대학교는 몬태나주 빌링스에 소재한 1927년에 설립된 주립대학교이다. Eastern Montana College에서 1994년 현재의 대학 이름으로 변경되었다. 몬태나주립대학교 시스템 중 세 번째로 큰 대학으로, 현재 6,000명 정도의 학생이 160여 종류의 학사, 석사학위 프로그램에 재학하고 있다(www.msubillings.edu). 빌링스는 몬태나주 남부 중심부에 자리 잡고 있으며, 인구는 10만 명이 넘고 몬태나주에서 가장 큰 도시로 상업, 물류, 교육, 행정의 중심 도시로 인근에서 가장 크게 지속적으로 성장하고 있다.

5. 비자신청방법

미국 여행의 경우 90일 미만인 경우는 비자면제 프로그램에 의해서 비자가 필요 없고 6개월 이상 유효기간이 남은 여권만 있으면 된다. 90일 이상의 현지실습인 경우 구비서류를 갖추어서 비자를 신청해야 하며 신청방법은 다음 표와 같다.

〈표 5-1〉 미국 비자신청방법

국가	비자발급		구비서류 및 신청절차
	필요여부	내용	
미국 (비자)	×	체류기간이 90일 미만인 경우: (미국 비자면제 프로그램)	전자여행허가 신청: 기존의 비자 소지자는 별도의 신청서 작성 불필요 전자여행허가(ESTA) 페이지(https://esta.cbp.dhs.gov)에서 신청서 작성 후 승인이 필요
	○	체류기간이 90일 이상인 경우	**※ 비자종류에 따라 다를 수 있음** - 미국 여행 시 유효한 여권 - 온라인 비자신청서 DS-160을 작성 후 프린트한 '확인용지(confirmation page)' - 비자신청용 사진 한 장(최근 6개월 이내 찍은 흰색 배경의 가로 세로 5×5cm 사진) - 비자신청 수수료 납부 영수증 - 예전에 미국 비자를 받은 경우, 예전 미국 비자 있는 여권 **※ 비자종류(학생 해당)** **B2**(단기관광) **B1/B2**(단기 상용방문 또는 관광), **F1**(정규교육 혹은 언어연수를 위한 유학－SEVIS I-20 필요) 등 **※ 주한미국대사관 비자발급안내** http://korean.seoul.usembassy.gov/visas_types_of_visas.html

6. 대사관 및 영사관

1) 주미 한국대사관

• 주소 - 2450 Massachusetts Avenue N.W. Washington, D.C. 20008
• 연락처 - 주한미국대사관 홈페이지: korean.seoul.usembassy.gov - 전화: 202-939-5600, 긴급전화(휴일): 202-939-5600 - 팩스: 202-797-0595

2) 미국 내 지역별 총영사관

미국은 지역이 넓어서 지역별로 관할하는 총영사관이 설치되어 있다. LA의 경우는 로스앤젤레스 소재, 뉴욕주는 뉴욕 소재, 인디애나주와 아이오아주는 시카고 소재, 몬태나주는 시애틀 소재 총영사관이 민원을 관할한다. 미국 내 실습 지역의 총영사관과 관할지역에 대한 정보를 정리하면 다음 표와 같다.

〈표 5-2〉 미국 내 지역별 총영사관 현황 및 연락처

총영사관	주소	전화/팩스	담당구역
워싱턴 D.C.	2320 Massachusetts Ave., N.W. Washington, D.C. 20008	T: (202) 939-5653 F: (202) 342-1597	Washington D.C., Maryland, Virginia, West Virginia
뉴욕	Main Office: 335 E. 45th St.(4th Fl.) New York, NY 10017	T: (646) 674-6000 T: (212) 692-9120 F: (646) 674-6023	Connecticut, Delaware, New Jersey, New York, Pennsylvania
로스앤젤레스	3243 Wilshire Blvd. Los Angeles, CA 90010	T: (213) 385-9300 F: (213) 385-1849	Arizona, Nevada, New Mexico, South California
보스턴	One Gateway Center 2nd Fl. Newton, MA 02458	T: (617) 641-2830 F: (617) 641-2831	New Hampshire, Rhode Island, Maine, Massachusetts, Vermont
시카고	NBC Tower Suite 2700 455 North City Front Plaza Dr. Chicago, IL 60611	T: (312) 822-9485 F: (312) 822-9849	llinois, Indiana, Iowa, Kansas, Kentucky, Michigan, Minnesota, Missouri, Nebraska, North Dakota, Ohio, South Dakota, Wisconsin
시애틀	2033 Sixth Ave., #1125 Seattle, WA 98121	T: (206) 441-1011 F: (206) 441-7912	Idaho, Montana, Oregon, Washington, Alaska

Ⅱ. 싱가포르

1. 기초 정보

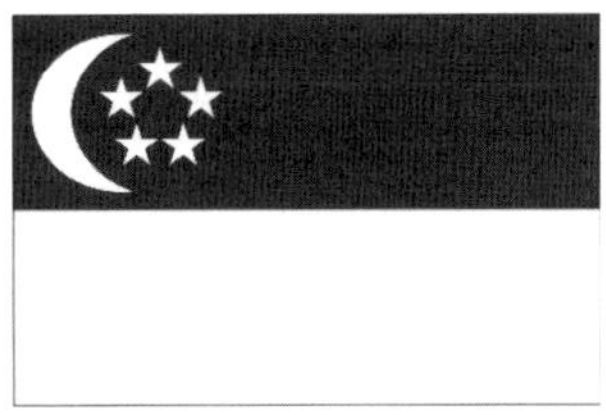

- 정치: 입헌공화제, 대통령 임기 6년, 수상 체제
- 인구: 약 466만 명(2010년)
- 수도: 싱가포르(Singapore)
- 면적: 710km^2(서울시 605.5km^2)
- 언어: 영어(공용어), 중국어, 말레이어, 타밀어
- 종교: 불교 42.5%, 이슬람교 14.9%, 도교 8.5%
- 환율: 1S $=880.33원(2011년 3월 기준)
- 시차: 1시간(한국이 오후 2시일 때 싱가포르는 오후 1시)
- 전압: 보통 220~240V이고 전류는 50Hz이다. 플러그는 3핀 방식으로 110V 플러그처럼 생겼으므로 유의해야 한다.

2. 기후

싱가포르 기후는 열대기후에 속하며 연평균 27~28도로 기온의 변화가 거의 없고 강우량에 따라 다소 변화를 느낄 뿐이다. 건기는 5~8월, 우기는 11~2월이지만 건기와 우기에 따라 여행에 지장을 줄 정도는 아니다. 우기를 제외한 기간은 비슷한 강수량을 갖고 있으며 11월에서 익년 2월까지의 우기에도 하루에 한두 번 소나기(스콜)가 내리므로 외출 중에 우산은 필수적으로 지참해야 한다. 연중 기후는 맑고 고온 다습한 기후이지만 건물 안이나 공공시설은 에어컨 시설이 아주 잘되어 있어 카디건, 얇은 스웨터 같은 겉옷이 항상 필요하다.

3. 지역 및 의료환경

싱가포르는 면적이 서울보다 약간 큰 정도의 작은 나라이며 중국인 74.7%, 말레이인 13.6%, 인도인 8.9% 등으로 이루어진 다민족 국가이다. 그래서 싱가포르에서는 외국인에 대한 진료가 자연스럽게 발달하였다. 싱가포르의 의료보장정책은 모두가 다 같이 의료비를 분담해야 한다는 정책으로(must all play our part) 모든 국민에게 각자의 책임을 강조한다. 병원의 등급은 A, B1, B2+, B2, C로 나뉘며 정부가 각각 0%, 20%, 50%, 65%, 80%를 지원해 주며 A급이 가장 고급이다. 이를 위한 프로그램으로는 Medisave, Medishield, Medifund가 있다. Medisave는 직장인이 자신의 봉급에서 의무적으로 저축한 의료저축계정이며 본인이나 가족의 입원치료 시 사용한다. 현재 80% 이상의 싱가포르 국민이 메디세이브를 사용하고 있으며, 그 범위는 외래진료비로도 확대되고 있다. Medishield는 저렴한 보험료로 살 수 있는 의료보험으로 비싼 진료비를 지불할 때 사용한다. 현재 B2와 C급 병원 진료비의 80%까지 이 보험으로 지불할 수 있다. Medifund는 Medisave나 Medishield로도 충분치 않아 꼭 도움이 필요한 경우에 사용할 수 있는 프로그램이다.

싱가포르의 병원 시스템은 국가가 운영하는 국공립병원들이 자국민의 기초 의료는 보장하고, 민간병원들은 최첨단의 의료설비와 의료기술을 내세워 상류층의 의료관광객을 유치하여 고부가 가치를 창출하는 2중 구조로 되어 있고, 국가가 모든 분야에 적극적으로 관여하여 지원한다. 싱가포르는 다민족 국가, 물류산업의 허브, 관광산업의 발달 그리고 영어를 공용어로 사용하고 있어 의료관광의 중심지로 성장할 수 있었다. 싱가포르 정부는 자국민의 건강을 위해 예방정책에 초점을 두고 적절한 식이요법과 건강한 라이프스타일을 강조하는 홍보를 많이 하고 있다. 한 예로, 싱가포르에서는 담배가격이 매우 비싸고 흡연구역을 철저하게 실시하고 있으며 이를 어길 시에는 큰 범칙금이 부과된다(Tang, 2010).

4. 실습교육기관 및 협력실습기관

1) Parkway대학

Parkway대학은 간호학과, 경영학과, 의료 관련 전문가 학과 등을 갖춘 대학으로 2008년 설립되었고 Parkway병원그룹과 같은 Parkway재단에 속해 있다. Parkway병원그룹에 필요한 간호사, 전문치료사 등을 배출하고 있으며 재단 내 풍부한 의료, 간호실습병원과의 협력으로 양질의 교육을 하고 있다. 또한 대학 내에는 최첨단의 시설을 갖춘 간호 시뮬레이션센터가 있어 학생교육과 현장실습에 도움이 된다. 이 대학에서는 의료관광 전문인력교육 프로그램을 개발하여 의료관광 코디네이터, 진료 코디네이터, 마케터 등 우리나라를 비롯한 여러 나라의 의료관광 전문인력을 훈련시키고 있다. 재단 내 병원 중 Mount Elizabeth 병원은 싱가포르 내 Parkway 소속 병원 중 대표 병원 중의 하나로, 병원 지하에 자리 잡고 있는 다양한 전문 클리닉과 함께 의료관광 전문가 교육의 현장실습지로서의 역할을 수행한다(www.parkwaycollege.edu).

2) Parkway헬스그룹

Parkway Health Group은 큰 주식회사로서 영리병원그룹이다. 우선 의료제공, 부동산, 의료교육을 주로 하고 있으며, 인도, 말레이시아, 중국, 베트남, 브루나이 등지의 16개의 병원을 가지고 있으며 싱가포르에서는 유명한 3개의 병원을 운영하고 있다. 또한 세계에서 인증 받은 의사와 간호사들로 구성되어 있으며 조직적이고 체계적으로 병원이 관리되고 있다. 싱가포르 내의 병원들은 적은 병상이지만 영리 성향이 강하기 때문에 고급의 의료서비스와 부대 서비스를 제공한다. 최상, 최고의 서비스를 통하여 환자의 만족을 극대화하여 이를 이윤으로 창출해 내는 싱가포르의 Parkway병원들은 싱가포르를 세계에서 손꼽히는 의료관광국으로 만드는 데 중추적 역할을 하였다(www.parkwayhealth.com).

(1) Mount Elizabeth병원

Parkway 산하 병원 중 가장 잘 알려진 Mount Elizabeth병원은 병상 수보다 의료인력인 의사나 간호사의 숫자가 더 많다. 이것은 Mount Elizabeth병원만의 특징이다. 병상 수보다 인력이 많기에 재정적자의 우려가 있지만 양질의 의료인력 확충과 최신 시설구비 등 의료 고급화 전략으로 환자들이 고비용을 지불하도록 하여 병원을 운영하고 있다. 먼저 최고 특실은 하루 숙박에 약 300~500만 원의 비용이며 1인실의 경우 40만 원 그 외에도 2인실과 4인실이 존재하지만 큰 비용을 지불한다. 이러한 비용을 지불할 수 있는 서비스를 제공하고 있어서 환자에 대한 그만한 만족을 이끌어 내고 그로 인해서 지금까지 싱가포르 최고의 병원으로 거듭나 있다.

5. 비자신청방법

싱가포르는 여행 시 14일까지는 비자가 필요하지 않고, 90일까지는 현지에서 체류연장이 가능하다. 90일 이상의 경우에는 비자를 발급받아야 한다. 싱가포르 비자발급방법을 설명하면 다음과 같다.

〈표 5-3〉 싱가포르 비자신청방법

<table>
<tr><th rowspan="2">국가</th><th colspan="2">비자발급</th><th rowspan="2">구비서류 및 신청절차</th></tr>
<tr><th>필요여부</th><th>내용</th></tr>
<tr><td rowspan="2">싱가포르
(비자)</td><td>×</td><td>체류기간 14일 이하
(90일까지 현지에서 연장가능)</td><td>- 비자 필요 없음
- 14~90일까지는 현지에서 체류연장 가능</td></tr>
<tr><td>○</td><td>체류기간 90일 이상</td><td>※ 제출서류
- 여권+복사본
- 신청서 1부
- 왕복항공일정표(PNR)
- 사진 1매
- 인적 사항
- 싱가포르 내 예정체류지 주소, 자국 내 집주소, 전화번호
- 초청장+초청장 보낸 사람의 주민등록증 앞, 뒷면 복사본

※ 주한싱가포르대사관 비자발급안내
http://sgp.mofat.go.kr/kor/as/sgp/main/index.jsp</td></tr>
</table>

6. 주싱가포르 한국대사관

• 주소 - 47 Scotts Road #08-00 Goldbell Tower Singapore 228233
• 연락처 - 주한싱가포르대사관 홈페이지: sgp.mofat.go.kr - 전화번호: (65) 6256-1188 - Fax: (65) 6254-3191 - E-mail: info@koreaembassy.org.sg

III. 일본

1. 기초 정보

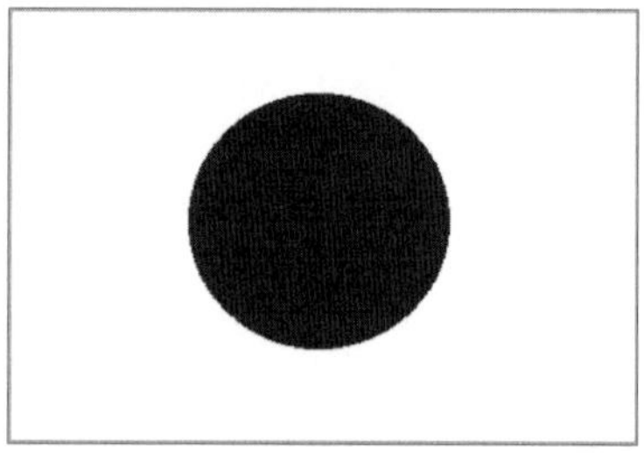

- 정치: 입헌군주제/내각책임제
- 인구: 약 1억 2,700만 명(2010)
- 수도: 도쿄(東京, Tokyo)
- 면적: 약 38만km^2(한반도의 약 1.7배)
- 언어: 일본어
- 종교: 신도 49%, 불교 45%, 그리스도교
- 환율: 100￥=1323.96원(2011년 3월 기준)
- 시차: 우리나라와 시차 없음
- 전압: 일본의 전압은 100V이고 지역에 따라 주파수는 두 종류가 있는데 도쿄를 포함한 동부 일본은 50Hz, 나고야·교토·오사카 등을 포함하는 서부 일본은 60Hz를 사용한다. 따라서 한국에서 가져간 전자제품을 사용하려면 별도의 변압장치가 필요하다.

2. 기후

일본의 기후는 전체적으로 온대 다우 혹은 아한대 다우기후이며 온난한 편이다.

1) 센다이(仙台) 지역

센다이 지역의 기후는 일본 타 지역에 비해서 온난하고 쾌적하다. 여름과 겨울의 기온차가 크지 않기 때문에 극단적으로 덥거나 춥지 않은 도시이다. 또한 사계절이 뚜렷하여 계절의 아름다움을 즐길 수 있다. 연평균 기온은 섭씨, 12.1도이고 가장 추운 1월 평균 기온은 섭씨 1.5도이므로 그리 춥지는 않다. 겨울에는 눈이 내리기도 한다. 여름에는 더우나 냉방이 잘 갖추어져 있으므로 실내에서는 오히려 보온을 위해 얇은 겉옷을 준비하는 것이 좋다.

2) 교토(京都) 지역

교토 지역의 연간 평균 기온은 섭씨 15.6도, 최고기온은 39.8도, 최저기온은 영하 9도이다. 교토 기후는 사계절이 뚜렷한 것이 특징이다. 여름에는 덥고 습하므로 옷은 얇게 입지만 실내는 냉방이 잘되어 있으므로 체온이 떨어지지 않도록 얇은 스웨터나 카디건을 준비한다. 밤에도 전반적으로 높은 기온을 유지한다. 6~7월에는 장마비가 오기도 한다. 겨울에는 외출을 할 때는 두꺼운 옷을 입지만 실내는 난방이 잘되어 있어서 가볍게 입어도 된다.

3. 지역

1) 센다이

센다이 지역은 일본 미야기현(宮城縣)의 현청 소재지로, 17세기 초 이래 대영주의 성읍으로 발전하여 오늘날 동북 지방 최대의 도시가 되었다. 시가지는 히로세강(廣瀨川) 좌편으로 발달되어 있다. 동부의 충적평야는 비옥한 논농사지대이고, 남부의 나토리강(名取川) 자연

제방에서는 채소 재배를 한다. 동부해안에는 큰 선박의 입항이 가능한 센다이항이 있으며, 항구 주변에 신 공업지구가 조성되어 있다. 동북 지방의 행정, 경제, 문화의 중심지로, 동북대학교, 동북복지대학을 비롯한 10여 개의 대학 및 박물관, 종합경기장, 동물원, 천문대 등 문화시설이 많다. 센다이에서 자동차로 30분 정도 가면 아키우(秋保)와 사쿠나미(作並)라는 큰 온천가가 있어 많은 관광객들을 끌어들인다.

센다이는 인구 100만 정도로 일본에서 12번째로 큰 도시이고, 동북(東北, 도호쿠) 지방에서는 가장 큰 도시로 '숲의 도시'로도 불린다. 센다이는 제2차 세계 대전 중 많은 문화재를 잃었으나, 그 후 시가지는 복원되었다. 센다이 지역은 2011년 3월 지진으로 큰 피해를 입었고 중앙정부와 미야기현, 센다이시가 협력하여 복구작업에 임하고 있다.

2) 교토

교토는 일본 혼슈섬 중앙부에 위치하고 있으며 일본에서 역사적으로 유서가 깊은 곳으로 우리나라의 경주와 같은 곳이다. 794~1868년까지 일본의 수도였으며 천황의 거주지였다. 일본의 옛 도시의 모습, 정원을 모습을 그대로 간직하고 있다. 교토는 도시의 역사적 가치 때문에 제2차 세계 대전 동안 공습의 대상이 되지 않을 정도로 중요시 되었다. 수많은 절과 신사, 전통적인 건축물이 남아 있다. 예를 들어 야사카(八坂) 신사는 기온 시내 중심부에 위치해 있고, 교토에서 가장 크며, 매년 7월에 일본의 3대 마쓰리(祭) 중 하나인 기온마쓰리가 성대하게 열린다. 시모가모 신사는 교토에서 가장 오래된 신사 중의 하나로 세계문화유산으로 지정되어 있다.

현재 교토는 인구 140만 명으로 일본에서 7번째로 큰 도시이다. 도시 전체적으로 오랜 건축물들이 많이 남아 있으나, 시내 중심부는 현대적인 건축물도 들어서 있다.

4. 실습교육기관 및 협력기관

일본 해외 현장실습 프로그램을 운영하는 센다이의 동북복지대학, 교토의 다문화공생문화센터 교토와 각 협력기관을 간단히 소개한다.

1) 동북복지대학

동북복지대학은 1875년에 설립된 대학으로 고마자와대학, 아이치학원대학과는 자매교이다. 관련 시설로 노인 복지 시설 선단의 삼림이 있다. 2008년에는 대학부속병원으로서 동북복지대학 선단병원을 설립했다. 동북복지대학은 일본 최대의 불교 종파인 조동종종립의 학교법인 멀구슬나무학원의 경영하에 있는 복지학 전공의 사립대학이며, 도우겐 선사의 '행학 일여'를 건학의 정신으로 내걸어 그 교육의 이념은, 대승 불교에 있어서의 '자신에게 이익을 주는 일・이타 원만'의 철학을 기조로 하고 있다. 동북복지대학은 학술의 중심으로서 광범위한 지식을 전수하는 것과 동시에, 전문적 학술 기능을 교육・연구해 지육, 도덕면의 교육, 체육의 자양을 도모하여 사회에 있어서의 응용능력을 전개할 수 있는 인재를 육성하는 고등교육기관을 목적으로 설치되었다. 현재 사회복지학과, 산업복지학과, 사회교육학과, 복지심리학과, 정보복지학과, 의료경영관리학과, 아동과학부・아동교육학과와 건강과학부・보건간호학과 등의 학과가 있다(www.tfu.ac.jp/en). 동북복지대학은 2011년 현재 10년 동안 한림대학교와 자매결연을 맺고 해마다 학생교환, 국제 심포지엄, 교수교환 프로그램을 운영해 왔다. 2010년 HiMTEC과 해외 현장실습협력을 체결하고 라이프스타일 리모델러를 위한 실습 프로그램을 개발하여 운영하였다. 현장실습을 위해 대학 내에 운영되고 있는 헬스프로모션교실, Clinical Art(미술요법: art therapy), 전통차 다도 프로그램을 활용한다. 또한 현장의 삼림치료(forest therapy)와 노르딕치료, 온천치료(spa therapy), 승마치료(horse riding therapy)기관과 협력하여 학생들에게 실습장을 제공하고 있다.

(1) 후나카타콜로니

후나카타콜로니는 지적 장애인을 재활시키기 위해서 1968년에 설립되었고, 계속 시설을 확장하여 현재는 지적장애인 204명이 생활하고 있다. 이곳에서 생활하는 장애인들은 일상생활활동능력 수준이 낮고 대부분이 장애기초연금을 받으며 생활하고 있다. 재활을 위한 프로그램으로 음악치료, 베틀 짜기, 미술활동, 그림책 읽기, 산책 등을 활용한다. 특히 동물치료의 일환으로 승마요법(horse riding therapy)을 활용하는 것이 특징이다. 승마요법은 지적 장애인들에게 시야를 넓혀 주고, 자세를 교정해 주고 허리가 유연해지며, 말과 직접 접촉하여 협력하고 일체감을 느낄 수 있는 치료효과가 있다고 평가되고 있다.

(2) 도요마마치삼림조합

도요마마치삼림조합은 삼림을 활용한 다양한 건강증진, 치유 프로그램을 운영하고 있다. 대표적인 예로는 삼림산책과 마을 돌아보기, 수림기공과 정체, 웃음치료, 노르딕 워킹, 건강동아리와 협력, 숯 아트체험, 숲속 콘서트 개최 등이다.

2) 다문화공생센터 교토

다문화공생사회 실현을 추구하는 다문화공생센터 교토는 1998년 교토를 중심으로 활동을 시작하였다. 다문화공생의 기본 이념은 "있어서는 안 될 차이는 없도록 하고, 없어서는 안 될 차이는 존중하는 것"이다. 이 센터는 기본 이념의 실현을 위해 다문화 공생사회의 실현을 위한 환경과 제도를 구축하려고 노력한다. 여러 가지 사업 중에 의료통역사를 양성하고 훈련하고, 의료관광 일본어 통번역사를 위한 일본 현지 문화언어 실습기관의 하나이다. 이 현지 인턴십에서는 오사카대학교, 린쿠종합의료센터 등의 기관과 협력하여 프로그램을 운영한다.

(1) 오사카대학교

1931년 일본에서 6번째 제국대학으로 설립되었다. 1949년 국립학교설치법에 따라 현재의 명칭으로 바뀌었다. 의학부, 기초공학부, 경제학부, 인문학부, 문학부, 공학부, 치학부 등의 11개 학부와 대학원으로 구성되어 있다. 스이타 캠퍼스에는 이학부, 의학계 등 5개 학부, 사무국이 있고, 미노 캠퍼스에는 외국어학부가 있다. 도요가나 캠퍼스는 위의 두 캠퍼스에 있는 학부를 제외한 학부들이 있다. 2008년 현재 학생수는 23,000여 명이고, 교수는 1,500여 명이다.

(2) 린쿠종합의료센터

오사카부 이즈사노시의 린쿠종합의료센터는 간사이국제공항 건립과 함께 공항 재해대응 시립병원으로 건립되었으며 긴급재해대응응급센터, 지역감염대책센터, 지역의료센터로 구성되어 있다. 병원의 설립목적 중 하나인 공항과 연계하여 공항재난대응책을 잘 갖추고 있는 것으로 유명하다. 348병상에 의사 90여 명, 간호사 300여 명의 의료진을 갖추고 있는데 병상에 비해 의료진의 비율이 상당히 높다. 인력, 의료장비, 시설 면에서 우수한 의료 수준을 갖추고 있고 특히 암, 심근경색, 뇌졸중 등의 질병을 치료하는 지역거점 병원으로의 역할을 수행한다. 고베의 외국어 통역센터와 협력하여 외국인 환자에게도 적절한 의료 서비스가 가능하게 계획되어 있으며, 2006년부터 국제의료센터를 오픈하여 운영 중이다.

5. 비자신청방법

일본을 여행할 때 90일 미만이면 비자가 필요치 않으나, 그 이상이면 비자를 발급받아야 한다. 비자신청방법은 다음과 같다.

〈표 5-4〉 일본 비자신청방법

<table>
<tr><th rowspan="2">국가</th><th colspan="2">비자발급</th><th rowspan="2">구비서류 및 신청절차</th></tr>
<tr><th>필요여부</th><th>내용</th></tr>
<tr><td rowspan="3">일본
(사증)</td><td>×</td><td>단기체재(90일 이내)를 목적으로 하는 경우</td><td>- 단기체재: 일본에 단기간 체재하는 동안 관광, 휴양, 스포츠, 친족 방문, 견학, 강습 또는 회의 참가, 업무연락 및 그 밖에 이들 목적과 유사한 활동(사업을 운영하는 활동 및 보수를 받는 활동을 제외)을 말함
- 한국인과 사증면제조치의 적용을 받는 외국인은 기본적으로 사증을 취득할 필요가 없음(90일 이내)</td></tr>
<tr><td rowspan="2">○</td><td>장기체재를 목적으로 하는 경우(상기 이외의 목적)
- 재류자격인정 증명서를 받은 경우</td><td>- (주)재류자격인정증명서는 외국인을 받아들이려고 하는 일본 측의 회사나 학교의 직원 등의 대리인이 일본의 지방입국관리국에 신청하여 교부받을 수 있음
- 이 증명서를 발급받은 경우, 사증발급을 쉽고 빠르게 받을 수 있음</td></tr>
<tr><td>- 이 외의 경우</td><td>※ 필요서류
- 신청서 1부
- 여권
- 사진 1매
- 한자명 및 거주지를 확인할 수 있는 공적서류
① 주민등록증 양면 복사
② 주민등록등본 또는 주민등록초본 중 1부
- 기타 입국목적에 따라 필요한 서류: 자세한 내용은 사이트 확인
→ http://www.kr.emb-japan.go.jp/visa/visa_sonota.htm

※ 주한일본대사관 비자발급안내
http://www.kr.emb-japan.go.jp/visa/visa_doc.htm</td></tr>
</table>

6. 대사관 및 영사관

1) 주일 한국대사관

<table>
<tr><td>• 주소
- 日本国東京都新宿区四谷4-4-10(우편번호 160-0004)</td></tr>
<tr><td>• 연락처
- 주한일본대사관 홈페이지: www.kr.emb-japan.go.jp
- 전화: (81-3) 3452-7611/9
- 팩스: (81-3) 3225-9103</td></tr>
</table>

2) 영사관

〈표 5-5〉 일본 내 영사관 현황 및 연락처

<table>
<tr><th>국가</th><th>대사관, 영사관 주소</th><th>영사관 전화번호, 팩스, 홈페이지</th></tr>
<tr><td rowspan="3">일본</td><td>日本国東京都新宿区四谷4-4-10
(〒 160-0004)</td><td>Tel: (81-3) 3452-7611～9
Fax: (81-3) 3225-9103
Web: www.kr.emb-japan.go.jp(대사관)</td></tr>
<tr><td>日本国宮城県仙台市青葉区上杉1丁目4-3
(〒 980-0011)
(1-4-3, Kamisugi, Aoba-Ku, Sendai, Miyagi, Japan)
(관할) 센다이(仙台) 포함</td><td>Tel: (81-22) 221-2751～3
Fax: (81-22) 221-2754
Web: jpn-sendai.mofat.go.kr(센다이 총영사관)</td></tr>
<tr><td>日本国大阪市中央区西心斉橋2-3-4
(〒 542-0086)
(2-3-4, Nishi-Sinsaibashi, Chuo-Ku, Osaka, Japan)
(관할) 교토(京都) 포함</td><td>Tel: (06) 6213-1401～5
Fax: (06) 6213-0151
Web: jpn-osaka.mofat.go.kr(오사카 총영사관)</td></tr>
</table>

Ⅳ. 중국

1. 기본 정보

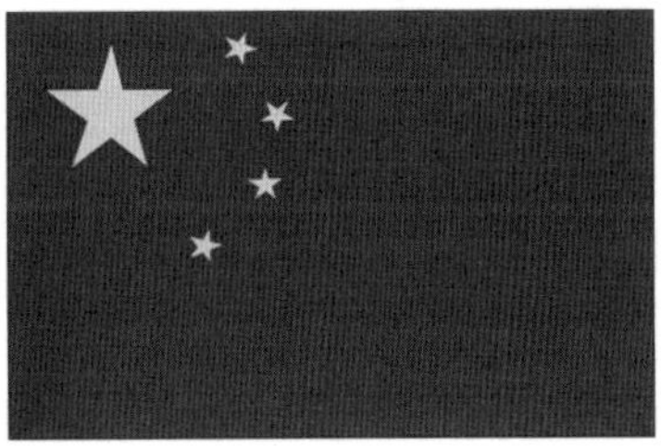

- 정치: 인민민주주의 사회주의 국가
- 인구: 약 13억 5,000만 명(출처: UN)
- 수도: 베이징(Beijing, 北京)
- 면적: 약 960만km^2(한반도의 44배, 세계 3위)
- 언어: 중국어
- 종교: 도교, 불교, 그리스도교 3%, 이슬람교 1~2%
- 환율: 1Y=167.43원(2011년 3월 기준)
- 시차: 1시간(서울이 오후 11시일 때 중국은 오후 10시)
- 전압: 220V, 50Hz이다. 플러그 방식이 우리나라와 다른 것이 많아서, 한국에서 가져간 전자제품을 사용하려면 어댑터를 구입해야 한다.

2. 기후

중국은 영토가 넓은 국가라 지역에 따라 기후가 다양하므로 방문하는 지역의 기후를 살펴보아야 한다.

1) 옌벤(延邊, 연변) 지역

옌벤 지역 기후는 대륙성 기후이나 변화가 잦다. 연평균기온 섭씨 2~6도, 1월 평균기온 영하 14.1도, 7월 평균기온 섭씨 21.6도이다. 연평균강수량은 500~700mm이다. 겨울의 경우 영하 10도 이하로 떨어지기에 두꺼운 옷을 준비하는 것이 좋으며 여름의 경우 장마에 대비해 우산을 챙기는 것이 좋다.

2) 상하이(上海, 상해) 지역

상하이의 기후는 사계절이 있는 아열대 몬순 기후로, 강한 태양과 풍부한 강우량이 특징이다. 여름과 겨울이 길고 봄과 가을이 짧고, 연평균 기온은 섭씨 18도이다. 가장 추운 시기는 1~2월이지만 대개 영하로 내려가지는 않는다. 6월 중순부터 7월 초까지는 장마철이다. 여름에는 습도도 높고 최고기온이 35도 이상 되는 날도 상당히 있으므로 짧은 팔의 옷을 준비한다. 겨울에는 가끔 추운 날이 있기도 하지만 전반적으로 온화하므로 적당한 겉옷을 준비하면 된다.

3) 광저우(廣州, 광주) 지역

광저우의 날씨는 다습한 아열대 해양성 기후이다. 연평균 기온은 섭씨 22.8도로 따뜻한 날씨이다. 겨울 1~2월에도 평균 섭씨 10도 이상이므로 활동하기에 좋다. 여름 7~8월에는 더우며 평균 섭씨 25도 정도이고 더울 때는 35도 이상 되므로 짧은 팔의 옷을 준비한다. 겨울에도 영하의 날씨는 아니므로 아주 두꺼운 옷을 준비할 필요는 없다.

3. 지역

1) 옌볜

옌볜 조선족 자치주는 중국 동북 지역 지린(吉林, 길림)성의 자치주이다. 중심지는 옌지(延吉, 연길)이다. 면적은 43,474km^2, 인구는 216만 명이고, 중국 최대의 조선족 집거지역이다. 현재 조선족 인구는 39%이다. 옌지시는 중국 조선족의 문화 중심지이며, 주변 농업지역에서 생산되는 농산물의 집산지이다. 이곳은 청나라 말기에 간무국이 설치된 뒤 발달하였기 때문에 국자가라고도 불렸다. 1909년 간도협약(間島協約, 젠다오협약) 이후에 교역주로서 개방되자 조선인이 많이 이주하여 시의 주변지역을 개척하였다. 부근에는 석탄・금 등의 광산이 있어 광공업이 발달했다. 조선어 라디오 방송국과 신문사가 있으며, 옌볜대학교・옌볜과학기술대학교 등이 있다.

2) 상하이

상하이는 중국 동부의 창강(長江, 장강) 하구에 있는 항구도시이며 세계에서 가장 번잡한 항구 중의 하나이다. 20세기 초 상하이는 뉴욕, 런던 다음의 금융 중심지였고, 1990년에 들어서면서 다시 중국의 경제, 금융, 무역의 중심으로 자리 잡았다. 최근 상하이는 국제 금융의 중심으로 성장하여 다양한 국제회의센터를 건설하고 2010년에는 상하이 엑스포를 개최하였다. 일찍부터 상하이의 국제적인 면모 때문에 일제강점기 독립활동의 중심지이기도 하고, 1919년 대한민국 임시정부가 상하이에서 수립되었다. 상하이에는 상하이 푸동(浦東) 공항, 상하이 홍챠오(虹橋)공항 등 두 개의 국제공항이 있고, 중국의 경제, 금융, 무역, 문화의 중심지이다. 2010년 현재 인구는 2,300만 명으로 그중 900만 명은 외부 유입인구인 것으로 나타났다.

3) 광저우

광저우는 중화인민공화국의 남부 광동성의 성도이자, 화남 전체의 행정 중심지이다. 베이징, 상하이에 이어 중국 제3의 도시로 인구는 약 1,000만 명으로 추정되나 그중 300만 명 정도가 유동인구로 추정된다. 광저우는 행정, 상업도시이고 중국 제조업의 중심지역 중

하나이다. 또한 광저우는 중국 남부 지역에서 고등교육기관이 가장 집중된 곳 중의 하나로 40여 개의 대학이 있다.

4. 실습교육기관 및 협력기관

1) 옌벤대학교 간호대학

1952년에 간호교육을 창설하였으며, 2001년 8월부터 학부교육을 시작하였다. 2002년 중국에서 제일 처음으로 간호학연구소를 창립하였고, 지역사회간호학실험실도 중국에서 가장 일찍 건설하였다. 중국 전역에서 학생을 모집하고 있으며, 현재 간호학박사, 석사, 학부 및 전문대 과정 재학생 2,200명이 재학 중에 있다(www.ybu.edu.cn).

(1) 옌벤대학부속병원

옌벤대학병원은 1946년에 건립되었으며, 민족 특색과 지방 특색을 겸비한 중국 일류의 병원으로서 현재 800여 병상을 보유하고 있다. 연간 외래진찰 수는 60여만 명에 달하며, 연간 입원환자 수는 1만 6천 명을 초과하고 있다.

(2) 옌벤부유보건원

옌벤부유보건원은 1982년에 건립되었으며 옌벤조선족자치주의 부녀와 아동의 질병 치료와 보건 및 건강증진사업을 위주로 하고 있다. 연간 산부인과 진찰 인원수는 4만 명, 아동 진찰 인원수는 5만 명에 이른다.

(3) 화메이(華美, 화미)병원

화메이병원은 중국 최대의 성형외과 병원그룹으로 청도, 창사 등에 개설하여 진료하고 있으며 우리나라 성형외과와도 활발히 교류하고 있다.

(4) 이헌정

한국인, 광저우 婀克娜医疗科技有限公司 CEO, 한국 D&S 소속 기업이며 중국의 독자법인회사이다. 이 회사는 의료, 미용, 체육 등을 측정하는 업무를 하고 있으며, 현재 합작하고 있는 기업으로는 力美建, 上海艺星整形, 爱思特美容连销, 广州博士整形, 南昌佳美整形 등이 있다. 화메이병원과 협력하고 한림대학교와 협약을 통해 중국 교육실습지로 활용된다.

2) 우리들병원(상하이)

중국 상하이에 위치한 우리들병원은 2009년 1월 상하이의 최대 인구밀집지역인 양푸취(楊浦區) 스광이춘(市光一村)에 53병상과 의사, 간호사 등 83명의 의료진을 갖추고 개원했다. 상하이 우리들병원은 2009년 중국 최고의 건강사이트 '39건강망(http://www.39.net/)'이 발표한 2009 중국건강연도 총 평가에서 '전국 최고의 환영 받는 골과병원(全国最受欢迎骨科医院)'으로 선정됐다. 또 2010년에는 상하이시 위생국이 실시한 '사회의료기구 우수기관 평가결과'에서 우리들병원이 중국의 12개 병원과 함께 우수 병원에 선정됐다. 선정 병원 중 척추 전문병원은 우리들병원이 유일하다. 상하이 우리들병원에서의 인턴은 중국인 환자의 접견과 광고 등 다양한 활동을 배울 수 있다.

3) 대홍기획 상하이사무소

롯데 계열의 대홍기획은 러시아 모스크바와 중국 상하이 2곳에 해외사무소를 운영하고 있다. 2곳 모두 2007년에 세워졌지만 롯데그룹의 해외 진출이 다양화되면서 업무량도 크게 늘고 있다. 중국의 광고홍보에 대해서 학습할 수 있는 기회가 있으며 중국에 진출한 롯데그룹과 연계하여 인턴을 시행한 바 있다.

5. 비자신청방법

중국을 여행하려면 여행기간에 상관없이 비자를 발급받아야 한다. 여행목적에 따른 비자와 신청방법은 다음과 같다.

〈표 5-6〉 중국 비자신청방법

<table>
<tr><th rowspan="2">국가</th><th colspan="2">비자발급</th><th rowspan="2">구비서류 및 신청절차</th></tr>
<tr><th>필요여부</th><th>내용</th></tr>
<tr><td rowspan="2">중국
(비자)</td><td rowspan="2">○</td><td>관광이 목적인 경우</td><td>※ 필요서류
- 여권 원본, 신분증 복사본
- 여권용 사진 1매
- 비자신청서
- 중국 내 투숙호텔의 예약확인서, 왕복항공권 또는 연결 항공권

※ 주한중국대사관 비자발급안내
http://www.chinaemb.or.kr/kor/lshyw/lsk_qz</td></tr>
<tr><td>- 방문·사업·시찰, 과학기술·문화·교육·체육 교류를 진행하거나
- 중국에서 개최되는 각종 무역박람회에 참가하고자 하는 경우</td><td>※ 필요서류
- 중국 외교부로부터 권한을 받은 기관의 초청장 또는 초청확인서
- 비자신청서
- 여권용 사진 1매, 명함 1장
- 여권 원본
- 중국 내 투숙호텔의 예약확인서, 왕복항공권 또는 연결 항공권

※ 주한중국대사관 비자발급안내
http://www.chinaemb.or.kr/kor/lshyw/lsk_qz</td></tr>
</table>

6. 대사관 및 영사관

1) 주중 한국대사관

• 주소 - 中國 北京市 朝陽區 東方東路 20號. 100600 (No 20, DongfangdongLu Chaoyang District, Beijing, China)
• 연락처 - 주한중국대사관 홈페이지: www.chinaemb.or.kr/kor - 전화: (86-10) 8531-0700 - 팩스: (86-10) 8531-0726 - 외교관할구역: 중국 전역(홍콩, 마카오 포함)

2) 한국영사관

〈표 5-7〉 중국 내 한국영사관 현황 및 연락처

국가	대사관, 영사관 주소	전화번호, 팩스, 홈페이지
중국	中國 北京市 朝陽區 東直門外大街 亮馬河南路14號	Tel: (86-10) 6532-6774/6775 Fax: (86-10) 6532-6778/6723 (중국대사관 영사부)
	中國 上海市 万山路 60號 (200336) (관할) 上海市(상해), 安徽省, 江蘇省, 浙江省 등	Tel: (86-21) 6295-5000 Fax: (86-21) 6295-5191/2629 Web: shanghai.mofat.go.kr(상해 총영사관)
	中國 廣州市 天河區 體育東路 122號 羊城國際商貿中心 西塔 18樓 (관할) 廣東省(광주), 海南省 등	Tel: (86-20) 3887-0555 Fax: (86-20) 3887-0923 Web: chn-guangzhou.mofat.co.kr (광주 총영사관)
	中国 辽宁省 沈阳市 和平区 南13纬路 37号 (관할) 吉林省(연변), 遼寧省 등	Tel: (86-24) 2385-3388 Fax: (86-24) 2385-5170 Web: chn-shenyang.mofat.co.kr (선양 총영사관)
	5-6/F, Far East Finance Centre, 16 Harcourt Road, Hong Kong (관할) 香港(홍콩), 澳門	Tel: (85-2) 2529-4141 Fax: (85-2) 2861-3699 Web: hkg.mofat.go.kr(홍콩 총영사관)

V. 러시아

1. 기초 정보

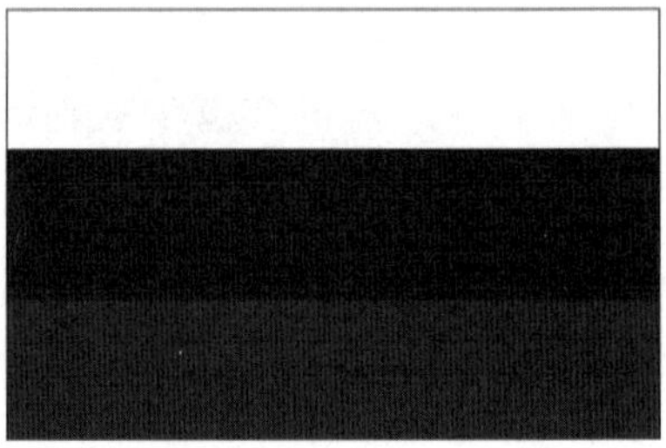

- 정치: 대통령제(임기 4년, 중임 가능)
- 인구: 약 1억 4,200만 명
  (고려인 동포 현황: 20만 명, 한국 교민 5,000명)
- 수도: 모스크바
- 면적: 17,098,242km^2, 세계 1위
- 언어: 러시아어
- 종교: 러시아 정교 15%, 이슬람교 10%, 그리스도교
- 환율: 1руб(러시아 루블)=38.79원(2011년 4월 기준)
- 시차: 5시간(한국이 오후 6시일 때 러시아는 오후 1시)
- 전압: 220V, 50Hz. 유럽 표준의 2핀 방식이다.

2. 기후

러시아는 땅이 넓어서 지역에 따라 기후가 다르나 통상 여름에는 덥고 겨울은 춥고 길다. 추운 곳은 겨울 평균기온이 섭씨 영하 10도 정도 된다.

1) 모스크바 지역

모스크바 지역은 겨울이 길고 추운 것이 특징이다. 11월부터 3월까지 평균기온이 영하이고 1~2월이 가장 춥고 평균 영하 7~10도를 기록한다. 겨울에는 두꺼운 방한복을 준비해야 한다. 여름에는 평균 기온이 섭씨 20도를 넘지 않아서 크게 더운 편은 아니므로 너무 얇게 입지 않아도 된다. 더운 여름에도 25도 이상 넘어가는 경우는 드물다.

3. 지역 및 의료환경

모스크바는 러시아의 수도이다. 약 1,127만 명이 거주하는 러시아 최대의 도시이자, 유럽에서 인구가 가장 많은 도시이며, 세계에서 4번째로 큰 도시이다. 소련의 성립과 함께 수도가 상트페테르부르크에서 모스크바로 옮겨왔다. 냉전시대에는 세계 공산당의 본부이기도 하였던 모스크바는 1980년에 올림픽을 개최하기도 하였다. 교통의 요지로 철도와 도로가 러시아 연방의 각지와 연결되어 있고, 항공은 러시아연방의 100개 이상, 전 세계 20개 이상의 도시와 연결되어 있다. 주요 공항으로는 도심에서 남서쪽에 있는 브누코보, 북서쪽에 있는 셰레메티예보, 동쪽에 있는 비코보공항 그리고 새로이 건설된 도모데도보 대공항이 있다. 모스크바에는 1935년에 처음으로 지하철이 개통된 이후 계속 발전하여 현재는 트랄레이버스와 함께 모스크바 시내의 주요 교통수단이다.

러시아의 의료 서비스는 아직도 대개 사회주의 방식으로 기본적으로 무상으로 주어지지만, 전반적인 서비스 수준이 열악하여 좋은 서비스를 위해서는 진료비를 지출해야 한다. 의료시설은 낙후되었고, 전문인력도 소련시대보다 더 부족하다. 모스크바는 러시아의 대부분 대도시처럼 수질오염, 알코올 및 약물남용, AIDS, 심혈관 질환 등의 문제를 안고 있다.

4. 실습교육기관 및 협력기관

러시아어권 통번역사 해외언어문화실습을 운영하는 모스크바의 고리키문학대학교와 협력기관을 간략히 소개한다.

1) 고리키문학대학교

고리키문학대학교는 1933년 러시아의 대작가 고리키의 주도로 설립된 명문 문학대학교로 모스크바의 명동이라 불리는 트베르스코 볼바르에 위치해 있다. 본 대학에서 N. 아세예프, K. 파우스톱스키, M. 스베틀로프, 고로제츠키, 오샤닌, 토마솁스키, 아스무스 등과 같은 유명한 작가들과 학자들이 가르쳤고 아스타피예프, 아이트마토프, 돌마토프스키, 루브쪼프, 마투소프스키, 차콥스키, 스미르노프, 루코닌, 타찌야니체바 등 유명한 러시아의 작가들이 이 학교 출신이다.

고리키문학대학교는 18~19세기 건물 양식을 고스란히 보존하고 있으며 모스크바의 가장 중심지인 푸슈킨 광장 옆에 위치해 있다. 푸슈킨 광장은 러시아 문학사에서 볼 때 중요한 위치를 차지하는 곳이다. 이 학교 본관 건물은 1812년 게르첸이 태어난 곳이고 또한 러시아의 대문호인 고골, 벨린스키, 차다예프, 호먀코프 등이 머물렀던 곳이기도 하다. 1920년대에는 작가 단체들과 문학 박물관이 이곳에 자리 잡고 있었다. 이곳 강당에서 블록과 마야코프스키, 예세닌, 플라토노프, 만델쉬탐, 파스테르나크, 안드레예프 등이 문학 강연을 하곤 하였다(www.litinstitut.ru).

이 대학에 입학하기 위해서는 창작 경연대회와 러시아어, 문학, 외국어 등의 입학시험을 통과하여야 한다. 고리키문학대학은 학생수 대비 교수진의 수에서 볼 때 전 러시아에서도 첫 손가락에 꼽히는 학교이다. 평균적으로 두 명의 학생에 한 명의 교사가 배당되는 편이다. 고리키문학대학에는 세계적인 명성을 가진 교수들이 가르치고 있다. 고리키문학대학은 HiMTEC과 협력하여 러시아 통번역사의 해외 현장문화언어실습을 운영한다.

(1) 모스크바의과대학 박물관

이 박물관은 모스크바국립대 의과대학, 제1모스크바의과대학, 세췌노프 의과아카데미 세 곳을 중심으로 이루어졌다. 러시아의 오랜 의료기술, 그 역사와 발전 과정에 대한 정보들을 보유하고 있다. 초기 러시아 의학자들과 그들이 사용했던 의료기구, 논문집 등을 전시하고 있다.

5. 비자신청방법

러시아를 방문하려면 기간에 관계없이 비자를 발급받아야 한다. 비자신청방법을 간략히 설명하면 다음 표와 같다.

〈표 5-8〉 러시아 비자신청방법

국가	비자발급		구비서류 및 신청절차
	필요여부	내용	
러시아 (비자)	○	관광이 목적인 경우 (관광비자기간은 30일을 초과할 수 없음)	**※ 필요서류** - 러시아 관광비자를 받으려면 러시아 외무성이나 내무성에 초청장 발급허가를 받고 허가 일련번호를 부여받은 러시아 여행사에서 발급한 단일 서식의 공증된 서명이 표기되어 있는 초청장을 발급 받아 제출하여야 함 - 초청장과 함께 여행 바우처를 함께 제출해야 하며 바우처에는 자세한 여행 일정과 숙박, 교통, 관광상품 등 서비스 이용료 지불확인이 되어 있어야 함 (숙박 예약확인서는 비자발급 서류로 불충분함) **※ 추가서류** - 여권 - 관광초청장, 바우처(사본 가능) - 사진 반명함 1장(신청서에 부착) - 신청서 - 외국인등록증(한국 국적 제외) - 비자요금 **※ 주한러시아대사관 비자발급안내** http://www.russian-embassy.org/korean/consular_02_b.html

6. 대사관과 영사관

1) 주러시아 한국대사관

• 주소 - St. Plyushchikha 56 bldg 1, Moscow
• 연락처 - 주한러시아대사관 홈페이지: www.russian-embassy.org/korean - 전화: 783-2727 - 팩스: 783-2777, 783-2797 - 사서함: Embassy of the Republic of Korea P/B 18, Moscow 131001

2) 주러시아 한국영사관

〈표 5-9〉 러시아 내 한국영사관 현황 및 연락처

국가	대사관, 영사관 주소	전화번호, 팩스, 홈페이지
러시아	St. Plyushchikha 56 bldg 1, Moscow 사서함: Embassy of the Republic of Korea P/B 18, Moscow 119121	Tel: (7-495) 783-2727 Fax: (7-495) 783-2777, Website: rus-moscow.mofat.go.kr (대사관)
	Pologaya St. 19, 690091, Vladivostok, Russia	Tel: (7-4232) 40-2222, 2775, 2779 Fax: (7-4232) 40-1451 Website: rus-vladivostok.mofat.go.kr (블라디보스토크 영사관)

VI. 몽골

1. 기초 정보

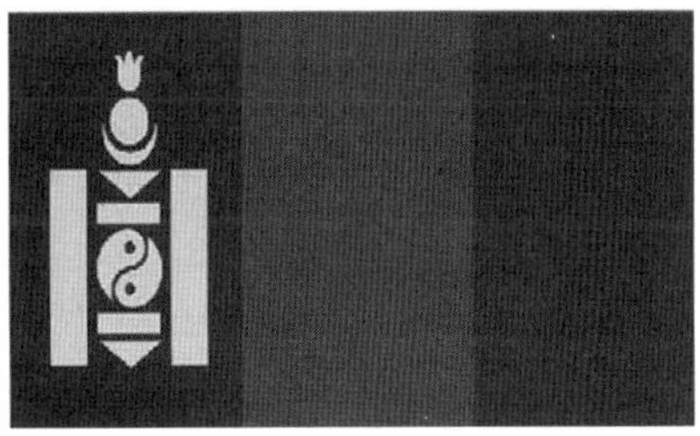

- 정치민주공화제(1992, 신헌법 발효)
  - 의원내각제적 성격이 강한 이원 집정부제
- 인구: 약 3,04만 명(2010)
- 수도: 울란바토르(Ulaanbaator)
- 면적: 156.7만km^2(한반도의 7.4배)
- 언어: 몽골어
- 종교: 라마교 50%, 기독교 4%, 이슬람교 4%, 샤머니즘 3%
- 환율: 1MNT=0.93원(한국 돈 1,000원이면 몽골 화폐로 1,080원 정도로 대략 1 : 1의 환율로 보면 됨)
- 시차: 1시간(한국이 오후 11시일 때 몽골은 오후 10시)
- 전압: 220~240V/50Hz를 사용하며 콘센트와 플러그가 유럽형이다. 전압이 매우 불안정하며 자주 단전이 되기 때문에 전기변동에 민감하지 않은 구조의 단순한 전자제품을 사용하는 것이 바람직하며, 민감한 제품을 사용할 때에는 전압기를 사용해야 한다.

2. 기후

몽골은 전반적으로 건조 · 냉대의 대륙성 기후이다. 울란바토르 지역은 여름에는 20~25도, 겨울은 영하 섭씨 20~25도로 연교차가 매우 심하다. 일교차 역시 심한편이라 5~6월에는 낮 기온이 20도 새벽기온은 영하 10도까지 떨어지기도 한다. 겨울철에는 추위에 대비한 두꺼운 옷을 챙겨야 하며, 여름철에도 카디건이나 외투 같은 겉옷을 챙겨야 하며 밤에 활동할 때에는 보온을 염두에 두고 충분히 옷을 입어야 한다.

3. 지역 및 의료환경

몽골은 아시아의 중앙 내륙에 있는 국가이다. 13세기 초 칭기즈칸이 등장해 역사상 최대의 몽골 대제국을 건설했으며, 동서 여러 국가에 큰 영향을 미쳤다. 몽골 제국이 멸망하고 남은 내륙 중앙부가 1688년 청에 복속되어 '외몽골'로 불렸다. 1911년 제1차 혁명을 일으켜 자치를 인정받았으나 1921년 제2차 혁명을 일으켜 독립하였다. 위치는 중앙아시아 고원지대 북부에 있으며, 수도는 울란바토르이다. 몽골족이 94.9%, 투르크계가 5%이다. 공용어는 몽골어이며 종교는 라마교 50%, 샤머니즘 및 그리스도교 6%, 이슬람교가 4%이다. 인구는 2,996,081명이며 평균수명은 67.32세, 출산율은 2,24명이다. 국민총소득(GNI)의 경우 1,630달러, 국내총생산(GDP)은 4,203달러이다(2009년 기준). 수도는 울란바토르로 인구 약 100만 명의 정치, 경제, 교육의 중심지이다. 최근 울란바토르의 경우 겨울에 도시 외곽지대에서 때는 유연탄 가스로 도시 전체에 심각한 스모그 현상이 나타나고 있으며 이로 인해 태아 사망률이 높아지고 있다.

몽골은 사회주의 국가였으므로 현재도 의료정책과 시스템은 사회주의 체제의 성격이 강하여 국가가 기본적인 의료 서비스를 제공한다. 의료기관으로는 읍 단위에 보건소가 있고, 그 위에 병원 그리고 상위 병원인 제1병원이 있다. 영리민간병원에서는 진료는 국가의 재정으로 제공하나 그 외의 치료 서비스는 개인이 지불해야 하며 의료비가 비싸다. 몽골 일반 의료 인프라 개황을 보자면 병상 수는 많으나 한국보다 질적인 면에서 매우 떨어진다. 의료인의 경우, 6년제 의사가 아닌 4년제 진료보건원도 있다. 북쪽 러시아 인접 지역에 매독, 임질과 같은 성병 비율이 높은 편이며, 1,000명 정상출생 당 266번의 인공유산이 시행될 만큼 현 몽골 사회에서 이는 큰 문제이고 산부인과 시설이 낙후되어 있어 어려움을 겪고 있다.

몽골인들은 전통적으로 유목생활을 하였고 대부분이 기름기가 많고 짠 음식을 먹는 편이라 심장, 순환기계 질환 비율이 높고 기후가 건조한 편이라 안과, 피부과, 이비인후과를 찾는 사람들이 매우 많다. 또한 간암도 많이 걸리는데 그 이유가 B형, C형 간염의 감염이 높은 것과 관련된다.

4. 실습교육기관 및 협력기관

몽고에서 해외 현장실습 프로그램을 진행하는 울란바토르대학교와 협력기관을 간략히 소개하면 다음과 같다.

1) 울란바토르대학

울란바토르대학교(Ulaanbaatar University)는 몽골 울란바토르시에 있는 사립종합대학교이다. 1995년 한국 기독교장로회 파송 윤순재 목사에 의해 외국인으로는 몽골에서 최초의 4년제 대학으로 설립되었고 2002년 종합대학교로 승격되었다. 2011년 현재 인문대, 상경대, 공과대, 농과대, 의과대 등 5개 대학의 학부에 2,900여 명의 학생과 대학원 6개 학과에 120여 명의 학생이 수학하고 있다. 전임교수는 외국인 교수 19명을 포함하여 115명이 교육과 연구에 임하고 있다. 몽골 내 한국학 연구의 중심 대학으로 몽골의 주요 종합대학교 중 하나로 인정받고 있다. 연세대, 순천향대, 한동대, 인하대 등 한국의 주요 대학들 그리고 학술진흥재단, 국제교육진흥원, 아시아태평양협회, SK 텔레콤 등 국내 주요 기관, 기업과 자매결연을 맺고 활발히 교류하고 있다. 울란바토르대학교는 2010부터 HiMTEC과 협력하여 의료관광 해외 현장실습 프로그램을 개발하여, 국제임상간호사, 의료관광 마케터의 몽골 내 해외 현장실습을 진행하고 있다. 해외 현장실습 협력기관으로는 국립 제1병원, 연세친선병원, 송도병원, 바양주르크병원이 있다. 한국어 웹사이트는 www.ubu.ac.kr이다.

(1) 국립 제1병원

몽골의 국립병원으로 가장 높은 단계의 병원으로 모든 사람들이 무료나 아주 저렴한 비용으로 진료부터 치료까지 할 수 있다. 80명의 직원이 근무하고 간호사는 50여 명이 근무하며 병상은 520개 정도이다. 이 병원에서는 간호사들은 각자 취향대로 유니폼을 입는다. 몽골 내 병원의 간호사들은 2교대 근무인데 이곳은 3교대 근무를 한다. 국립병원임에도 불구하고 수술실에 파리가 있을 정도로 환경이 좋지 않다. 또한 병원 내 정해진 환자복이 없어서 일부 환자들은 개인이 알아서 가운을 가져와 입기도 한다. 건강검진센터가 없으며, 제일 많이 하는 수술은 담석제거수술이다.

(2) 연세친선병원

기독교적인 선교 차원에서 세워진 병원이다. 1994년 7월에 75년 된 구 건물을 개조해 치료를 시작했다. 이 병원의 특화된 진료과목으로는 복강경수술로 1,600건 수술을 했다. 또한 이비인후과, 간질클리닉, 재활의학과, 물리치료, 관절내시경, 산부인과가 특화되어 있으며 임플란트 또한 70만 원대로 아주 저렴하게 시술할 수 있다. 선교사들이나 자원봉사자들의 와서 근무를 하며 동사무소에 등록된 극빈자들은 전부 무료로 치료받을 수 있다.

(3) 송도병원

한국의 송도재단에서 100% 직접 투자한 병원으로 2007년 개원했으며, 건물 및 내부시설이 아주 깨끗하게 잘 정돈되어 있다. 한국 병원 못지않은 수준으로 의료기기 또한 현대적인 시설을 갖추고 있다. 건강검진, 대장항문이 특화되어 있으며 건강검진 비용은 25~80만 원 정도이다. 최신식 의료장비를 도입했을 뿐만 아니라 영상의학 진단도 우리나라로 자료를 보내 한국 의료진들이 진단하여 혹시 발생할 수 있는 실수를 줄인다. 송도병원이 특징으로 꼽는 세 가지는 한국 의료진, 뛰어난 장비 그리고 한국 약품인데 한국 의료진과 한국 약품에 대한 신뢰도가 매우 높다. 송도병원은 우리나라 중소 병원과 매우 흡사한 모습이다. 송도병원은 영리병원으로 진료비가 비싸지만 높은 서비스와 진료 수준을 제공한다. 하지만 완전한 종합병원이 아닌 몇 개의 소 진료과로 제한된 범위 내에서 환자를 받다 보니 멀리서 찾아온 환자들의 기대에 부응하지 못하는 문제가 있다. 병원이 몽골에 진출한 지 얼마 안 되기 때문에 몽골 사람들은 아직 이 병원에서 사회보험을 적용받지 못하고 있다. 하지만 송도병원은 외국계 투자 병원인데도 불구하고 빠르게 정착할 수 있었던 이유는 한국 의료진, 약품에 대한 신뢰가 크기 때문이다. 또한 병원의 광고나 홍보 측면에서 법적인 제재가 없기 때문에 자유롭게 홍보할 수 있다.

(4) 바양주르그병원

동 병원 → 구 병원 → 국립병원(제1병원) 순서로 환자들이 방문을 할 때, 바양주르그병원(바양주르그는 지역 이름)은 구 병원에 해당된다. 국립의료기관이었다가 현재는 개인병원으로 민영화되었다. 비용의 경우, 무상으로 진료해 주고 국가보험이 있어 공단에서 돈을 받아 운영해 나간다. 270병상 가동 중으로 소아 100병상, 성인 150병상이다. 38명의 의사(50%가 석·박사), 64명의 간호사와 147명의 전체 직원이 있고 한 달 7천여 명이 외래를 방문한다. 특이한 점은 역대 병원장이 모두 다 여자인데 그 이유는 의대 학생의 80% 이상이 여자이기 때문이고, 이는 사회주의 시기에 능력 위주로 평가하여 남녀차별을 하지 않았기 때문이다.

5. 비자신청방법

몽골을 여행하려면 여행기간에 상관없이 비자가 필요하다. 비자신청방법을 간략히 정리하면 다음 표와 같다.

〈표 5-10〉 몽골 비자신청방법

국가	비자발급		구비서류 및 신청절차
	필요여부	내용	
몽골 (비자)	○	체류기간이 90일 미만인 경우	※ **제출서류** - 최소 6개월간 유효한 여권 - 여권용 사진 1장 - 신청서 작성 ※ **주한몽골대사관 비자발급안내** http://www.mongolembassy.com/
		체류기간이 90일 이상인 경우	※ **제출서류** - 최소 6개월간 유효한 여권 - 여권용 사진 1장 - 신청서 작성 - 몽골 외국인 및 국적 관리사무소(Office of Immigration, Naturalization and Foreign Citizens)에서 보내온 공식 허가서 혹은 초청장 ※ **주한몽골대사관 비자발급안내** http://www.mongolembassy.com/

6. 주몽고 한국대사관

• 주소
- Olympic St.10, Sukhbaatar District, Ulaanbaatar, Mongolia
• 연락처 - 주한몽골대사관 홈페이지: www.mongolembassy.com - 전화: (976-11)-32-1548(대표), 31-8470, 32-2890 - 팩스: (976-11)-31-1157 - E-Mail: kormg@mofat.go.kr

제6부

해외 현장실습·인턴십 관련 양식

해외 현장실습·인턴십 프로그램의 운영을 위하여 다양한 양식이 필요하다. 관련 양식은 해외 현지실습 준비, 실습보고서, Global Learning Fair 운영, 해외연수 후 제출서류 등으로 다음 표와 같이 분류된다. 특히 준비 과정을 위한 양식, 인솔교수의 현지 프로그램 평가, 응급상황 보고서, Global Learing Fair는 새로이 개발되었다 여기서 표(*)가 있는 것은 기존의 양식 내용을 참조하여 수정개발하였다.

〈표 6-1〉 HiMTEC 의료관광 해외 현장실습·인턴십 관련 양식

구분	HiMTEC 관련 양식 명	대상
해외 현장실습·인턴십 준비 및 오리엔테이션	1-1 해외 현장실습·인턴십 지원서*	학생
	1-2 해외 현장실습·인턴십 해외연수 준비점검표	학생
	1-3 해외 현장실습·인턴십 오리엔테이션 보고서	인솔교수
현지실습 인턴십 보고서, 평가서	2-1 해외 현장실습·인턴십 일일보고서*	학생
	2-2 해외 현장실습·인턴십 결과보고서*	학생
	2-3 해외 현장실습·인턴십 종합보고서*	학생그룹
	2-4 해외 현장실습·인턴십 평가서	인솔교수
	2-5 현장실습·인턴십 응급문제 상황보고서	인솔교수
현지 인턴십 교육기관 제출양식	3-1 인턴십 교육생 파견요청서*	실습기관
	3-2 산업체 인턴십 약정서*	실습기관
	3-3 인턴십 출근상황부*	실습기관
	3-4 인턴십 학생평가서*	실습기관
Global Learning Fair(GLF)	4-1 Global Learning Fair 참여보고서	실습학생
	4-2 Global Learning Fair 운영평가서	인솔교수
	4-3 Global Learning Fair 참여보고서	일반학생
해외연수 후 제출서류 및 서류 목록표	5-1 글로벌네트워크 구축 결과보고서*	교수
	5-2 현장실습 종료 후 실습학생 제출서류 목록표*	학생
	5-3 현장실습 종료 후 인솔교수 제출서류 목록표*	인솔교수

〈첨부양식 1-1〉 해외 현장실습 · 인턴십 지원서(학생)

HiMTEC
한림의료관광인재양성센터

해외 현장실습 · 인턴십 지원서

<table>
<tr><td>소속</td><td colspan="3">학과(부)</td><td>참여직종</td><td></td></tr>
<tr><td>학년/학번</td><td colspan="2"></td><td>주민등록번호</td><td colspan="2"></td></tr>
<tr><td>성명</td><td colspan="2"></td><td>총 이수학기 수</td><td colspan="2">(　)학기(실습직전학기포함)</td></tr>
<tr><td>주소</td><td colspan="3"></td><td>E-Mail</td><td></td></tr>
<tr><td>연락처</td><td colspan="3">휴대전화:</td><td colspan="2">자택전화:</td></tr>
<tr><td rowspan="3">소지한 자격증
(운전면허증 포함)</td><td colspan="2">자격명</td><td>시행청</td><td>자격명</td><td>시행청</td></tr>
<tr><td colspan="2"></td><td></td><td></td><td></td></tr>
<tr><td colspan="2"></td><td></td><td></td><td></td></tr>
<tr><td rowspan="4">해외 경력 사항
(어학연수, 해외여행,
봉사활동 등 포함)</td><td colspan="2">기 간</td><td colspan="2">경력 내용</td><td>비 고</td></tr>
<tr><td colspan="2"></td><td colspan="2"></td><td></td></tr>
<tr><td colspan="2"></td><td colspan="2"></td><td></td></tr>
<tr><td colspan="2"></td><td colspan="2"></td><td></td></tr>
<tr><td rowspan="4">자기 능력
소개</td><td rowspan="2">외국어</td><td>영어</td><td colspan="3">①회화(상, 중, 하) ②독해(상, 중, 하) ③작문(상, 중, 하)</td></tr>
<tr><td>기타(　)</td><td colspan="3">①회화(상, 중, 하) ②독해(상, 중, 하) ③작문(상, 중, 하)</td></tr>
<tr><td>컴퓨터
관 련</td><td colspan="4">①워드(상, 중, 하)　②MS Office(상, 중, 하)
③인터넷 활용(상, 중, 하)</td></tr>
<tr><td>기 타</td><td colspan="4"></td></tr>
<tr><td>본인은행계좌</td><td colspan="5">계좌번호:　(　은행)</td></tr>
<tr><td>신청 및 서약</td><td colspan="5">본인은 해외 현장실습 · 인턴십 교육 과정을 이수하게 될 경우, 학생으로서의 본분을 지키고 교육 과정의 제반 규정을 준수하며 해외 현장실습 · 인턴십 교육 과정이 생산적인 학습기회가 될 수 있도록 최선을 다하겠습니다.
또한, 실습기간 중 본인의 부주의로 인한 사고에 대하여는 일체의 책임은 본인의 부담으로 하겠음을 약속합니다.
위와 같이 서약하고 해외 현장실습 · 인턴십 교육에 지원 신청합니다.
년　월　일
신청인:　(인)</td></tr>
</table>

* 첨부: 신분증 사본(앞, 뒷면), 본인계좌통장 사본

〈첨부양식 1-2〉 해외 현장실습 · 인턴십 해외연수 준비점검표(학생)

한림의료관광인재양성센터(HiMTEC)
해외 현장실습 · 인턴십 해외연수 준비점검표(학생)

1. 기초 자료

성명	(한글) (한자) (영문－여권대로)		
전공, 학년		주민등록번호	
직종		실습국가 및 기관	
실습기간		인솔교수	

2. 해외여행 준비사항

분야	준비됨, 필요함	준비계획 일정(서류 준비, 제출기일 등)
여권		(유효기간 6개월 이상)
비자		
항공권		(그룹과 단체로 준비)
여행 보험		
기타		

3. 실습교육 준비계획

분야	내용	계획
소그룹 구성	구성원: 조장:	2차 OT까지 준비활동계획
외국어 교육		
교육 준비	방문국가 문화, 실습프로그램, 국내관련기관 방문, 특강참여 등	
교육기재	노트북( ), 카메라( ), 기타( )	
기타		

* 해외 현장실습 · 인턴십 참여학생 1차 오리엔테이션 교육 후 학생 각자가 작성하여 당일 제출

〈첨부양식 1-3〉 해외 현장실습 · 인턴십 오리엔테이션 보고서(인솔교수)

한림의료관광인재양성센터(HiMTEC)
해외 현장실습 · 인턴십 오리엔테이션 보고서

직종 및 참여 학생수		인솔교수 (작성자)	
실습 · 인턴십 기관		실습 · 인턴십 기간	
OT 장소 및 일시		작성일시	

OT 교육 내용, 결정 사항, 추후계획

분야	진행 · 결정 내용	교육계획
OT 주요 교육 내용		
학생소그룹 구성 및 운영	소그룹별 명단 및 조장	2차 OT까지 과제
현지실습, 문화 언어 특강 및 준비교육(이전 실습생, 인솔교수, 분야 전문가 특강)	진행했으면, 특강제목, 강사	2차 OT특강 계획
해외여행 준비	결정 사항	계획 협조요청 내용
기타		

* 해외 현장실습 · 인턴십 참여 학생 1차 오리엔테이션 교육 후 3일 내로 인솔교수가 작성하여 제출

〈첨부양식 2-1〉 해외 현장실습 · 인턴십 일일보고서(학생)

한림의료관광인재양성센터(HiMTEC)
해외 현장실습 · 인턴십 연수일지 – 일일보고서(학생)

<table>
<tr><td rowspan="4">현장실습
기관</td><td>현장실습
국 가</td><td></td></tr>
<tr><td>현지실습
기 관</td><td></td></tr>
<tr><td>실습기간</td><td></td></tr>
<tr><td>직 종</td><td></td></tr>
<tr><td rowspan="5">현장실습
참여자</td><td>소속 대학</td><td></td></tr>
<tr><td>학부/전공</td><td></td></tr>
<tr><td>성 명</td><td></td></tr>
<tr><td>휴대전화</td><td></td></tr>
<tr><td>E-mail</td><td></td></tr>
</table>

일일보고서: 해외 현지실습 · 인턴십 교육 내용(매일 작성)	
날 짜	년 월 일(요일)
강의	• 주제 및 강사 • 내용 요약
기관 견학, 현장조사, 실습	• 기관 · 프로그램 견학, 현장조사, 실습 내용(role-play 포함) • 기관연혁, 서비스 현황, 한국에의 함의 • 프로그램 목적, 내용, 한국에의 함의 • 조사목적, 방법, 결과, 한국에의 함의 • 실습장소, 내용, 배운 점
문화체험	• 유적지, 박물관, 행정기관, 관광지, 휴양지, mall 등 • 장소, 특징, 현황, 문화적 차이, 배운 점, 한국에의 함의 중에서 해당 내용을 간략히 서술
사 진	• 강의, 견학/실습, 문화체험의 주요 내용을 매일 1장 이상 • 특히 견학, 실습, 현장조사는 반드시 1장 이상 포함 • 사진은 해당 교육활동 서술 뒷부분에 첨가

* 일일보고서는 매일 작성하여 인솔교수에게 점검받되, 실습 후 1주일 내 최종본을 학교에 제출할 것

〈첨부양식 2-2〉 해외 현장실습 · 인턴십 결과보고서(학생)

한림의료관광인재양성센터(HiMTEC)
해외 현장실습 · 인턴십 결과보고서(학생)

<table>
<tr><td rowspan="4">현장실습
기 관</td><td>현장실습
국 가</td><td></td></tr>
<tr><td>현지실습
기 관</td><td></td></tr>
<tr><td>실습기간</td><td></td></tr>
<tr><td>직 종</td><td></td></tr>
<tr><td rowspan="5">현장실습
참 여 자</td><td>소속 대학</td><td></td></tr>
<tr><td>학부/전공</td><td></td></tr>
<tr><td>성 명</td><td></td></tr>
<tr><td>휴대전화</td><td></td></tr>
<tr><td>E-mail</td><td></td></tr>
</table>

※ 해외 현장실습 결과보고서 작성안내

1) 일일보고서 외에 별도로 작성 후 귀국 후 1주일 내로 제출
2) 완성된 한글 파일로 제출할 것
3) 해당 부분에 관련 사진을 충분히 첨부할 것
4) 아래의 내용을 포함하되 최소한 5쪽 이상일 것

I. 해외 현장실습 · 인턴십 대한 기대와 목표

1. 해당 국가, 프로그램, 도시에 대한 기대
2. 학습활동에 대한 기대와 목표

II. 현지 교육활동에 대한 주요 내용 논의

1. 강의
2. 기관 견학, 프로그램 참관, 현장조사, 실습(role-play 포함)
3. 문화체험

일일보고서가 매일의 교육활동 내용을 일자별로 논의하는 반면 결과보고서는 현지 교육을 마치는 과정에서 그간의 교육활동 중 주요 내용을 종합정리하여 전반적으로 논의하고, 배운 점, 우리나라 의료관광 현장, 자신의 전문직종에 어떤 함의가 있는지 간략히 서술. 해당 논의부분에 사진자료를 첨부(특히 기관 견학, 실습부분은 충분한 사진자료를 첨부할 것).

III. 현장실습교육활동의 평가

1. 교육 프로그램의 특징, 잘된 점
2. 본인의 현지 교육의 성과: 배운 점, 도움이 된 점(언어문화적, 전문 분야별, 자신감과 비전 고양, 기타)
3. 가장 인상적이었던 점/상황
4. 아쉬운 점

IV. 결론

1. 본인의 앞으로의 계획
2. 제언 및 맺음말

* 결과보고서는 현지 교육 후 작성하여, 귀국 후 1주일 내에 일일보고서와 함께 제출

〈첨부양식 2-3〉 해외 현장실습 · 인턴십 종합보고서(학생그룹)

한림의료관광인재양성센터(HiMTEC)
해외 현장실습 · 인턴십 종합보고서(학생)

<table>
<tr><td rowspan="4">현장실습
기 관</td><td>현장실습
국 가</td><td></td></tr>
<tr><td>현지실습
기 관</td><td></td></tr>
<tr><td>실습기간</td><td></td></tr>
<tr><td>직 종</td><td></td></tr>
<tr><td rowspan="3">현장실습
참 여 자</td><td>소그룹
참여 학생명
(전공, 학년)</td><td></td></tr>
<tr><td>조 장</td><td></td></tr>
<tr><td>인솔교수</td><td></td></tr>
</table>

※ 해외 현장실습 종합보고서 작성안내

1) 소그룹별로 구성원의 일일보고서와 결과보고서를 근거로 작성
2) 완성된 한글 파일로 제출할 것
3) 해당 부분에 관련 사진을 충분히 첨부할 것
4) 교육자료, 방문기관 브로슈어 1부 첨부할 것
5) 다음의 내용을 포함하되 최소 10쪽 이상일 것(4 첨부자료 제외)
6) Global Learning Fair 발표, 전시회 자료로도 사용함

I. 실습 국가의 특징, 의료환경과 정책

1. 실습 국가와 실습 지역의 특징(인구, 면적, 종교, 인종, 언어, 기후 등)
2. 의료환경, 의료정책, 의료관광 현황

II. 현지 교육활동에 대한 주요 내용 논의

1. 강의
2. 기관 견학, 프로그램 참관, 현장조사, 실습(role-play 포함)
3. 문화체험

* 소그룹 구성원들의 일일보고서의 주요 내용을 종합정리하고, 배운 점, 추후 연구 사항을 간략히 서술. 해당 논의부분에 사진자료를 첨부(특히 기관 견학, 실습부분은 충분한 사진자료를 첨부할 것)

III. 현장실습교육활동의 평가

1. 교육 프로그램의 특징, 잘된 점
2. 본인의 현지 교육성과: 배운 점, 도움이 된 점(언어문화적, 전문 분야별, 자신감과 비전 고양, 기타)
3. 가장 인상적이었던 점/상황
4. 아쉬운 점과 제언

* 구성원들의 평가를 종합적으로 정리함

IV. 결론

1. 교육경험이 한국에서의 해당 직종교육에 어떤 함의가 있는지 간략히 서술
2. 제언 및 맺음말

* 종합보고서는 실습종료 후 소그룹별 (혹은 전체 그룹이) 늦어도 Global Learning Fair 2주 전까지 인솔교수와 학교에 제출한다. 학과목으로 개설시 학생들에게 소그룹 과제로 부과해도 좋다.

〈첨부양식 2-4〉 해외 현장실습 · 인턴십 평가서(인솔교수)

한림의료관광인재양성센터(HiMTEC)
해외 현장실습 · 인턴십 평가서

직종 및 참여 학생수		인솔교수	
실습 · 인턴십 기관		실습 · 인턴십 기간	
현지 교육자		작성일시	

프로그램의 장점

분야	장점
교육 프로그램, 행정 지원, 학생 준비 및 활동 등	

욕구(needs) 및 개선 필요 분야

분야	욕구(needs) 및 개선 필요 사항
교육 프로그램	
행정 지원	
학생 준비 및 활동	

* 현지에서 실습을 종료하면서 현지 교육자, 실습 학생, 인솔교수가 평가회 · 간담회를 가진 후 작성
(별도의 상세한 현장실습 · 인턴십 평가회 · 간담회의록이 있으면 첨부)

〈첨부양식 2-5〉 해외 현장실습 · 인턴십 응급문제 상황보고서(인솔교수)

HiMTEC 해외 현장실습 · 인턴십
응급문제 상황보고서

직종		인솔교수	
실습 · 인턴십 국가 및 기관		실습 · 인턴십 기간	

응급 · 문제 상황 및 조치 내용

분야	조치 내용	조치 내용 및 개선
입국, 출국 과정, 현지 교통		
건강문제, 사고, 법률적 저촉 사항		
실습생 간 갈등 상황		
분실		
기타		

* 추후 해외 현장실습 · 인턴십 프로그램개발, 교육 준비(오리엔테이션) 및 해외 현지지도에 참고자료로 활용하는 것이 목적이고, 조치 내용의 적합성을 평가하려는 것은 아님

〈첨부양식 3-1〉 인턴십 교육생 파견요청서(실습기관)

인턴십 교육생 파견요청서

<table>
<tr><td rowspan="4">인턴십
기관</td><td>사업자등록번호</td><td></td><td>전화</td><td></td></tr>
<tr><td>기관명·상호</td><td></td><td>FAX</td><td></td></tr>
<tr><td>주소</td><td></td><td>위치</td><td></td></tr>
<tr><td>업종 또는 간략한
기관소개</td><td></td><td>홈페이지</td><td></td></tr>
<tr><td rowspan="2">파견요청</td><td colspan="4">년 월 일부터 년 월 일까지 실시</td></tr>
<tr><td colspan="4">남: (명), 여: (명), 무관: (명)</td></tr>
<tr><td colspan="2">현장근무장소
(위 주소 이외의 장소일 경우)</td><td colspan="3"></td></tr>
<tr><td rowspan="4">인턴십
교육생
직무</td><td>근무부서</td><td></td><td>특별히
원하는 전공,
분야</td><td></td></tr>
<tr><td>담당할 업무
(구체적으로 기입요망)</td><td colspan="3"></td></tr>
<tr><td>1일 근무시간</td><td></td><td colspan="2">휴무: 공휴일( ), 일요일( )</td></tr>
<tr><td>담당업무 수행에
필요한 요구사항</td><td colspan="3"></td></tr>
</table>

<table>
<tr><td rowspan="2">인턴십
교육생
관리자</td><td>근무부서</td><td></td><td>직위</td><td></td><td>성명</td><td></td></tr>
<tr><td>연 락 처</td><td colspan="3">· 직장:</td><td colspan="2">· 휴대전화:</td></tr>
</table>

<table>
<tr><td rowspan="3">학 교
담당자</td><td rowspan="2">담당부서</td><td>한림의료관광인재양성센터</td><td>담당자</td><td></td></tr>
<tr><td colspan="3"></td></tr>
<tr><td>연 락 처</td><td>· 전화: (033) 248-3264</td><td colspan="2">· FAX: (033) 244-9245</td></tr>
</table>

년 월 일

인턴십기관명 대표자 (인)

한림대학교 의료관광인재양성센터장 귀하

〈첨부양식 3-2〉 산업체 인턴십 약정서(실습기관)

산업체 인턴십 약정서

기 관 명: ______________________________

학 생 명: ______________________________

파견기간: ______________________________

상기 기관은 한림대학교 의료관광인재양성센터에서 추진 중인 산업체 인턴십을 위해 적극적인 협조를 할 것을 약속합니다.

년　　　월　　　일

기관명 ________________ (직인)

담당자 ________________ (인)

한림대학교 의료관광인재양성센터장 귀하

〈첨부양식 3-3〉 인턴십 출근상황부(실습기관)

HiMTEC 인턴십 출근상황부

한림대학교　　　　　학과 / 학번:　　　　　　성명:

년　　월

1	2	3	4	5	6	7	8	9	10	11	12	13	14	15	16
17	18	19	20	21	22	23	24	25	26	27	28	29	30	31	

년　　월

1	2	3	4	5	6	7	8	9	10	11	12	13	14	15	16
17	18	19	20	21	22	23	24	25	26	27	28	29	30	31	

년　　월

1	2	3	4	5	6	7	8	9	10	11	12	13	14	15	16
17	18	19	20	21	22	23	24	25	26	27	28	29	30	31	

* 격주 휴무 또는 주 5일 근무제를 시행하는 회사는 실제로 출근한 날짜만 확인해 주시면 됩니다.

년　　월　　일

확인자(인턴십기관 관리자):　　　　　　　　(인)

한림대학교 의료관광인재양성센터장 귀하

〈첨부양식 3-4〉 인턴십 학생평가서(실습기관)

인턴십 학생평가서

소속:
학번:
성명:

상기 학생의 인턴십 교육과정에 대한 평가서를 다음과 같이 제출합니다.

항목 \ 평가	우수	보통	불량	비고
① 근무태도				
② 작업능력				
③ 언행, 용모, 예절				
④ 협동심				
⑤ 책임감				
⑥ 지식의 응용정도				
⑦ 시설물 관리 태도				
평가요약 (교육자가 직접작성)				

* 해당란에 ○으로 표기

년 월 일

평가자 (대표자 또는 교육자)

소속: ______________________
성명: ______________________ (인)

〈첨부양식 4-1〉 Global Learning Fair 참여보고서(실습학생)

한림의료관광인재양성센터(HiMTEC)
Global Learng Fair 참여보고서(학생)

성명		학과, 학년	
실습 국가, 기관		실습·인턴십 기간	
직종, 인솔교수		작성일시	

Global Learning Fair 교육 참여 내용

교육활동 분야	교육 내용 참여 여부	역할(준비, 발표, 토론, 운영 등)
실습보고회 준비 및 참여	보고회 준비	종합보고서 작성( ) 발표 피피티 작성( )
	발표회 참석	발표( ) 토론( )
현장실습·인턴십 부스 준비 및 운영	정보부스 준비	자료 준비(내용:) 부스 제작(내용:)
	정보부스 운영	운영시간(시간: -)
해외 전문가 특강	참여 및 토론	참여( ) 토론( )
타 직종, 프로그램 활동 참여	보고회 참여 및 토론	프로그램 명: 토론(O, X)
	정보부스 참여학습	프로그램 명: 참여시간: -
센터운영 업무 협조	센터의 운영업무 협조	협조 사항: 참여시간: 시간(-)

* Global Learning Fair 종료 후 참여 학생 각자가 작성하여 제출

〈첨부양식 4-2〉 Global Learning Fair 운영평가서(인솔교수)

한림의료관광인재양성센터(HiMTEC)
Global Learng Fair 운영평가서(인솔교수)

직종		인솔교수	
실습·인턴십 국가 및 기관		실습·인턴십 기간	

1. Global Learning Fair 교육 운영평가서

교육 분야	교육 내용	잘된 점 및 아쉬운 점
실습보고회 준비 및 참여	보고회 준비	
	실습보고회	
현장실습·인턴십 정보부스 준비 및 운영	정보부스 준비	
	정보부스 운영	
해외 전문가 특강	강사: 주제:	

2. 제언

분야	제언 내용
현장실습보고회	
정보부스 운영	
해외 전문가 특강	
기타	

* Global Learning Fair 종료 후 인솔교수가 3일 내로 작성하여 제출

〈첨부양식 4-3〉 Global Learning Fair 참여보고서(일반학생)

한림의료관광인재양성센터(HiMTEC)
Global Learng Fair 참여보고서(일반학생)

성명		학과, 학년	
HiMTEC 참여 직종		작성일시	

Global Learning Fair 교육 참여 내용

참여 분야	직종	잘된 점, 아쉬운 점, 제언
실습보고회	의료관광 코디네이터	
	의료관광 마케터	
	홍보 전문가	
	국제임상간호사	
	진료 코디네이터	
	국제전문의사	
	라이프스타일 리모델러	
	통번역사	
현장실습·인턴십 부스	의료관광 코디네이터	
	의료관광 마케터	
	홍보 전문가	
	국제임상간호사	
	진료 코디네이터	
	국제전문의사	
	라이프스타일 리모델러	
	통번역사	
해외 전문가 특강	강사: 주제:	

* Global Learning Fair 종료 후 교육 참여한 일반 학생 각자가 작성하여 제출

〈첨부양식 5-1〉 글로벌네트워크 구축 결과보고서(교수)

HiMTEC

글로벌네트워크 구축 결과보고서

<table>
<tr><td rowspan="3">출장자</td><td rowspan="2">소속</td><td rowspan="2"></td><td>출 장 지</td><td></td></tr>
<tr><td>출장기간</td><td></td></tr>
<tr><td>이름</td><td colspan="3">(인) 직명:</td></tr>
<tr><td>출장목적</td><td colspan="4"></td></tr>
<tr><td>주요활동 요약</td><td colspan="4">(주요 관련사진 첨부)</td></tr>
<tr><td colspan="5">상기인은 의료관광인재양성센터 글로벌네트워크 구축관련 지침에 따라 위와 같이 출장보고서를 제출합니다.
20 년 월 일
성명: (인)
의료관광인재양성센터장 귀하</td></tr>
</table>

* 해외연수에 관한 증빙서류 함께 제출(출입국 증명여권, 보딩패스, 컨퍼런스/회의자료)

〈첨부양식 5-2〉 현장실습 종료 후 실습학생 제출서류 목록표(학생)

한림의료관광인재양성센터(HiMTEC)
현장실습 종료 후 실습학생 제출서류 목록표

분야	내역	구체적 내용	미첨부 시 이유 및 계획
해외여행, 출입국 관련	왕복 보딩패스	탑승권 원본	
	여권 첫 페이지 사본	인적사항 기재 페이지	
	출·입국 확인도장 찍힌 여권 페이지	한국 도장, 출장 국가 도장	
교육활동 경비 영수증	숙박 영수증	숙박료 영수증 원본	
	일일 영수증	일일 1개 이상: 현지 체류 증빙	
실습보고서	실습 일일보고서	HiMTEC 양식 현지 실습 중 매일 작성	
	실습 결과보고서	HiMTEC 양식	
	실습 종합보고서	소그룹별 혹은 전체 학생 그룹이 작성(Global Learning Fair 2주 전까지): HiMTEC 양식	

〈첨부양식 5-3〉 현장실습 종료 후 인솔교수 제출서류 목록표(인솔교수)

한림의료관광인재양성센터(HiMTEC)
현장실습 종료 후 인솔교수 제출서류 목록표

분야	내역	구체적 내용	미첨부 시 이유 및 계획
해외여행, 출입국 관련	왕복 보딩패스	탑승권 원본	
	여권 첫 페이지 사본	인적사항 기재 페이지	
	출·입국 확인도장 찍힌 여권 페이지	한국 도장, 출장 국가 도장	
교육활동 경비 영수증	숙박 영수증	숙박료 영수증 원본	
	회의증빙서류	회의 참가자 방명록	
		회의비 영수증	
	일일 영수증	일일 1개 이상: 현지 체류 증빙	
현지 교육 프로그램 자료	프로그램 교육자료	현지 교육자료 1부	
	기관 브로슈어	방문기관 브로슈어 1부	
교육 프로그램 평가, 결과자료	해외 현장실습 평가서	HiMTEC 양식 현지 교육자, 인솔교수, 학생평가회 후 작성	
	응급문제 상황 보고서	HiMTEC 양식	
	실습 종합보고서	소그룹별 혹은 전체 학생 그룹이 작성(Global Learning Fair 2주 전까지)	

참고문헌

I. 국내문헌

1. 단행본, 논문, 자료

고윤순 (2006), 미국해외현장실습, 한림대학교 GOAL-NURI 사업단.

고윤순, 윤현숙 (2006), 노인복지현장실습, 한림대학교 GOAL-NURI 사업단.

국제청심병원 (2010), 해외환자에 대한 서비스 현황, 국제청심병원 내부자료.

문성민 (2010), 『의료관광 들여다보기』, 대왕사.

심재철 (2010), 해외환자유치실적, 심재철 의원실 내부자료.

우리들병원 (2010), 해외환자에 대한 서비스현황, 우리들병원 내부자료.

우봉식・강한승 (2010), 『의료관광 산업개론』, 대왕사.

유명순 외 (2010), 의료관광 인재양성 교과과정 개선을 위한 직무분석 및 개발, 한림대 의료관광인재양성센터.

유명희 (2010), 『의료관광 마케팅』, 한올출판사.

윤형호 (2007), 서울시 의료관광의 국제마케팅 육성방안, 서울시정개발연구원.

이경원 외 (2010), 『한국의료관광의 미래』, 청람.

이경재 (2009), 한국형 의료관광발전방안, 이경재 의원실 내부자료.

정진수 (2009), 의료관광의 성공적 연착륙방안, 글로벌 헬스케어 & 의료관광 국제 컨퍼런스 자료집, 한국관광공사.

조규현 (2010), 『의료관광(Medical Tourism)의 이해』, 기문사.

진수남 (2011), 대전의료관광 활성화 세미나 발표자료, 대전시.

최영준 (2008), "국외여행인솔자 직무분석을 통한 전문직화 고찰," 『관광학연구』 32(2): 79-95.

한국관광공사 (2007), Discovering the Medical Care Needs of International Patients, 한국의료관광 세미나 자료.

한국관광공사 (2009), 의료관광객 실태조사.

한국관광공사 (2010), 한국 국제의료관광 컨벤션 자료집.

한국보건산업진흥원 (2010), 강원도 광역경제권 선도산업 계획서.

한국보건산업진흥원 (2010), 광역경제권 선도산업 계획서.

한국보건산업진흥원 (2010), 외국인환자유치 등록기관현황(2010년 1월 현재).

한국보건산업진흥원 (2011), Medical Korea.

한국산업기술진흥원 (2009), 강원광역경제권 선도산업 육성프로젝트 계획서.

한림대 의료관광인재양성센터 (HiMTEC) (2010), 2010 해외현장실습 인턴십 결과보고서 내부자료.

한림대 의료관광인재양성센터 (HiMTEC) (2011), 2011 해외현장실습 인턴십 보고서 내부자료.
한림대학교 (2009), 광역경제권 선도사업 인재양성사업 사업계획서.

2. 기사

강원도민일보, 2011년 11월 30일자(백오인), "강원도형 의료관광 신모델 제시".
데일리 메디, 2011년 7월 25일자(음상준), "의료관광 제주한라병원 중국 공략 본격화".
데일리 메디, 2011년 8월 16일자, "전국규모 한국의료관광협회 닻올려".
데일리 메디, 8월 19일자(김선영), "관광공사 의료관광 청사진 'Step by Step'".
동아일보, 2007년 1월 13일자.
매일경제, 2009년 3월 31일.
부산권의료산업협의회 (2011, 12), 부산권의료산업협의회 뉴스레터, 51호.
비즈니스 헤럴드, 2011년 7월 20일자, "2012년 8월 여의도에 외국인 전용 국제의료센터 오픈".
비즈니스 헤럴드, 2011년 8월 29일자.
서울신문, 2011년 10월 12일자, "중국관광객이 몰려온다, 강남성형외과 불안한 문전성시".
서울신문, 2011년 11월 24일자, "의료관광 등 국가기술자격 10개 신설".
아시아 투데이, 2011년 9월 2일, "해운대구, 해외의료관광객 위한 '가이드북' 발간".
연합뉴스, 2005년 12월 28일자(정규득), "'의료난민'이 인도로 몰려든다".
연합뉴스, 2011년 12월 4일자(박창수, 김재선, 임보연 외), "전국 병의원마다 외국인 의료관광객 행렬".
연합뉴스, 2011년 12월 4일자.
연합뉴스, 2011년 7월 29일자.
의료관광신문, 2011년 10월 14일자, "러시아 이르쿠츠크 및 모스크바 의료관광설명회 개최".
의료관광신문, 2011년 7월 20일자.
자유여행신문 트래블아이, 2011년 10월 26일자(이수빈), "2011 한국국제의료관광컨벤션—한방특별전개최".
재경일보, 2011년 4월 24일자, "관광공사－전국글로벌의료관광협회 'MOU'체결".
제주 뉴시스, 2006년 5월 16일자.
조선일보 (2009), 2009년 4월 24일자.
조선일보 (2009), 2009년 4월 6일자.
한강타임스 2011년 10월 25일자, "강원도 녹색의료관광사업 추진".
Arabs Today, 2011년 7월 27일자, 사우디아라비아에 첫 한방치료센터 개설.
CNBNEWS, 2011년 11월 23일자(전용모), "부산강동병원, 한국관광공사 U-헬스센터 의료기관선정".
Medical Korea News (2011), 2011년 11월.
PRNewswire-Asia (2011), Nov. 1, 2011.

II. 국외문헌

Goodrich, J. N. & Goodrich, G. E. (1987), "Health-Care Tourism: An Exploratory Study", *Tourism Management* 8(3): 227.

Laws, E. (1996), "Health Tourism: A Business Opportunity Approach." In Clift, S. & S. J. Page (eds.), *Health and the International Tourist*, London: Routledge, pp.198-214.

Mediescapes India (2009), Agency Data.

Medlik, S. (1996), Dictionary of Travel, Tourism and Hospitality, British Library Cataloguing in Publication Data, 125.

New American Media, November 2011.

Smith, M. & Puczko, L. (2009), *Health and Wellness Tourism*, UK: Oxford Press.

Tan, S. (2010), Medical Tourism in Singapore, A Paper Presented in HiMTEC Medical Tourism International Forum, Hallym University.

Tang, N. (2010), Medical Tourism in Singapore, A Paper Presented in HiMTEC Medical Tourism International Forum, Hallym University.

The Deloitte (2008), 2008 Survey of Health Care Consummers.

US News & World Report, October 17, 2010.

Yap, J. (May, 2006), "Medical Tourism/Medical Travel," *SMA News* Vol. 38(5).

III. 인터넷 사이트

1. 교육기관

러시아 고리키문학대학교: www.litinstitut.ru

몽골 울란바토르대학교(Ulaanbaatar University): www.ubu.ac.kr

미국 뉴욕주립대-스토니브룩(스토니브룩 대학교): www.stonybrook.edu

미국 드레이크대학교(Drake University): www.drake.edu

미국 몬태나주립대-빌링스: www.msubillings.edu

미국 시에라국제대학: www.sierraesl.com

미국 퍼듀대학교: www.purdue.edu

싱가포르 파크웨이대학: www.parkwaycollege.edu

일본 동북복지대학교: (일본어) www.tfu.ac.jp (영어) www.tfu.ac.jp/en

중국 옌벤대학교: www.ybu.edu.cn

한림대학교 의료관광인재양성센터(HiMTEC): himtec.hallym.ac.kr

2. 의료관광 관련 기관 및 실습 관련 기관

미국 로널드 레이건 UCLA 의료센터: www.uclahealth.org/homepage_med.cfm
미국 아이오와 감리교병원(Iowa Methodist Medical Center): www.iowahealth.org/iowa-methodist-medical-center.aspx
미국 웰마크보험회사(Wellmark Insurance Company): www.wellmark.com
미국 Blank Children's Hospital: www.blankchildrens.org
미국 City of Hope 종합 암치료센터: www.cityofhope.org
미국 LAC+USC Medical Center: www.lacusc.org
싱가포르 마운트 엘리자베스 병원: www.parkwayhealth.com/hospitals/mount_elizabeth_hospital
싱가포르 파크웨이병원그룹: www.parkwayhealth.com
인도 아폴로 병원: www.apollohospital.com
일본 다문화공생센터 교토: www.tabunkakyoto.org
일본 린쿠종합의료센터: www.rgmc.izumisano.osaka.jp
중국 상해 우리들병원: www.wolide.com
태국 범룽랏병원: www.bumrungrad.com

3. 정부기관, 자치단체, 민간협회 및 국제 컨퍼런스

경기국제의료협회: www.e-gima.com/en/index.php
대전광역시의료관광: www.djmeditour.go.kr/ko/index.do
대한병원협회: www.kha.or.kr/main/main.jsp
부산 국제의료관광 컨벤션: bimtc.org
부산광역시의료관광: www.bsmeditour.go.kr/kor/main/IndexAction.do?cmd=main
서울 강남구의료관광: medicaltour.gangnam.go.kr/jsp/kr/index.jsp
의료관광신문: www.meditimes.kr
한국관광공사: kto.visitkorea.or.kr
한국국제의료관광 컨벤션(KIMTC): www.kimtc.or.kr
한국국제의료협회: www.koreahealthtour.co.kr
한국글로벌헬스케어협회: www.kgha.kr
한국보건산업 진흥원 Medical Korea: www.medicalkorea.or.kr/eng
한국보건산업진흥원: www.khidi.or.kr/index.jsp

Global Healthcare & Medical Tourism Conference: www.medicaltourismcongress.com
Health Tourism: www.health-tourism.com
Joint Commission International(JCI): www.jointcommissioninternational.org
McKinsey & Company: www.mckinsey.com

Medical Tourism Association: www.medicaltourismassociation.com
Patients Beyond Borders: www.patientsbeyondborders.com
Treatment Abroad: www.treatmentabroad.com
Understanding Medical Tourism: www.understanding-medicaltourism.com

4. 대사관 및 비자발급안내

주한러시아대사관 비자발급: www.russian-embassy.org/korean/consular_02_b.html
주한몽골대사관 비자발급: www.mongolembassy.com
주한미국대사관 비자발급: korean.seoul.usembassy.gov/visas_types_of_visas.html
주한싱가포르대사관 비자발급: sgp.mofat.go.kr/kor/as/sgp/main/index.jsp
주한일본대사관 비자발급: www.kr.emb-japan.go.jp/visa/visa_doc.htm
주한중국대사관 비자발급: www.chinaemb.or.kr/kor/lshyw/lsk_qz

지은이 소개

고윤순

한림대학교 사회사업학 학사

University of Wisconsin-Milwaukee, 사회복지학 석사(MSW)

University of Wisconsin-Madison, 사회복지학 박사(Ph.D)

현재 한림대학교 사회복지학부 교수

한국알코올과학회, 한국청소년복지학회, 한국학교사회복지학회 이사

한국정신보건사회복지학회, 한국가족치료학회 편집위원

저서 『학교사회복지론(제5판)』(공역)

Social Work Practice Research for the Twenty-First Century(공저) 외 다수

의료관광 해외 현장실습·인턴십 매뉴얼

초판 발행 2012년 2월 3일

지은이 고윤순
펴낸이 고화숙
펴낸곳 도서출판 소화
등록 제13-412호
주소 서울시 영등포구 영등포동 7가 94-97
전화 02-2677-5890
팩스 02-2636-6393
홈페이지 www.sowha.com

ISBN 978-89-8410-432-7 93320

값 21,000원

잘못된 책은 언제나 바꾸어 드립니다.